ഇന്ന് ലോകം മുഴുവനും യോഗയ്ക്ക് പ്രചുരപ്രചാരം ലഭിച്ചുകൊണ്ടിരിക്കുകയാണ്. യോഗയോ ഭോഗമോ, രണ്ടിലും രോഗം ബാധകമാണ്. ഈ രണ്ട് ക്രിയകളും ചെയ്യുന്നതിനും അതിൽനിന്നുമുള്ള പൂർണ്ണ സംതൃപ്തി നേടുന്നതിനും രോഗമില്ലാത്ത ശരീരവും ആരോഗ്യവും ആവശ്യമാണ്. യോഗയെപ്പറ്റിയുള്ള മറ്റ് പുസ്തകങ്ങളിൽ ലഭ്യമല്ലാത്ത, വിവിധ രോഗങ്ങളെ സംബന്ധിച്ചും മറ്റുമുള്ള വിവരങ്ങൾ മനസിലഃക്കിത്തരികയാണ് ഈ പുസ്തകം കൊണ്ട് ഉദ്ദേശിക്കുന്നത്. യോഗയെപ്പറ്റി മനസിലാക്കാനും അത് ഏതെല്ലാം രോഗങ്ങളിൽ എന്തെല്ലാം സ്വാധീനം ചെലുത്തുന്നുവെന്നും ഇതിൽ വിവരിച്ചിട്ടുണ്ട്.

യോഗയിലൂടെ ആരോഗ്യം

യോഗ ഗുരു സുനിൽ സിങ്ങ്

ഡയമൺഡ് ബുക്ക്സ്

ISBN : 81-288-1855-4

Published by : **Diamond Pocket Books (P) Ltd.**
X-30, Okhla Industrial Area, Phase-II
New Delhi-110020
Phone : 011-41611861
Fax : 011-41611866
E-mail : sales@dpb.in
Website : www.dpb.in
Edition : 2008
Translated by : Pankaj Kumar
Printed by : Adarsh Printers, Delhi- 110032

HEALING THROUGH YOGA (Malayalam)
By - *Yoga Guru Sunil Singh*

ഈ പുസ്തകത്തെപ്പറ്റി രണ്ടുവാക്ക്

"യോഗയിലൂടെ ആരോഗ്യം"എന്ന ഈ പുസ്തകം എനിക്ക് വളരെയധികം അമൂല്യമാണ്. ഒരു പക്ഷേ ഇതാണ് എന്റെ ജീവിതത്തിന്റെ സമ്പത്ത് എന്നു പറഞ്ഞാൽ അതിൽ ഒട്ടുംതന്നെ അതിശയോക്തിയില്ല. യോഗയ്ക്കായി സമർപ്പിച്ചിട്ടുള്ള എന്റെ ജീവിതത്തിലെ അനുഭവങ്ങൾ വായനക്കാരുടെ മുമ്പിൽ അവതരിപ്പിക്കാനാണ് ഈ പുസ്തകത്തിലൂടെ ശ്രമിച്ചിട്ടുള്ളത്. ഒരു വ്യക്തി തന്റെ ദിനചര്യയിൽ കുറച്ചുസമയം യോഗാഭ്യാസത്തിനായി നീക്കിവച്ചാൽ ആജീവനാന്തം ആരോഗ്യവാനായും സന്തോഷവാനായും കഴിയാനാവുമെന്ന് ഇതിൽ നിന്നും വ്യക്തമാകും.

ഇന്നും ഞാൻ സ്വയം യോഗ അഭ്യസിച്ചുവരുന്നു. എന്തെന്നാൽ ഇംഗ്ലീഷിൽ ഒരു ചൊല്ലുണ്ട്, "നോ ബഡി ഈസ് പേർഫക്ട്, എവരിഡേ യൂ ലേൺ ന്യൂ തിംഗ്സ്" അതായത് ആരും തന്നെ പൂർണ്ണത നേടിയിട്ടില്ല, ദിവസേന പുതിയ കാര്യങ്ങൾ പഠിച്ചുകൊണ്ടിരിക്കുന്നു. ഞാനും അതുപോലെ പൂർണ്ണമായ അഭ്യാസം നേടിയവനായി അവകാശപ്പെടുന്നില്ല. യോഗയെ എന്റെ ജീവിത ശൈലിയെന്നവിധം സ്വീകരിച്ചുകൊണ്ട് അതിലെ അനുഭവങ്ങൾ പല മാധ്യമങ്ങളിൽ കൂടി പൊതുജനസമക്ഷം വെളിപ്പെടുത്തിക്കൊണ്ടിരിക്കുന്നു. ഇതു കഠിനമായ സുഖക്കേടുകളേയും രോഗങ്ങളേയും അകറ്റിനിർത്തി, ആരോഗ്യവും സന്തോഷവും നിറഞ്ഞ ജീവിതം നയിക്കാൻ ആളുകളെ പ്രാപ്തിയുള്ളവരാക്കും.

ഈ പുസ്തകത്തിൽ യോഗയും, ആസനങ്ങളും, ജപ്പാൻ ടെക്നിക്കും, പ്രാണായാമവും വഴി ശരീരം ആരോഗ്യമുള്ളതാക്കി വയ്ക്കാനുള്ള പല വിദ്യകളും വിവരിച്ചിട്ടുണ്ട്. എന്നാൽ പൊതുജന മധ്യത്തിൽ ഈ പുസ്തകം കൊണ്ടുവരാൻ സാധിച്ചത് ശ്രീമാൻമാർ രമേശ് ചന്ദ്രഖന്തവാൾ, ഹരീശ് ശർമ്മ, അനിൽ കൗൾ, ദീപക് ഗുപ്ത, ഡൈനിസിങ്ങ്, യതീന്ദ്രശർമ്മ, മുകുൾ കുമാർ, സുമൻ പ്രസാദ്, ഋതുരാജ്, ഭൂപേശ് ഗുപ്ത, ഉമേശ് വർമ്മ, ഗൗതം, ശൈലേഷ് നേവടിയാ എന്നിവരുടെ മുഖ്യ സഹകരണം കൊണ്ടാണ്.

ഒരു പക്ഷേ മേൽപ്പറഞ്ഞ വ്യക്തികളുടെ സഹായ സഹകരണങ്ങളില്ലാതിരുന്നെങ്കിൽ എന്റെ അനുഭവങ്ങൾ ഈ പുസ്തകത്തിലൂടെ നിങ്ങളുടെ മുമ്പിൽ അവതരിപ്പിക്കാൻ കഴിയുമായിരുന്നില്ല. എന്റെയും അവരുടേയും പരിശ്രമവും കർത്തവ്യനിഷ്ഠയും സഹകരണവും ഈ പുസ്തകത്തിന്റെ അഭിന്നമായ ഭാഗമാണ്.

-യോഗ ഗുരു സുനിൽ സിങ്ങ്

ആമുഖം

നമ്മുടെ വേദസാഹിത്യം ശ്രേഷ്ഠ ശാസ്ത്രത്തിന്റെ മുഖ്യ ധാരയാണ്. യോഗയെപ്പറ്റി വളരെയധികം പുസ്തകങ്ങളും ഗ്രന്ഥങ്ങളും സമയാസമയം എഴുതപ്പെട്ടിട്ടുണ്ട്. എല്ലാറ്റിന്റേയും ഉദ്ദേശം ഉത്തമമായ ആരോഗ്യവും ആരോഗ്യമുള്ള സമുദായവുമായിരുന്നു. യോഗ എന്ന പദം സംസ്കൃതത്തിലെ യുംജ ധാതുവിൽനിന്നുണ്ടായതാണ്. അതിന്റെ അർത്ഥം കൂട്ടിച്ചേർക്കുക, സംയോജിപ്പിക്കുക, അഥവാ ശ്രദ്ധ കേന്ദ്രീകരിക്കുക എന്നാണ്. ഗീതയിൽ ഭഗവാൻ ശ്രീകൃഷ്ണൻ പറഞ്ഞിട്ടുണ്ട്, "സമം ത്വ യോഗ ഉച്യതോ". അതായത് സുഖ ദുഃഖങ്ങളിൽ സമത്വമുള്ളതായിരിക്കുന്നതാണ് യോഗ. ധർമ്മത്തെ രക്ഷിക്കാനും വിദ്യ ലഭിക്കുവാനും യോഗയിൽ കൂടി സാധിക്കും; ജ്ഞാനം കൂടാതെയുള്ള മോക്ഷം വെറും ഭാവന മാത്രമാണ്.

ഇന്ന് ലോകം മുഴുവനും യോഗമയമായിക്കൊണ്ടിരിക്കുകയാണ്. യോഗയോ ഭോഗമോ, രണ്ടിലും രോഗം ബാധകമാണ്. ഈ രണ്ടുക്രിയകളും ചെയ്യുന്നതിനും അതിൽ നിന്നുമുള്ള പൂർണ്ണ സംതൃപ്തി നേടുന്നതിനും, രോഗമില്ലാത്ത ശരീരവും ആരോഗ്യവും ആവശ്യമാണ്. അഷ്ടാംഗയോഗ അഭ്യസിക്കുന്ന ഒരു വ്യക്തി എന്ന നിലയിൽ എന്റെ ജീവിതത്തിന്റെ അനുഭവങ്ങളുടെ അടിസ്ഥാനത്തിൽ ജനങ്ങളുടെ അഭിരുചിയും ലക്ഷ്യവും കണക്കിലെടുത്തുകൊണ്ട് പലതരത്തിലുള്ള സുഖക്കേടുകളേപറ്റിയും ഇതുവരെ യോഗസംബന്ധമായ പുസ്തകങ്ങളിൽ പ്രതിപാദിച്ചിട്ടില്ലാത്ത കുറെ വിഷയങ്ങളെപറ്റിയും മനസിലാക്കിത്തരാൻ ശ്രമിച്ചിട്ടുണ്ട്. എന്റെ പരമ പൂജ്യനായ ഗുരു ധീരേന്ദ്രബ്രഹ്മചാരിയിൽ നിന്ന് ആർജ്ജിച്ച അറിവും അദ്ദേഹത്തിന്റെ മാർഗ്ഗദർശ്ശനവും, സർവ്വശക്തനായ പരമേശ്വരന്റെ കൃപയുംകൊണ്ട് ഈ പുസ്തകത്തിൽ യോഗയെപ്പറ്റി മനസിലാക്കാനും അത് ഏതെല്ലാം രോഗങ്ങളിൽ എന്തെല്ലാം സ്വാധീനം ചെലുത്തുന്നു എന്നു വിവരിക്കാനും സാധിച്ചിട്ടുണ്ട്.

"എല്ലാവിധ ആരോഗ്യത്തിനും വേണ്ടി എങ്ങനെ യോഗപരിശീലനം ചെയ്യാം" എന്നതാണ് ഈ പുസ്തകത്തിൽകൂടി ഗ്രന്ഥകർത്താവ് ഉദ്ദേശിക്കുന്നത്.

-യോഗ ഗുരു സുനിൽ സിങ്ങ്

അനുക്രമണിക

1. അശ്രദ്ധകൊണ്ട് യോഗയിലും അപകടം സംഭവിക്കാം

യോഗയെപ്പറ്റി ചർച്ച ചെയ്യുമ്പോൾ സ്വാഭാവികമായും സ്വാമിമാരുടേയും യോഗ ഗുരുക്കളുടേയും പേരുകളാണ് ഓർമ്മവരുന്നത്. യോഗയും യോഗിയും ഭാരതസംസ്ക്കാരത്തിന്റെ അവിഭാജ്യ ഘടകങ്ങളാണ്.

ലോകം മുഴുവനും ഇന്ന് സംശയമന്യേ യോഗമയമായിത്തീരുകയാണ്. എന്നാൽ ചികിത്സാ ശാസ്ത്രത്തിന്റെ മഹത്വം നമുക്ക് തള്ളിക്കളയാനാവില്ല. എന്തുകൊണ്ടെന്നാൽ ചികിത്സാരംഗത്ത് മനുഷ്യനും പ്രകൃതിയ്ക്കുമിടയിൽ സമന്വയത്തിനായി നിരന്തരം പുതിയ പുതിയ അന്വേഷണങ്ങളും കണ്ടെത്തലുകളും നടക്കുന്നുണ്ട്. ഭാരതീയ യോഗശാസ്ത്രത്തിൽ മനുഷ്യന്റെ മാനസികവും ശാരീരികവുമായ വികാസത്തിനുള്ള മാർഗ്ഗമായിട്ടാണ് യോഗയെ വിവക്ഷിച്ചിട്ടുള്ളത്.

ഇന്നത്തെ ചികിത്സാശാസ്ത്രം രോഗത്തിന് ഹേതു രോഗാണുക്കളാണെന്ന് പറയുന്നു. എന്നാൽ രോഗത്തിന്റെ മറ്റൊരു കാരണം ആധുനികയുഗത്തിലെ മനുഷ്യന്റെ പിരിമുറുക്കമാണ്. എന്തുകൊണ്ടെന്നാൽ ശരീരത്തിലെ എല്ലാ അവയവങ്ങളുടേയും പൂർണ്ണ നിയന്ത്രണം നാഡീ വ്യവസ്ഥയിലൂടെ തലച്ചോറാണ് ചെയ്യുന്നത്. ഉദാഹരണത്തിനായി ഹൃദയമിടിപ്പ്, ദഹനത്തിനുള്ള പചനേന്ദ്രീയ ഗ്രന്ഥികളുടെ രാസായന പ്രവർത്തനം, ശ്വാസോച്ഛ്വാസങ്ങളുടെ പ്രവർത്തനം, ചർമ്മവും വൃക്കകളും കൊണ്ട് രക്തശുദ്ധിവരുത്തുക മുതലായവ. മാനസികമായ പിരിമുറുക്കം കാരണം ശരീരത്തിലെ എല്ലാ കാര്യങ്ങളും വേണ്ടവിധത്തിൽ നടക്കുന്നില്ല. അതിന്റെ ഫലമായി ശരീരത്തിൽ അവ്യവസ്ഥയുണ്ടായി രോഗം ബാധിക്കുന്നു.

ശരീരം നശ്വരമാണെന്നും അത് മണ്ണിൽ നിന്ന് ഉണ്ടായി മണ്ണോട് ചേരുന്നതാണെന്നും ഉള്ള സത്യം നമ്മേക്കാൾ നന്നായി നമ്മുടെ യോഗ ഗുരു അറിഞ്ഞിരുന്നു. എന്നാൽ യോഗയോ ഭോഗമോ ഏതായാലും രോഗം രണ്ടിലും ബാധകമാണ്. ഉദാഹരണമായി വയറുവേദനകൊണ്ട് പരവശപ്പെടുന്ന ഒരു വ്യക്തിയ്ക്ക് 56 തരത്തിലുള്ള ഭോഗവും സ്വാദിഷ്ട ഭക്ഷണവും വ്യർത്ഥമാണ്.

ഈയിടെയായി സ്വദേശികളുടേയും വിദേശികളുടേയും യോഗയിലുള്ള വളർന്നുവരുന്ന അഭിരുചി കണ്ടിട്ട് മറ്റുപലതരത്തിലുമുള്ള യോഗ പ്രചാരത്തിലായിട്ടുണ്ട്. ഇവയിൽ ''പ്രാണായാമം'' വിശേഷിച്ച് "അനുലോമ വിലോമ," "കപാലഭാതി" പ്രാണായാമം ഇവ ആളുകളെ ആകർഷിക്കുന്നുണ്ട്.

ഭാരതീയ പാരമ്പര്യമനുസരിച്ചുള്ള ഏത് തത്വശാസ്ത്രത്തിലും യോഗയെ ഒൻപതായി വിഭജിച്ച് വർണ്ണിച്ചിട്ടുണ്ട്. സഹജയോഗം, മന്ത്രയോഗം, രാജയോഗം, ഹഠയോഗം, ലയയോഗം, ധ്യാനയോഗം, ജ്ഞാനയോഗം, ഭക്തിയോഗം, കർമ്മയോഗം കൂടാതെ ഒമ്പത് ഭക്തികളും. യോഗ അഭ്യസിക്കുന്നതുകൊണ്ട് ഈ വിദ്യ നിരന്തര അഭ്യാസം കൊണ്ട് സിദ്ധിക്കുന്നതാണെന്നെനിക്കറിയാം. എന്നാൽ ഇപ്പോൾ ഞാൻ സമ്പൂർണ്ണയോഗജ്ഞാനിയാണെന്ന് നെഞ്ചുവിരിച്ച് പറയാൻ ഒരുങ്ങുന്നില്ല. ഇവിടെ യോഗയിലുള്ള ചില തടസ്സങ്ങളെപ്പറ്റിയും പറയാനാഗ്രഹിക്കുന്നു. യോഗ അഭ്യസിക്കുന്നവർ ഈ കാര്യങ്ങളിൽ ശ്രദ്ധയുള്ളവരാണെങ്കിൽ വളരെയേറെ പ്രയോജനമുണ്ടാകും.

1. ***അമിതാഹാരം*** **-** അമിതാഹാരം അതായത് വളരെയധികം അഹാരം കഴിക്കുന്ന ശീലം. മിതാഹാരത്തിനുപകരം അമിതമായ ആഹാരം കഴിക്കുന്നപക്ഷം ഉറക്കം, ക്ഷീണം, അലസത, അശ്രദ്ധ, എന്നിവ ഉണ്ടാകുന്നു. ഇവ യോഗ അഭ്യാസിക്കുന്നതിന് തടസ്സം സൃഷ്ടിക്കുന്നവയാണ്.

2. ***അമിതാധ്വാനം*** **-** കഴിയുന്നതിൽ കൂടുതൽ അധ്വാനം ചെയ്യുക എന്നാണ് അമിതാധ്വാനം എന്നതുകൊണ്ട് ഉദ്ദേശിക്കുന്നത്. ശക്തിക്കതീതമായി അധ്വാനം ചെയ്താൽ രോഗം ബാധിക്കും.

3. ***ജല്പനം*** **-** അനാവശ്യമായ വിവാദമാണ് ജല്പനം. യോഗ അഭ്യസിക്കുന്നയാൾ അസത്യം പറയുകയും അനാവശ്യ ചർച്ചയിൽ പങ്കെടുക്കുകയും ചെയ്യുന്നതിനെയാണ് ജല്പനമെന്ന് പറയുന്നത്.

4. ***അധികം നിയമങ്ങൾ പാലിക്കുക*** **-** ആഡംബരത്തിന് പ്രേരിപ്പിക്കുന്നവയും യോഗപരിശീലനത്തിൽ തടസ്സമുണ്ടാകുന്നതുമായ നിയമങ്ങളാണിത്. ഉദാഹരണത്തിന് ശീതകാലത്ത് തണുത്തവെള്ളം കുടിക്കുകയും തണുത്തവെള്ളത്തിൽ കുളിക്കുകയും, വളരെയേറെ അഭ്യസിക്കുകയും അധികം ഉപവസിക്കുകയും ചെയ്യുന്നത് ഇതിൽ പെടുന്നു.

5. ***ജനസമ്പർക്കം*** **-** ഇതുകൊണ്ട് ആളുകളുമായുള്ള സമ്പർക്കത്തേയാണുദ്ദേശിക്കുന്നത്. മറ്റാളുകളുമായി കൂടുതൽ സമ്പർക്കം പുലർത്തുന്നതുകൊണ്ട് സ്നേഹവും ശത്രുതയുമുണ്ടാകുകയും യോഗപരിശീലനം നടത്താൻ സാധിക്കാതെ വരുകയും ചെയ്യുന്നു.

6. ***ചാഞ്ചല്യം*** **-** "മനോയത്രാ ലിപതേ പ്രാണോ തത്രാ വിലീയതേ" എവിടെ മനസ് ലീനമാകുന്നുവോ അവിടെ പ്രാണനും ലീനമാകുന്നു. മനസ് ചഞ്ചലപ്പെട്ടാൽ ഇന്ദ്രിയങ്ങളെ നിയന്ത്രിക്കാൻ സാധ്യമല്ല. അതുകൊണ്ട് യോഗാഭ്യാസത്തിൽ മനഃചാഞ്ചല്യം വലിയ തടസ്സമാണ്.

അഷ്ടാംഗയോഗയിൽ ആസനങ്ങൾ, പ്രാണായാമം എന്നിങ്ങനെ രണ്ട് ഭാഗങ്ങൾ മാത്രമെ ഉള്ളൂ എന്നുള്ളത് നന്നായി മനസിലാക്കണം. ഇവയ്ക്ക്

അവയുടേതായ മഹത്വമുണ്ടെങ്കിലും ഇവ യോഗയുടെ പര്യായങ്ങളല്ല. യോഗ പ്രാപ്തിയ്ക്കുള്ള മാർഗ്ഗത്തിലേക്കുള്ള ശരിയായ കാൽവയ്പ് അല്ലെങ്കിൽ യോഗയിലേക്കുള്ള ഒരു ചവിട്ടുപടിയാണ്. ശാരീരികശക്തി ഉദ്ദീപിപ്പിക്കുന്നതുമായിട്ടാണ് ഇവയുടെ ബന്ധം. ശാസ്ത്രം സൃഷ്ടിപരവും വിനാശാത്മകവുമായ കണ്ടുപിടുത്തങ്ങൾ നടത്തി അണുബോംബും, ആറ്റം ബോംബും, ജൈവായുധവും ഉണ്ടാക്കിവരുകയാണ്. മറുവശത്ത് രോഗങ്ങൾ ഇല്ലാതാക്കാനുള്ള മരുന്നുകൾ ഉണ്ടാക്കുകയും, കൃഷിയിൽ വിളവ് കൂട്ടാനുള്ള വഴികൾ തിരയുകയും, വികലാംഗർക്കായി കൃത്രിമാവയവങ്ങൾ നിർമ്മിക്കുകയും ചെയ്യുന്നു.

ഭാരത സമുദായം അനേകം ഗുരുക്കളെ നൽകിയിട്ടുണ്ടെങ്കിലും ഇവരിൽ ഇന്നത്തെ ഗുരുസ്വാമി ധീരേന്ദ്ര ബ്രഹ്മചാരിയേയും ആചാര്യ രജനീഷിനേയും പറ്റി പ്രത്യേകിച്ച് പറയാനാഗ്രഹിക്കുന്നു. സ്വാമി ധീരേന്ദ്ര ബ്രഹ്മചാരി യോഗയെ ശാസ്ത്രമെന്നും ജീവിതകാലം മുഴുവനും സ്വയം യോഗയിലെ സാധകനായിട്ടുമാണ് കരുതിയത്; അല്ലാതെ യോഗജ്ഞാനിയായിട്ടല്ല. യോഗ ധർമ്മത്തെ രക്ഷിക്കുമെന്നും യോഗയില്ലാത്ത ജ്ഞാനം അസാധ്യമെന്നും ജ്ഞാനമില്ലാതെ മോക്ഷം വെറും ഭാവനയാണെന്നും അദ്ദേഹം പറഞ്ഞു. പണ്ടുമുതലേ യോഗയുടെ പ്രചാരകന്മാർ പണം വാങ്ങാതെയിരുന്നതിനാൽ ഇന്നും ലോകം മുഴുവനും യോഗയുടെ കൊടിപറത്തിക്കൊണ്ടിരിക്കുന്നു.

ഇന്ന് പലയിടങ്ങളിലും സാധകർ കപാലഭാതി, നൗലിക്രിയ, ആസനങ്ങൾ ഇവ അഭ്യസിച്ചുകൊണ്ടിരിക്കുന്നു. യോഗ അഭ്യസിക്കുമ്പോൾ സൂക്ഷിച്ചില്ലെങ്കിൽ അപകടങ്ങൾ ഉണ്ടാകാം. ഉദാഹരണമായി ഹൃദ്രോഗം, ഉയർന്ന രക്തസമ്മർദ്ദം, അപസ്മാരം, ആന്ത്രവീക്കം, ഗാസ്റ്റിക്ക് അൾസർ ഇവയുള്ള ഏതെങ്കിലും വ്യക്തി. കപാലഭാതി അഭ്യസിച്ചാൽ രോഗം കൂടുതലാകാനും മരണം വരെ സംഭവിക്കാനുമിടയുണ്ട്. അതുപോലെ ശീതകാലത്ത് തണുപ്പുനൽകുന്ന പ്രാണായാമം കുറഞ്ഞ രക്തസമ്മർദ്ദമുള്ളവർക്കും, ആസ്തമയുള്ളവർക്കും, ഹൃദ്രോഗികൾക്കും പാടില്ല. അതുപോലെ ഹേർണിയ, അൾസർ ഇവ ഉള്ളവരും ഗർഭിണികളും ഭുജംഗാസനവും ഉഷ്ട്രാസനവും മത്സ്യാസനവും അഭ്യസിക്കുന്നത് ഹാനികരമാണ്.

യോഗ ജീവിതത്തിന്റെ പര്യായമായിട്ടല്ല, ഒരു ഭാഗമായിട്ടാണ് കരുതേണ്ടതെന്ന് നല്ലതുപോലെ മനസിലാക്കണം. ചികിത്സാശാസ്ത്രത്തെ ഒരിക്കലും തള്ളിക്കളയാൻ പാടില്ലാത്തതാണ് എന്തെന്നാൽ അർബ്ബുദം, എയ്ഡ്സ്, എച്ച്.ഐ.വി. പോസിറ്റീവ്, സർജറി, പാർകിൻസൺ രോഗം, അപസ്മാരം, തൈലിസീമിയ മുതലായവയ്ക്കുള്ള പുതിയ ഗവേഷണങ്ങൾ അവ നടത്തിയിട്ടുണ്ട്. ഇപ്പോൾ ചികിത്സാശാസ്ത്രത്തിന്റെ സഹായവും ഉപയോഗിച്ച് യോഗയുടെ മഹത്വം മനസിലാക്കി കരുതലോടെ വേണം മുമ്പോട്ടു പോകേണ്ടത്.

യോഗ ദിവസേന ചെയ്യേണ്ട ഒരു അഭ്യാസമാണ്. ഇത് നല്ല യോഗ്യനായ യോഗ ഗുരുവിന്റെ നിർദ്ദേശത്തിലും മാർഗ്ഗദർശ്ശനത്തിലും മാത്രമേ ആകാവൂ. ശരിയായ അഭ്യാസം കൊണ്ടുമാത്രമെ ഈ വിദ്യ നമുക്ക് പ്രാപ്തമാകൂ. യോഗയിലും ജാഗ്രത പാലിച്ചില്ലെങ്കിൽ അപകടം സംഭവിക്കാമെന്ന സത്യം ജനങ്ങൾക്കു മുമ്പിൽ വെളിപ്പെടുത്തുകയാണ് ഈ ലേഖനത്തിന്റെ ഉദ്ദേശം.

✪ ✪ ✪ ✪ ✪

2. കണ്ണുകളാണ് ജീവിതത്തിന്റെ അച്ചാണി

ആഫീസിലാകട്ടെ, വീട്ടിലാകട്ടെ, ജോലിയുടെ സമ്മർദ്ദം ഉണ്ടാകുന്നുണ്ട്. ദിവസം മുഴുവനും കമ്പ്യൂട്ടർ, ഫയലുകൾ, ടെലിവിഷൻ ഇവയുമായി മല്ലിടേണ്ടിവരുന്നവരുടെ കണ്ണുകളുടെ ആരോഗ്യവും ക്രമേണ ബാധിക്കപ്പെടുന്നു. നമ്മുടെ ജീവിതം പൂർണ്ണമായും യന്ത്രങ്ങളെ ആശ്രയിച്ചിരിക്കുന്നു. നമ്മുടെ ആഹാര രീതിയും ജീവിത രീതിയും വളരെ മാറിപ്പോയിതായിതോന്നുന്നു. അതുകൊണ്ട് നമ്മുടെ പ്രകൃതിസൗന്ദര്യം നഷ്ടമായികൊണ്ടിരിക്കുന്നു. മാത്രമല്ല ആഹാരത്തിൽ രാസ വസ്തുക്കളുടെ ചേരുവകൊണ്ട് ആരോഗ്യത്തെ അത് വളരെ പ്രതികൂലമായി ബാധിച്ചുകൊണ്ടുമിരിക്കുന്നു.

കണ്ണുകൾ സൗന്ദര്യത്തിന്റെ കേന്ദ്രമാണ്. ലോകത്തിന്റെ മുഴുവൻ സൗന്ദര്യവും ആസ്വദിക്കാൻ കണ്ണുകൾക്ക് മാത്രമെ കഴിയുകയുള്ളൂ. ടി. വി., സിനിമ, രാത്രിയിൽ വളരെ നേരം ഉറക്കമിളച്ചിരിക്കൽ, ആവശ്യത്തിൽ കുറഞ്ഞയളവിൽ ഉറക്കം, ദുഷിച്ചപരിത സ്ഥിതികൾ,പുക, ദുഷിച്ച വാതകങ്ങൾ, എന്നിവ കണ്ണുകളുടെ പ്രകാശത്തേയും സൗന്ദര്യത്തേയും ആരോഗ്യത്തേയും പ്രതികൂലമായി ബാധിക്കുന്നു. ആഫീസിലോ, വീട്ടിലോ പാർക്കിലോ ഏത് സമയത്തും, ഏതു വയസിലും യോഗയിലെ നേത്രശക്തി കൂട്ടുന്നതിനുള്ള മാർഗ്ഗം സ്വീകരിച്ച് കണ്ണുകൾ സുന്ദരവും ആരോഗ്യമുള്ളതുമാക്കി സൂക്ഷിക്കാൻ താഴെ കൊടുത്തിരിക്കുന്നവ പരിശീലിച്ചാൽ മതി.

1. നേത്രശക്തി വർദ്ധിപ്പിക്കുന്നതിനുള്ള - ആദ്യത്തെ ക്രിയ

സുഖാസനത്തിലോ പത്മാസനത്തിലോ അല്ലെങ്കിൽ ആഫീസിലെ കസേരയിലോ ഇരിക്കുക. കഴുത്തു തിരിക്കാതെ പത്തു പ്രാവശ്യം വല

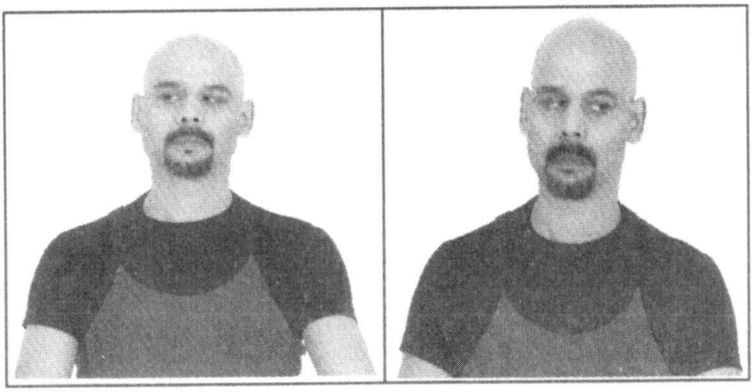

ത്തോട്ടു നോക്കുക. അതിനുശേഷം പത്തുപ്രാവശ്യം ഇടത്തോട്ടും. കഴുത്ത് തിരിക്കാതെവേണം ഈ ക്രിയ അഭ്യസിക്കേണ്ടത്.

2. നേത്രശക്തി വർദ്ധിപ്പിക്കുന്നതിനുള്ള - രണ്ടാമത്തെക്രിയ

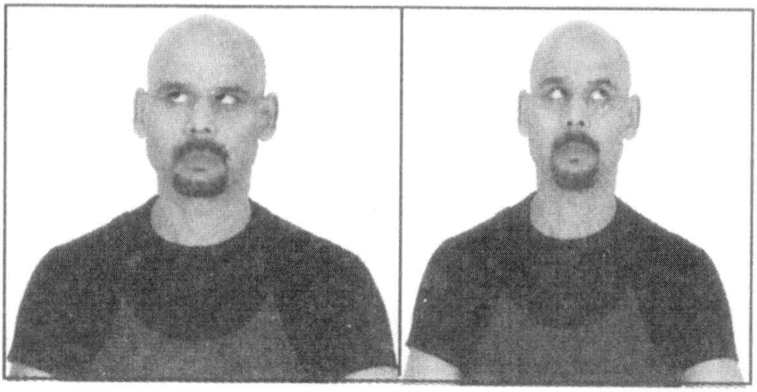

ആദ്യത്തെ ക്രിയയിലെ രീതിയിലിരിക്കുക. കണ്ണുകൾ clockwise ചുറ്റുക. അതിനുശേഷം 10 തവണ Anti clockwise ചുറ്റുക. മസ്തിഷ്ക്കം ക്ലോക്കിന്റെ സൂചിയിൽ ശ്രദ്ധപതിപ്പിച്ച് ഈ ക്രിയ പരിശീലിക്കുക.

3. നേത്രശക്തി വർദ്ധനവിനുള്ള - മൂന്നാമത്തെ ക്രിയ

മുകളിൽ പറഞ്ഞ ക്രിയയിലെ രീതി സ്വീകരിക്കുക. രണ്ടുകണ്ണുകളും മൂക്കിന്റെ അറ്റത്തേക്ക് (tip of the nose) കേന്ദ്രീകരിക്കുക. കൺപോളകൾ അടയ്ക്കാതെ തുടർച്ചയായി രണ്ടു കണ്ണുകളും നാസാഗ്രത്തിൽ കേന്ദ്രീകരിക്കാൻ ശ്രമിക്കുക. അല്പസമയം കഴിയുമ്പോൾ കണ്ണുകൾ കഴയ്ക്കുന്നെങ്കിൽ കണ്ണുകൾ അടയ്ക്കുക. കുറേനേരത്തിന്ശേഷം വീണ്ടും ഈ ക്രിയ തുടരുക.

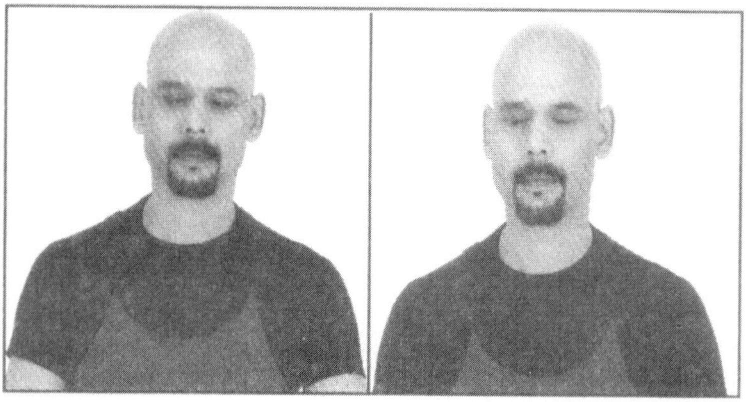

4. നേത്രശക്തി വർദ്ധനവിനുള്ള - നാലാമത്തെ ക്രിയ

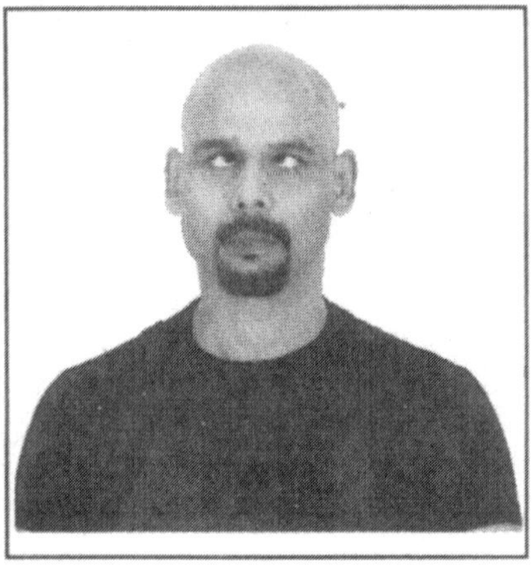

ആദ്യത്തെ ക്രിയയുടെ രീതി സ്വീകരിക്കുക. രണ്ടു കണ്ണുകളും, ആന്തരികശക്തി പൂർണ്ണമായി നൽകിക്കൊണ്ട് രണ്ടു കണ്ണുകൾക്കും നടുക്കുള്ള ഭ്രൂമദ്ധ്യത്തിൽ (സ്ത്രീകൾ പൊട്ട് തൊടുന്ന സ്ഥലം) കൺപോളകളടയ്ക്കാതെ കേന്ദ്രീകരിക്കുക. കണ്ണുകൾക്ക് കഴപ്പോ, അല്ലെങ്കിൽ കണ്ണുനീർവരുകയോ ചെയ്താൽ കണ്ണുകൾ അടയ്ക്കുക. അല്പം വിശ്രമിച്ചശേഷം വീണ്ടും ഈ ക്രിയ തുടരുക. ഇത് 'ശംഭവിമുദ്ര' എന്നറിയപ്പെടുന്നു.

5. നേത്രശക്തി വർദ്ധനവിനുള്ള - അഞ്ചാമത്തെ ക്രിയ

ആദ്യത്തെ ക്രിയയുടെ രീതി സ്വീകരിക്കുക. കൺപോളകൾ വേഗ

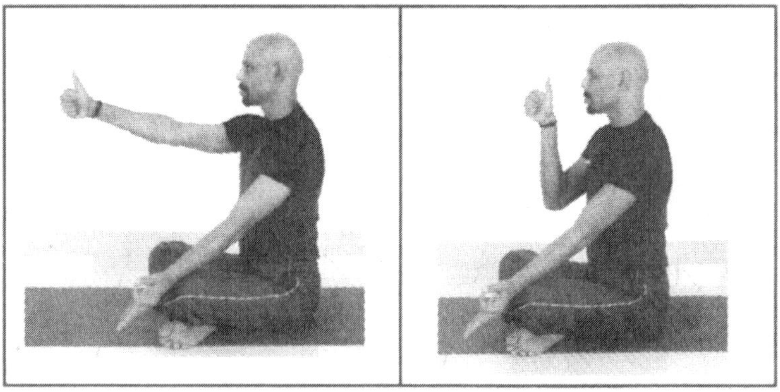

ത്തിൽ അടയ്ക്കുകയും തുറക്കുകയും ചെയ്യുക. **കുറഞ്ഞത്** 50 മുതൽ 100 പ്രാവശ്യം ഈ ക്രിയ അഭ്യസിക്കുക.

6. നേത്രശക്തി വർദ്ധനവിനുള്ള ആറാമത്തെ ക്രിയ

ആദ്യത്തെ ക്രിയയുടെ രീതി സ്വീകരിക്കുക. വലത്തെ കൈ മുമ്പോട്ട് ദൂരത്തേക്ക് നീട്ടുക. പെരുവിരൽ മുകളിലേക്ക് നീട്ടി ബാക്കി 4 വിരലുകളും മടക്കി ദൃഷ്ടി പെരുവിരലിന്റെ നഖത്തിൽ കേന്ദ്രീകരിക്കുക. അതിനുശേഷം പെരുവിരൽ ക്രമേണ കണ്ണുകളുടെ അടുത്തേയ്ക്ക് കൊണ്ടുവരിക. വീണ്ടും പെരുവിരൽ കണ്ണുകളിൽ നിന്ന് ദൂരത്തേക്ക് കൊണ്ടുപോകുക. ഈ ക്രിയ അഭ്യസിക്കുമ്പോൾ മുഴുവൻ ശ്രദ്ധയും പെരുവിരലിന്റെ നഖത്തിലായിരിക്കണം. കുറഞ്ഞത് 10 പ്രാവശ്യമെങ്കിലും അഭ്യസിക്കുക.

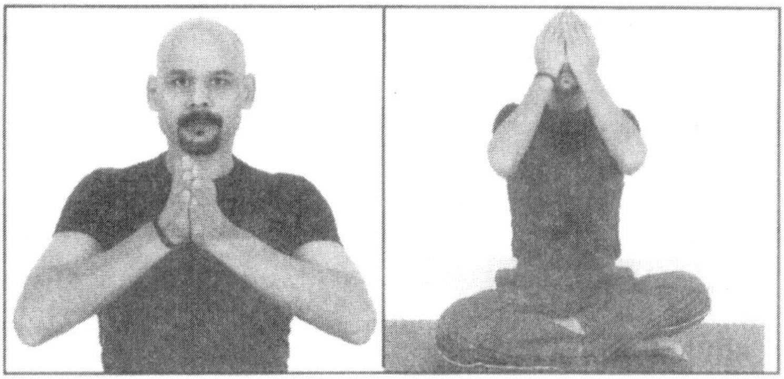

7. നേത്രശക്തി വർദ്ധനവിനുള്ള - ഏഴാമത്തെ ക്രിയ

ആദ്യത്തെ ക്രിയയുടെ രീതി സ്വീകരിക്കുക. രണ്ടു കൈപ്പത്തികളും പരസ്പരം ഉരുമ്മുക. അല്പം ചൂടായാൽ കൈപ്പത്തികൾ ഉരുമ്മലുകൊണ്ടുണ്ടായ ഊർജ്ജം കുറയുന്നതുവരെ രണ്ടു കണ്ണുകൾക്ക് മുകളിൽ സമ്മർദ്ദം ചെലുത്താതെ വയ്ക്കുക. ഈ അഭ്യാസം കുറഞ്ഞത് 10 പ്രാവശ്യം ചെയ്യണം.

8. നേത്രശക്തി വർദ്ധനവിനുള്ള - എട്ടാമത്തെ ക്രിയ

ആദ്യത്തെ ക്രിയയിലെ രീതി സ്വീകരിക്കുക. മുമ്പിൽ നാലര അടി ദൂരത്തിൽ കണ്ണുകൾക്ക് നേരെ ഒരു വിളക്ക് കൊളുത്തിവയ്ക്കുക. വിളക്കിന്റെ ജ്യോതിസ്സിൽ കണ്ണുകളിൽനിന്ന് കണ്ണുനീർവരുന്നതുവരെ ശ്രദ്ധ കേന്ദ്രീക

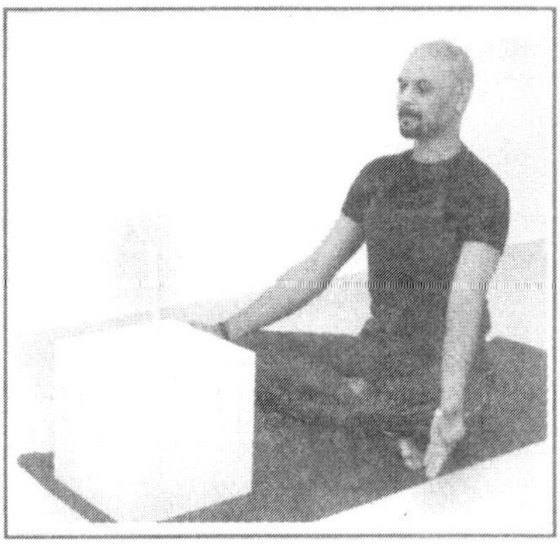

രിക്കുക. അല്പസമയം കണ്ണുകൾ അടച്ച് വീണ്ടും ക്രിയ തുടരുക. കുറഞ്ഞത് 5 മിനിട്ടെങ്കിലും ഈ ക്രിയ അഭ്യസിക്കണം.

9. നേത്രശക്തി വർദ്ധനവിനുള്ള - ഒമ്പതാമത്തെക്രിയ

അതിരാവിലെ പച്ചപ്പുല്ലിൽ പാദരക്ഷകൾ കൂടാതെ നടക്കുക. 10 മിനിട്ടെങ്കിലും നടക്കണം.

10. നേത്രശക്തിവർദ്ധനവിനുള്ള - പത്താമത്തെക്രിയ

രാവിലെ എഴുന്നേറ്റ് കൈകാൽമുഖം കഴുകുമ്പോൾ ഒരു കുമ്പിൾ വെള്ളം വായിൽ നിറയ്ക്കുക. അതിനുശേഷം കണ്ണുകളിൽ വെള്ളത്തിന്റെ തുള്ളികൾ ശക്തിയായി അടിയ്ക്കുക. വായിൽ വെള്ളമുള്ളതുകൊണ്ട് കണ്ണുകൾ അടയുകയില്ല. അതുകൊണ്ട് വെള്ളത്തുള്ളികൾ കണ്ണിൽതന്നെ വീഴും. ഒന്നുമുതൽ രണ്ട് മിനിട്ടുവരെ ഇതഭ്യസിക്കാം.

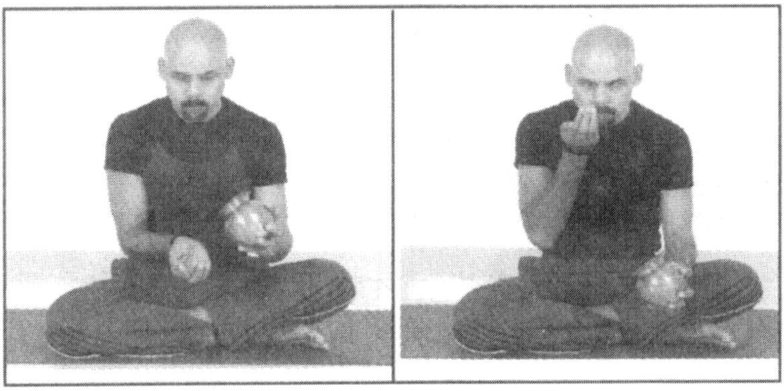

പ്രയോജനം

മേൽപ്പറഞ്ഞ നേത്രശക്തി വർദ്ധനവിനുള്ള ക്രിയകൾകൊണ്ട് നമ്മുടെ കണ്ണുകളുടെ മാംസപേശികളുടെ പിരിമുറുക്കം കുറയുന്നു. കോങ്കണ്ണ് മാറുന്നു. കണ്ണുകളുടെ കൃഷ്ണമണിക്ക് ശരിയായ ചേർച്ചയുണ്ടാകുന്നു. കണ്ണുകളുടെ പ്രകാശം കൂടുന്നു. അവയുടെ accomodating and focusing power കൂടുന്നു. കണ്ണാടിയുടെ ആവശ്യം ഇല്ലാതാകുന്നു. ഈ ക്രിയകൾ കൂടാതെ താഴെ കൊടുത്തിരിക്കുന്ന കാര്യങ്ങളിൽ ശ്രദ്ധിച്ചാൽ കണ്ണുകൾക്ക് കൂടുതൽ പ്രകാശവും സൗന്ദര്യവും ലഭിക്കും.

1. കമ്പ്യൂട്ടറും, ടിവിയും തുടർച്ചയായി ഉപയോഗിച്ചുകൊണ്ട് ജോലി ചെയ്യരുത്.
2. സൂര്യകിരണങ്ങളിൽ നിന്നും കണ്ണുകൾ സംരക്ഷിക്കുക.
3. അധികം കോപവും ശോകവും മാനസിക സമ്മർദ്ദവും ഉണ്ടാകാതിരിക്കാൻ ശ്രമിക്കുക.
4. പോഷകാഹാരം, പച്ചക്കറികൾ, പാല്, പഴങ്ങൾ ഇവ ആവശ്യത്തിന് കഴിക്കുക.
5. രാത്രിയിൽ കുതിർത്ത് വെച്ച ത്രിഫലാചൂർണ്ണത്തിന്റെ വെള്ളം അരിച്ചെടുത്ത് രാവിലെ കണ്ണുകൾ കഴുകാനുപയോഗിക്കുക.
6. ഓടിക്കൊണ്ടിരിക്കുന്ന ട്രെയിനിലും ബസ്സിലും കുറഞ്ഞ വെളിച്ചത്തിലും പുസ്തകം വായിക്കാതിരിക്കുക.

7. ദിവസേന ഉറങ്ങുന്നതിനുമുമ്പ് രണ്ടു കണ്ണുകളിലും രണ്ടു തുള്ളി പനിനീർ ഒഴിക്കുക.

8. ശുഭാപ്തി വിശ്വാസം കൈക്കൊള്ളുക.

9. കണ്ണുനീർ ബലമായി തടയാൻ ശ്രമിക്കരുത്. കണ്ണുകളുടെ മാംസ പേശികളെ ഇത് ബാധിക്കും.

10. രാസവസ്തുക്കൾ ചേരാത്ത സോപ്പ്, പൗഡർ മുതലായ സൗന്ദര്യ ത്തിനുള്ള വസ്തുക്കൾ നല്ലതുമാത്രം ഉപയോഗിക്കുക.

✪✪✪✪✪

3. ചൈതന്യം വീണ്ടെടുക്കാൻ യോഗ

സമ്മർദ്ദപൂർണ്ണമായ ഇന്നത്തെ പരിതസ്ഥിതികളിൽ ആരോഗ്യവും സൗന്ദര്യവും പരിപാലിക്കാൻ, രോഗത്തിൽ നിന്ന് വിമുക്തനാകാൻ, പ്രവർത്തന വൈദഗ്ധ്യം വർദ്ധിപ്പിക്കാൻ, വ്യക്തിത്വത്തിന് മാറ്റുകൂട്ടാൻ, സ്വഭാവശുദ്ധിനേടാൻ, അനുകൂലമായ ചിന്താഗതി വളർത്താൻ ഏറ്റവും സുരക്ഷിതവും വിശ്വസനീയവുമായ ഒരേ ഒരു മാർഗ്ഗം യോഗയാണ്.

ഇന്ന് സ്ത്രീകൾക്ക് വീട്ടിലും പുറത്തും രണ്ട് ഉത്തരവാദിത്വമുള്ളതു കൊണ്ട് ശാരീരികവും മാനസികവുമായ സമതുലനത്തിനും, മനസ്സിനെ ശാന്തവും ശക്തവുമാക്കുന്നതിനും യോഗ ആഭ്യസിക്കുന്നത് വളരെ ആവശ്യമായിത്തീർന്നിരിക്കുകയാണ്. സ്ത്രീശരീരത്തിലെ ഏറ്റവും മുഖ്യമായ ഒന്നാണ് മുഖം. സ്ത്രീകൾ തങ്ങളുടെ സൗന്ദര്യത്തിന്റെ കാര്യത്തിൽ വളരെ ജാഗരൂകരുമാണ്. വയസ് കൂടുന്നതനുസരിച്ച് തൊലിയുടെ പ്രകൃതിദത്തമായ മിനുസം കുറയുന്നു; അതുകൊണ്ട് തൊലി വരളുകയും ചെയ്യുന്നു. മാനസിക പിരിമുറുക്കം, ചിന്ത , ശാരീരിക പരിശ്രമം, ആഹാരത്തിലെ പോഷകവസ്തുക്കളുടെ കുറവ്, ഉറക്കമില്ലായ്മ, ഈ കാരണങ്ങളാൽ ജരയും വരുന്നു. ചിലപ്പോൾ വായുമണ്ഡലത്തിലെ മാലിന്യം ദീർഘകാലമായുള്ള രോഗം, മുഖത്തിൽ സോപ്പിന്റെ കൂടുതലായുള്ള ഉപയോഗം, അനിയന്ത്രിതമായ ഡയറ്റിങ്ങ് ഇവയും തൊലിയെ ബാധിക്കുന്നു.

യോഗയിലെ ചില ക്രിയകൾ കൊണ്ട് മുഖത്തിന്റെ ഭംഗി വർദ്ധിപ്പിക്കാം. കൂടാതെ പാടുകൾ, ജര, കറുപ്പുനിറം എന്നിവ ഇല്ലാതാകുന്നു.

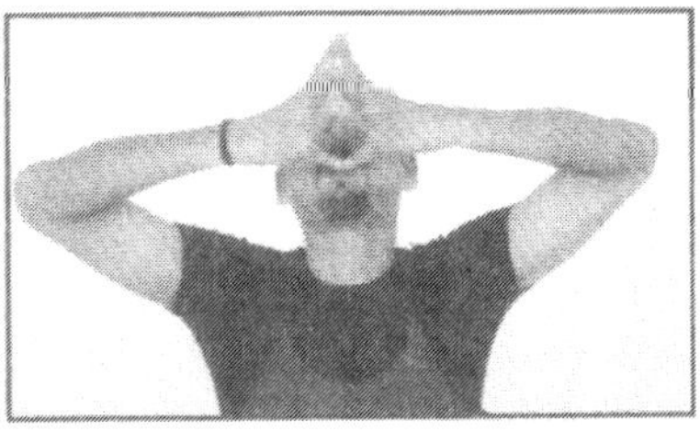

1. കപോലങ്ങളുടെ ശക്തി വർദ്ധിപ്പിക്കാനുള്ള ആദ്യത്തെ ക്രിയ

സുഖാസനത്തിലോ പത്മാസനത്തിലോ ഇരിക്കുക. രണ്ടു കൈകളിലേയും പെരുവിരലുകൾ ഒഴിച്ചുള്ള 8 വിരലുകളുടെ അഗ്രങ്ങൾ ചേർക്കുക. പെരുവിരലുകൾ കൊണ്ട് മൂക്കിന്റെ രണ്ടു ദ്വാരങ്ങളും അടച്ചുപിടിക്കുക. വായ് കാക്കച്ചുണ്ടുപോലെയാക്കിവായിൽ കൂടി സുർ-സുർ എന്ന ശബ്ദ

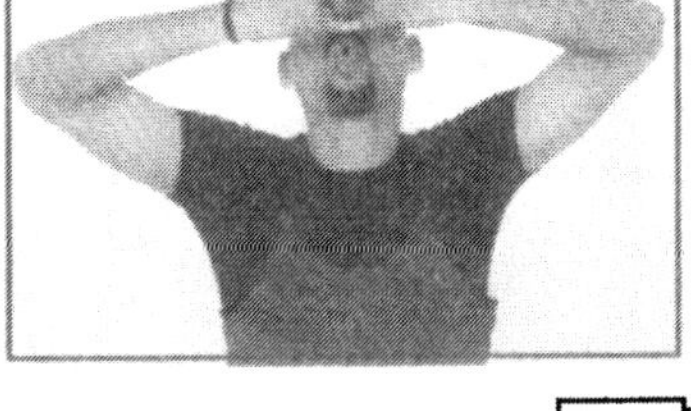

ത്തോടെ ശ്വാസം അകത്തേക്ക് വലിക്കുക. അതിനുശേഷം രണ്ടുപെരുവിരലുകളും കൊണ്ട് മൂക്കിന്റെ രണ്ടു ദ്വാരങ്ങളും അടച്ച്പിടിച്ച് കപോലങ്ങളെ ബലൂൺപോലെ ഊതിവീർപ്പിക്കുക. കഴിവിനനുസരിച്ച് ശ്വാസം പിടിച്ച് പതുക്കെ പതുക്കെ പെരുവിരലുകൽ അകത്തി നാസാദ്വാരങ്ങളിൽ കൂടി ശ്വാസം വെളിയിലേക്ക് സാവധാനം വിടുക. ഈ ക്രിയയുടെ ഒരു വട്ടമാണിത്. 20 തവണയെങ്കിലും ഇത് ആവർത്തിക്കുക.

2. കപോലശക്തി വർദ്ധനവിനുള്ള രണ്ടാമത്തെ ക്രിയ

സുഖാസനത്തിലോ, പത്മാസനത്തിലോ ഇരിക്കുക. വായകൊണ്ട് പശുവോ എരുമയോ അയവെട്ടുന്നതുപോലെ ചെയ്യുക. കുറഞ്ഞത് 2 മിനിട്ടെങ്കിലും ചെയ്യണം.

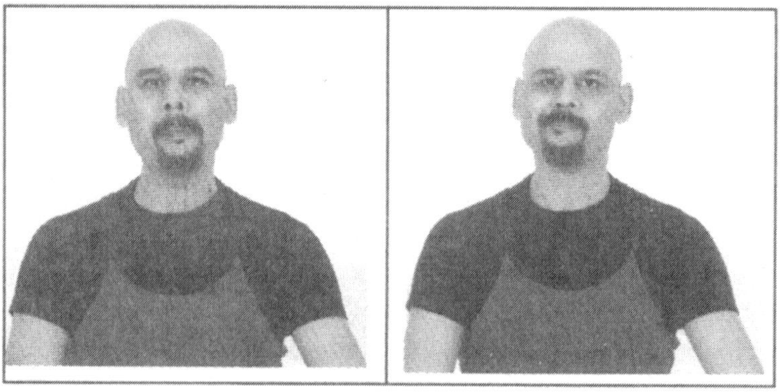

3. കപോലശക്തി വർദ്ധനവിനുള്ള മൂന്നാമത്തെ ക്രിയ

മുകളിൽ പറഞ്ഞ ആസനത്തിൽ ഇരുന്ന് രണ്ടു കൈകളിലേയും വിരലുകൾ കൊണ്ട് കപോലങ്ങളെ തുടർച്ചയായി തലോടികൊണ്ടിരിക്കുക. സ്നേഹപൂർവ്വം അടിക്കുന്നരീതിയിലായിരിക്കണം ഈ പ്രയോഗം. ദിവസവും 5 മിനിട്ട് ഈ ക്രിയ ചെയ്യുക. ഡയാന രാജകുമാരി ദിവസവും ഇത് അഭ്യസിക്കുമായിരുന്നു.

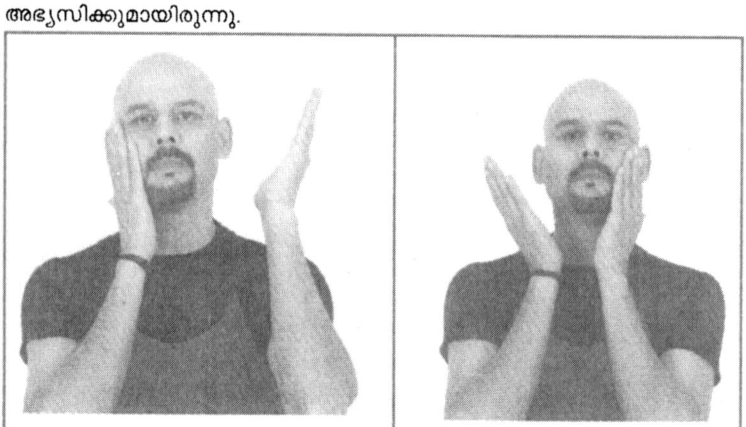

4. കപോലശക്തി വർദ്ധനവിനുള്ള നാലാമത്തെ ക്രിയ

ഈ ക്രിയയിൽ കഴുത്ത് പുറകോട്ടു തിരിച്ച് താഴത്തെ ചുണ്ട് (അധരം) കൊണ്ട് മുകളിലത്തെ ചുണ്ട് തൊടാൻ ശ്രമിക്കണം. ഈ സ്ഥിതിയിൽ കഴിഞ്ഞ് അല്പനേരത്തിനു ശേഷം ക്രമേണ പഴയ സ്ഥിതിയിലേക്ക് പോകുന്നു. ഈ ക്രിയയുടെ ഒരു വട്ടമാണിത്. 10 പ്രാവശ്യമെങ്കിലും ഇത് ചെയ്യണം.

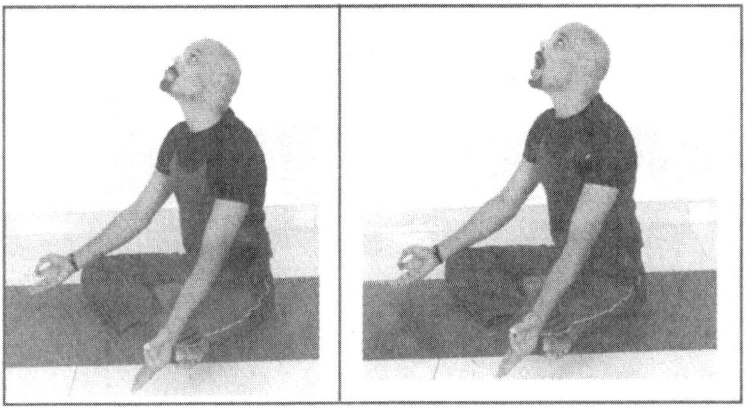

5. കപോല ശക്തിവർദ്ധനവിനുള്ള അഞ്ചാമത്തെ ക്രിയ

സുഖാസനത്തിലോ പത്മാസനത്തിലോ ഇരിക്കുക. രണ്ടു കൈകളിലേയും ചൂണ്ടുവിരലുകൾ ഒഴികെയുള്ള വിരലുകളെ പെരുവിരലിന്റെ അഗ്രവുമായി ഒന്നിപ്പിക്കുന്നു. ഇത് ഉദാനമുദ്രയെന്നറിയപ്പെടുന്നു. 5 മിനിട്ടെങ്കിലും ഇത് അഭ്യസിക്കണം.

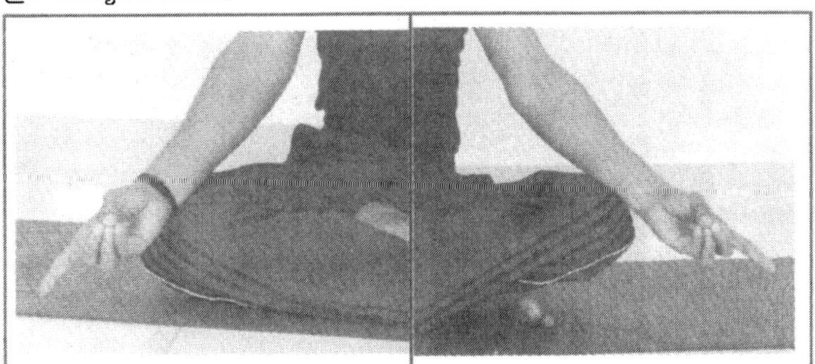

6. കപോലശക്തി വർദ്ധനവിനുള്ള ആറാമത്തെ ക്രിയ

രണ്ടു പെരുവിരലുകളും മുഴുവനും വായിക്കകത്ത് മുകളിലത്തെ താടിയെല്ലും ചുണ്ടുമായി തൊടുന്ന രീതിയിൽ കയറ്റുക. ചുണ്ടുകൾ രണ്ടു ഭാഗത്തേക്കും വലിച്ചു നീട്ടുമ്പോൾ മാംസപേശികളിൽ വലിവ് അനുഭവപ്പെടുന്നു. ചുണ്ടുകൾ അപ്പോൾ അടച്ച് അമർത്തുക. കുറഞ്ഞത് 5 പ്രാവശ്യമെങ്കിലും ഈ ക്രിയ ചെയ്യണം.

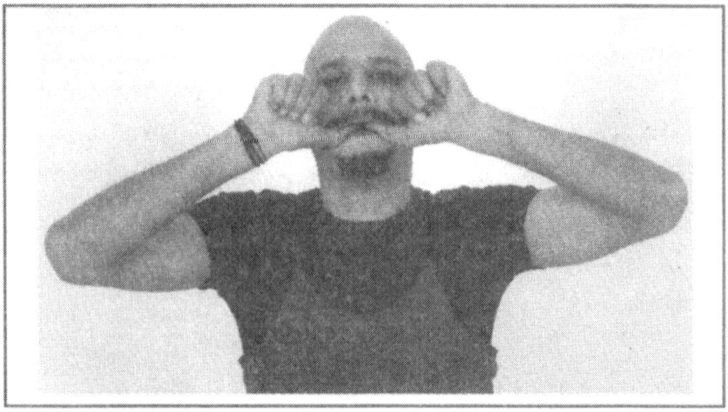

7. കപോലശക്തി വർദ്ധനവിനുള്ള ഏഴാമത്തെ ക്രിയ

പുരികങ്ങൾ കഴിയുന്നത്ര മുകളിലേക്ക് കൊണ്ടുപോയി കണ്ണുകളെ വികസിപ്പിക്കുക. കുറേനേരം ഈ സ്ഥിതിയിൽ ഇരുന്ന ശേഷം വിശ്രമിക്കുക. 5 പ്രാവശ്യം ഈ ക്രിയ തുടരണം.

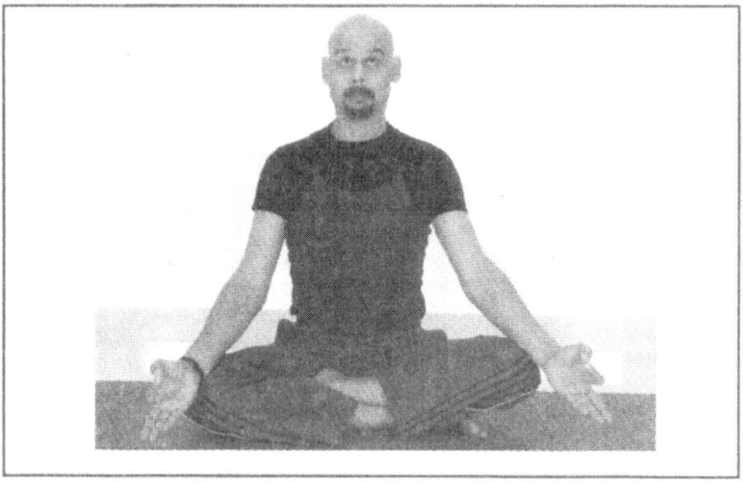

8. സിംഹ ആസനം എട്ടാമത്തെ ക്രിയ

വജ്രാസനത്തിലിരുന്ന് കാൽമുട്ടുകൾ അകത്തിപ്പിടിക്കുക. കൈ വിരലുകൾ സിംഹത്തിന്റെ കൈപ്പത്തിപോലെ തുറന്ന് രണ്ട് മുട്ടുകളിലും വയ്ക്കുക. ശ്വാസം ഉള്ളിലേക്ക് വലിച്ച് നാക്ക് വെളിയിൽ കൊണ്ടുവരിക. പിന്നീട് ശ്വാസം വിടുമ്പോൾ സിംഹത്തേപ്പോലെ ഗർജ്ജിക്കണം. ഈ ക്രിയയിൽ വായ് സാധിക്കുന്നത്ര തുറന്നിരിക്കണം. നാക്ക് എത്രസാധിക്കുമോ അത്രയ്ക്ക് വെളിയിലേക്ക് നീട്ടിപ്പിടിക്കണം. കഴുത്തിന്റെ മാംസപേശികളിൽ സമ്മർദ്ദം കൊടുക്കുക. കുറഞ്ഞത് 3 പ്രാവശ്യമെങ്കിലും ഈ ആസനം ചെയ്യുക.

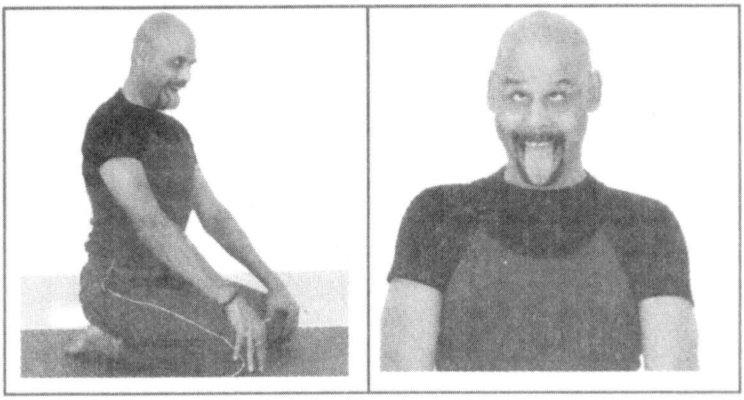

9. ശശാങ്കാസനം ഒമ്പതാമത്തെക്രിയ

നിലത്ത് വജ്രാസനത്തിൽ ഇരിക്കുക. ദീർഘശ്വാസം എടുത്തുകൊണ്ട് കൈകൾ മുകളിൽ കൊണ്ടുപോകുക. ശ്വാസം വിട്ടുകൊണ്ട് അരക്കെട്ട് മുതലുള്ള ഭാഗം കുനിഞ്ഞ് കൈത്തലങ്ങൾ തറയിൽ വയ്ക്കുക. നെറ്റിയും നിലത്തുമുട്ടിക്കുക. ഈ സ്ഥിതിയിൽ അല്പനേരം കഴിഞ്ഞശേഷം പഴയ സ്ഥിതിയിലേക്ക് പതുക്കെവരുക. ഈ ആസനം കുറഞ്ഞത് 5 പ്രാവശ്യം ചെയ്യണം. നടുവിന് വേദനയുള്ളവരും ഹൃദ്രോഗികളും ഈ ആസനം അഭ്യസിക്കരുത്.

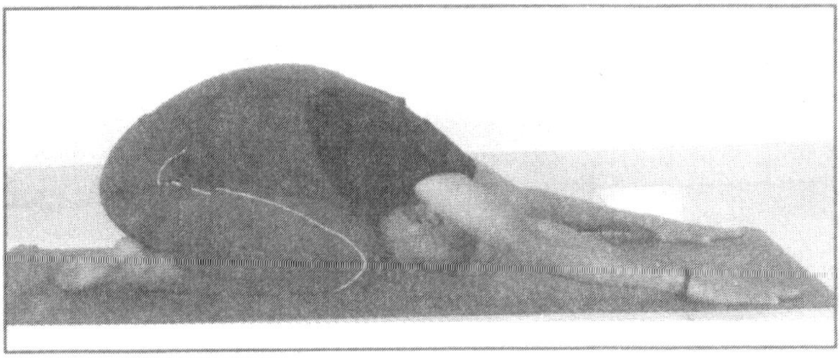

10. ഹാസ്യയോഗം

സമയം കിട്ടുമ്പോൾ ഉച്ചത്തിൽ ചിരിക്കണം. കണ്ണിൽ നിന്ന് കണ്ണുനീർ വരുന്നതുവരെ ചിരിക്കണം. ചിരിക്കുന്ന സമയം 600 മാംസപേശികൾക്ക് വ്യായാമം ലഭിക്കുന്നു. ചിരിക്കുന്നതുകൊണ്ട് നമ്മുടെ പ്രതിരോധ സംവിധാനം മെച്ചപ്പെടും. പൊട്ടിച്ചിരിക്കുന്നതുകൊണ്ട് ശ്വാസകോശങ്ങൾക്ക് കൂടുതൽ പ്രാണവായുലഭിക്കുന്നു. രക്തം ശുദ്ധിയാകുന്നു. മുഖം റോസാപ്പൂ പോലെ പ്രസന്നമാകുന്നു.

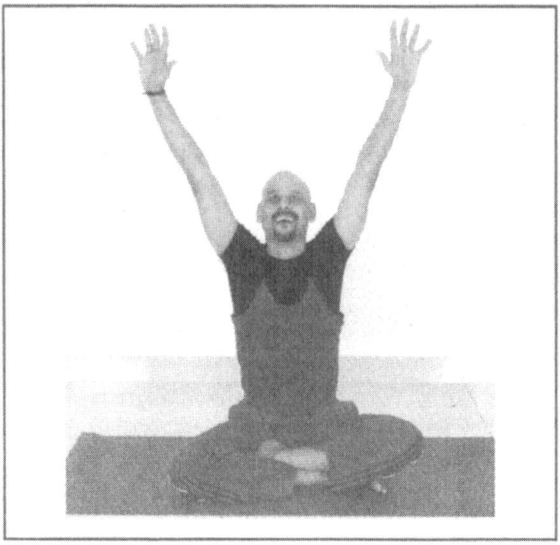

യോഗയോടുകൂടി ആഹാരക്രമവും പാലിക്കുക

1. പാവക്കാ കഴിക്കണം, അത് രക്തശുദ്ധിവരുത്തുന്നു. രക്ത ദൂഷ്യം മാറ്റുന്നു.
2. ആഹാരത്തിൽ പ്രോട്ടീനും, മുളപ്പിച്ച പരിപ്പുകളും ചേർക്കുക.
3. കുറഞ്ഞപക്ഷം 14 ഗ്ലാസ് വെള്ളം ദിവസവും കുടിക്കണം
4. പച്ചക്കറികൾ, പഴവർഗ്ഗങ്ങൾ, വിറ്റാമിൻ സി അടങ്ങിയ പദാർത്ഥങ്ങൾ കഴിക്കണം.
5. പിരിമുറുക്കം, കോപം, ചിന്ത, ഉറക്കമില്ലായ്മ, വെയിൽ ഇവ ഒഴിവാക്കുക.

✪✪✪✪✪

4. ആഹാരം

ലോകത്തിലെ ഏതൊരു പ്രാണിയ്ക്കും രോഗവുമായി ബന്ധമുണ്ട്. പക്ഷി മൃഗാദികൾക്ക് രോഗം വരുന്നു, മരിക്കുന്നു. മനുഷ്യന് ഈശ്വരൻ ഭാഷ നൽകിയിട്ടുണ്ട്. അവൻ ബുദ്ധിമാനും വിവേകിയുമാണ്. തന്റെ കഷ്ട ങ്ങളെപ്പറ്റി അറിവ് നൽകാനും കഴിയുന്നു. രോഗ ലക്ഷണങ്ങളുടെ അടി സ്ഥാനത്തിൽ ചികിത്സ പലതരത്തിൽ ചെയ്യുന്നു. ചികിത്സയിലുള്ള അതൃപ്തി കാരണം പുതിയ പുതിയ രീതികൾ പഠിക്കുന്നു.

ഓരോ സ്ഥലത്തും ഒരു നിർദ്ദിഷ്ട ജീവിതശൈലിയും ആഹാരരീതിയും അടങ്ങിയ സംസ്ക്കാരം ഉണ്ട്. ഉദാഹരണത്തിന് തമിഴ്നാട്, ബീഹാർ, ഒറീ സ, ഉത്തർപ്രദേശ്, ഹിമാചൽ പ്രദേശ്, ഇവിടങ്ങളിൽ അരി കൂടാതെയുള്ള ആഹാരം സാധ്യമല്ല. എന്നാൽ പഞ്ചാബ്, ഹരിയാന, പടിഞ്ഞാറൻ ഉത്തര പ്രദേശം എന്നിവിടങ്ങളിൽ ഗോതമ്പില്ലാതുള്ള ജീവിതം ചിന്തിക്കാനും വയ്യ. നമ്മുടെ ജീവിതത്തിൽ മാനസികവും ശാരീരികവും ഭാവനാപരവുമായ ആരോഗ്യവുമായി ആഹാരം ബന്ധപ്പെട്ടിരിക്കുന്നു. കാലാവസ്ഥയ്ക്കനുസ രിച്ചുള്ള ആഹാരം കഴിക്കുന്നതും ജീവിതത്തിന്റെ അടിസ്ഥാനപരമായ തത്വ മാണ്.

ആരോഗ്യത്തെ അടിസ്ഥാനമാക്കി ആരോഗ്യവാനായ ഒരു വ്യക്തിയുടെ ആഹാരം എന്തായിരിക്കണമെന്നതിനെപ്പറ്റി ചർച്ച നടന്നിട്ടുണ്ട്. വളരെ സൂ ക്ഷ്മമായ ആലോചനയുടെ ഫലമായി കാലാവസ്ഥയുടെ അടിസ്ഥാനത്തിൽ മഞ്ഞുകാലത്ത് ആഹാരം ഒരു തരത്തിലും വേനൽ കാലത്ത് വേറൊരു തര ത്തിലുമാണ് വേണ്ടതെന്ന് ബോധ്യപ്പെട്ടു. മഴക്കാലത്തെ ആഹാരം ഇവ രണ്ടിൽ നിന്നും ഭിന്നമാണ്. കുറെ കൂടി സൂക്ഷ്മമായി ചിന്തിച്ചപ്പോൾ രാവി ലെ, ഉച്ചയ്ക്ക്, രാത്രി ഈ സമയങ്ങളിലെ ആഹാരം ഒരുപോലെയല്ലയെന്നും കണ്ടു. അങ്ങനെ പല ദിശകളിൽ ആഹാരത്തെ പറ്റി ചർച്ചചെയ്തു. ആഹാരം ബ്രഹ്മചര്യവുമായി ബന്ധപെട്ടതാണെന്ന് കണ്ടു. വേനൽകാലത്ത് ശരീര ത്തിന് പലതരത്തിലുള്ള അസുഖങ്ങൾ വരുന്നു ഗ്രീഷ്മകാലത്തെ പൊരി യുന്ന വെയിലിൽ നിന്നും ആശ്വാസം നേടാൻ പ്രകൃതി നമുക്ക് അമൂല്യ മായ പലതും സംഭാവന നൽകിയിട്ടുണ്ട്. അത് ചൂടിനോട് മല്ലിടാൻ നമ്മെ സഹായിക്കുന്നു. നമ്മുടെ ശരീരം കാലാവസ്ഥയ്ക്കനുസരിച്ച് ആഹാരകാ ര്യത്തിൽ മൂന്നു പ്രകാരത്തിൽ പ്രവർത്തിക്കുന്നു – സംഗ്രഹം, വിസ്താരം ശാന്തം. ശരീരം കൂടുതൽ അളവിൽ ആഹാരം ദഹിപ്പിക്കുമ്പോൾ അത് സംഗ്രഹം. തണുപ്പുകാലത്ത് നമ്മുടെ ദഹനശക്തി മറ്റു ഋതുക്കളെ അപേ ക്ഷിച്ച് കൂടുതലാണ്. ഈ കാലത്ത് സാധാരണ വ്യക്തി വളരെകൂടുതൽ

ആഹാരം കഴിക്കുന്നു, അത് ദഹിക്കുകയും ചെയ്യുന്നു എന്നാൽ മഞ്ഞുകാലത്തിന്റെ അവസാനത്തിൽ, വേനൽക്കാലത്തിന്റെ പ്രാരംഭ ദശയിൽ വസന്തകാലത്ത് ഈ ദഹനശക്തി കുറഞ്ഞുവരുന്നു. കഴിച്ചിട്ടുള്ള ആഹാരത്തിന് ശരീരം വിസ്തൃതമായ രൂപം നൽകുന്നു. അതാണ് വിസ്താരം. അവസാനത്തെ സ്ഥിതിയാണ് ശാന്തം. ഈ സമയം ദ്രവപദാർത്ഥങ്ങൾ കൂടുതലായി ഉപയോഗിക്കുന്നു.

ദ്രവപദാർത്ഥങ്ങൾ വേനൽക്കാലത്ത് വളരെ ഗുണം ചെയ്യുന്നു. ആഹാരത്തിനോടുകൂടി ദ്രവത്തിന്റെ സമതുലനം വേനലിനെ നേരിടാൻ സഹായമാകുന്നു. ഏറ്റവും നല്ല ദ്രവദാർത്ഥം വെള്ളമാണ്, എന്നിരുന്നാലും മിനറലുകളുടേയും എലക്ട്രോലൈറ്റ്സിന്റെ ആവശ്യങ്ങൾക്കായി കുറഞ്ഞ sugar calory ഉൾക്കൊള്ളുന്ന കുടിക്കാനുള്ള പാനീയങ്ങൾ ആരോഗ്യത്തിന് ഉത്തമമാണ്. വെയിൽ കാലത്ത് മസാലകലർന്ന ആഹാരം, ചോക്കലേറ്റ്, ആൽക്കഹോൾ, ചായ, കാപ്പി, എണ്ണയോ നെയ്യോ ചേർന്ന ആഹാരം ഇവ ഉപയോഗിക്കരുത്. ചൂടുകാലത്ത് 14 മുതൽ 16 വരെ ഗ്ലാസ് വെള്ളം കുടിക്കണം. ലീചി,തണ്ണിമത്തൻ, മാങ്ങ, മലർപൊടി, മോര്, ചെറുനാരങ്ങ, കരിക്ക്, ഇവ ഇഷ്ടംപോലെ കഴിക്കാം. ഇതു കൂടാതെ പനിനീർ സർബത്ത്, ജീരകവും കായവും കലർന്ന ലസ്സി, ഞാവൽപഴം, വെള്ളരിക്ക ഇവയും നല്ലതാണ്. ഇവ ഉപയോഗിക്കുന്നതുകൊണ്ട് ശരീരത്തിലെ ജലത്തിന്റെ സമതുലനം പാലിക്കാനും സാധിക്കുന്നു. നമ്മുടെ ആരോഗ്യം നന്നായിരിക്കണമെങ്കിൽ ആഹാരം, നിദ്ര, ബ്രഹ്മചര്യം ഇവ പാലിക്കേണ്ടിവരും, അതായത് അമിതാഹാരം ഒഴിവാക്കുക, കാലാവസ്ഥയ്ക്കനുസരിച്ച് കഴിക്കുക, ആവശ്യത്തിനുള്ള ഉറക്കം, ബ്രഹ്മചര്യം അതായത് ആഹാരത്തിലും നടത്തയിലും നിയന്ത്രണം – എന്നാണ് യോഗയിൽ പറഞ്ഞിരിക്കുന്നത്. ഭാരതീയയോഗശാസ്ത്രം ആരംഭം മുതൽ ആഹാരം ഈശ്വരന്റെ വരമായിട്ടാണ് കണക്കാക്കിയിരിക്കുന്നത്. ആഹാരത്തെ അനാദരിക്കുന്നത് ഏറ്റവും നികൃഷ്ടമായ ഒന്നായി കരുതപ്പെടുന്നു. എല്ലാമതങ്ങളും ശരീരം പരിപാലിക്കാനുള്ള ആഹാരത്തിന്റെ ലബ്ധി ഈശ്വരന് നന്ദി പ്രകടിപ്പിക്കാനുള്ള ഒരു കാരണമായി കാണുന്നു. വിശപ്പകറ്റാൻ മാത്രമല്ല നമ്മുടെ വികാരങ്ങളെ സന്തോഷിപ്പിക്കാനുമാണ് ആഹാരം കഴിക്കുന്നതെന്ന് പറയപ്പെടുന്നു.

വേനൽക്കാല ആഹാരത്തിൽ ശ്രദ്ധിക്കേണ്ടത്

1. പഴങ്ങളും പച്ചക്കറികളും എപ്പോഴും കഴുകിയശേഷം കഴിക്കുക.
2. തുറന്ന് വെച്ച് വില്ക്കുന്ന ആഹാരപദാർത്ഥങ്ങൾ കഴിക്കരുത്.
3. ചെറുനാരങ്ങ വെള്ളം ദിവസേന കുടിക്കുക.
4. ഒരു ദിവസം ഒരു സ്പൂണിലധികം എണ്ണ ഉപയോഗിക്കരുത്.
5. പഴങ്ങൾ കൂടുതൽ കഴിച്ച് ആഹാരത്തിൽ fibre കൂടുതലാക്കുക.
6. പഴകിയ ആഹാരം കഴിക്കരുത്.
7. ആഴ്ചയിൽ ഒരിക്കൽ ഉപവസിക്കണം
8. മൈദ, പഞ്ചസാര, കോള ഇവ ഒഴിവാക്കുക

9. പ്രായോഗികവും പ്രകൃതിവിധിച്ചിട്ടുള്ളതുമായ ആഹാര പദാർത്ഥങ്ങളാണ് കഴിക്കേണ്ടത്.
10. കുറഞ്ഞ ഇടവേളകളിൽ ഭക്ഷണം കഴിക്കുക

ഭൂമിയിൽ വർഷത്തിൽ പലതവണ അന്തരീക്ഷത്തിൽ മാറ്റങ്ങൾ വന്നുകൊണ്ടിരിക്കുന്നു. ഇത് പ്രകൃതിയേയും അതിലുള്ള ജീവികളേയും ബാധിക്കുന്നു. ഈ മാറ്റങ്ങളനുസരിച്ച് മനുഷ്യനും ജീവിതചര്യ മാറ്റേണ്ടിവരുന്നു.

മഞ്ഞുകാലത്ത് അന്തരീക്ഷത്തിൽ ശുഷ്കതയും തണുപ്പും വളരെയധികം ഉണ്ടാകുന്നു. ഈ സമയം നമ്മുടെ ദഹനശക്തി വളരെ കൂടുതലാണ്. അതുകൊണ്ട് ശരീരത്തിനാവശ്യമായ വായു, പിത്തം, കഫം മുതലായ തത്വങ്ങൾക്കും രസം തുടങ്ങിയ ധാതുക്കൾക്കും പോഷകാംശം ലഭിക്കുന്നു.

വിവിധ രോഗങ്ങൾ സഹിതമാണ് തണുപ്പിന്റെ വരവ്. ജലദോഷം, ചുമ, പനി തുടങ്ങിയവ ഈ കാലാവസ്ഥയിൽ സാധാരണയായി കണ്ടുവരുന്നു. എന്നാൽ ആഹാരത്തിൽ നിയന്ത്രണമുണ്ടായാൽ ഈ രോഗങ്ങളിൽ നിന്ന് മോചനവും സാധ്യമാണ്.

ഈ കാലാവസ്ഥയിൽ തണുത്തപാനീയങ്ങൾ, ഐസ്ക്രീം, മധുരപലഹാരങ്ങൾ, പൊരിച്ചതും വറുത്തതും, പാൽക്കട്ടിയും മലായിയും എണ്ണ ഉപയോഗിച്ച സാധനങ്ങളും കഴിക്കരുത്. ലവംഗം, ഏലക്ക, ഉണങ്ങിയ ഇഞ്ചി (ചുക്ക്), വെളുത്തുള്ളി, ഉള്ളി, പരിപ്പ്, പഞ്ചസാര, Spicy tea, herbal tea, ചൂടുള്ള പാനീയങ്ങൾ ഇവ കഴിക്കുന്നത് നല്ലതാണ്. ഓറഞ്ച്, ചെറുനാരങ്ങ, കാരറ്റ് മുന്തിരിങ്ങ, നെല്ലിക്ക ഇവ കഴിക്കാം. ഇവയിൽ ശരീരത്തിന്റെ ശുഷ്കത ഒഴിവാക്കുന്നതും കഫം, ചുമ എന്നിവയിൽ നിന്ന് മോചനം തരുന്നതുമായ വിറ്റാമിൻ ബി ധാരാളമായിട്ടുണ്ട്. ഈ കാലാവസ്ഥയിൽ 10 മിനിട്ട് വെയിൽ കൊള്ളുന്നതുകൊണ്ട് വിറ്റമിൻ ഡി ലഭിക്കുന്നു. കൂടാതെ സന്ധിവാതം കൊണ്ട് കഷ്ടപ്പെടുന്നവർക്ക് ഇത് വിശേഷിച്ചും വളരെ ഗുണകരമാണ്. Nuts, oilseeds (അഖരോട്, ബദാം, നിലക്കടല, വെളുത്ത എള്ള് മുതലായവ) ഇവയും നന്നാണ്. ഊർജ്ജത്തിന്റെ ഉറവിടമായതുകൊണ്ട് ഇവ നമ്മുടെ ശരീരത്തിന്റെ ശീതോഷ്ണസ്ഥിതി ശരിയായ അളവിൽ സൂക്ഷിക്കാൻ സഹായിക്കുന്നു.

അതിനാൽ കാലാവസ്ഥ കണക്കിലെടുത്തുകൊണ്ട് ആഹാരം കഴിക്കുന്നത് സുഖം തരുന്നതും ശരീരത്തിന് ആരോഗ്യപ്രദവുമാണ്. ആധുനിക ജീവിതത്തിലും കാലാവസ്ഥയ്ക്കനുസരിച്ച് ആഹാരം ക്രമീകരിച്ചാൽ 'ശരീരരക്ഷയ്ക്കായി ആഹാരം കഴിക്കണ' മെന്ന ചൊല്ലിൽ പതിരില്ലെന്ന് മനസ്സിലാകും.

5. ഉപവാസത്തിന്റെ ശാസ്ത്രീയ കാരണങ്ങൾ

ശരീരം ആരോഗ്യമുള്ളതും സുന്ദരവും പവിത്രവും രോഗമില്ലാത്തതുമായിരിക്കേണ്ടത് വളരെ മുഖ്യമാണ്. കണ്ണാടിയെപോലെതന്നെ ശരീരവും നന്നല്ലെങ്കിൽ പ്രതിബിംബവും നന്നായിരിക്കുകയില്ല. ആരോഗ്യമുള്ള, പവിത്രമായ, രോഗമില്ലാത്ത ശരീരംകൊണ്ട് ശക്തിയ്ക്കതീതമായി ജോലി ചെയ്താൽ നമുക്ക് ക്ഷീണവും അലസതയും ഉണ്ടാകുന്നു. അപ്പോൾ വിശ്രമിക്കേണ്ടിവരുന്നു. അതുപോലെ ദഹനേന്ദ്രിയ വ്യൂഹങ്ങൾക്കും കൂടുതൽ ജോലി കൊടുത്താൽ അതിന് വിശ്രമം നൽകാൻ ഉപവാസം വേണ്ടിവരുന്നു.

ശരീരം നന്നാകാൻ ഉപവാസത്തേക്കാൾ മെച്ചമായ വേറെ ഒന്നും തന്നെയില്ല, ഉപവാസംകൊണ്ട് ശരീരത്തിന്റെ ശക്തി ആന്തരിക ശുദ്ധിയിൽ ചേരുകയും ദഹനേന്ദ്രിയങ്ങൾക്ക് വിശ്രമം ലഭിക്കുകയും ചെയ്യുന്നു. ഉപവാസത്തിന്റെ മുഖ്യത്വം കൊണ്ടാണ് നമ്മുടെ ഋഷിമാരും മുനികളും മതാനുഷ്ഠാനങ്ങളിലൊന്നായി അതിനെ കണക്കാക്കിയത്. പൗർണ്ണമി വ്രതമോ അമാവാസിയുടേയോ, ഏകാദശിയുടേയോ അതല്ല വേറെ ഏതെങ്കിലും വ്രതം – ഈ വ്രതങ്ങളുടെ എല്ലാം ഉദ്ദേശം ദഹനേന്ദ്രിയങ്ങൾക്ക് വിശ്രമം നൽകുകയെന്നതാണ്. ഒരു യന്ത്രത്തിനായാലും അതിന്റെ ശരിയായ പ്രവർത്തനത്തിന് പരിപാലനം ആവശ്യമാണല്ലോ. സമയാസമയം എണ്ണ ഒഴിക്കുക, തേഞ്ഞുപോയ ഭാഗങ്ങൾ മാറ്റുക ഇതെല്ലാം യന്ത്രത്തിന്റെ പരിപാലനത്തിന് ആവശ്യമാണ്. അതുപോലെ നമ്മുടെ ശരീരമാകുന്ന യന്ത്രത്തിന്റെ പരിപാലനത്തിന് ഉപവാസം ഉത്തമമാണെന്ന് കണ്ടുകഴിഞ്ഞു. എന്നാൽ മൗലിക യന്ത്രസാമഗ്രികളോളം പ്രവർത്തന വൈദഗ്ധ്യം പകരംവെച്ചിട്ടുള്ള സാമഗ്രികൾക്ക് ഉണ്ടാകുകയില്ലല്ലോ. ദിവസം മുഴുവനും ജോലി ചെയ്ത് രാത്രിയിൽ ഉറങ്ങിയില്ലെങ്കിൽ ശരീരത്തിന് അതിയായ ക്ഷീണം അനുഭവപ്പെടുന്നു. അതുപോലെ തിന്നുകൊണ്ടേ ഇരുന്നാൽ ദഹനേന്ദ്രിയങ്ങളും തളരുന്നു, വിശ്രമം ലഭിക്കാതിരുന്നാൽ കുഴപ്പം ഉണ്ടാകുന്നു.

പ്രകൃതി ചികിത്സയുടേയും യോഗാചാര്യന്മാരുടേയും അഭിപ്രായത്തിൽ എല്ലാ ശാരീരിക രോഗങ്ങളുടേയും മൂലകാരണം ഉദരമാണ്. നാം കഴിക്കുന്നത് ആദ്യം ആമാശയത്തിലെത്തുന്നു. കഴിച്ച ആഹാരം അലിയിക്കാനുള്ള പ്രവർത്തനം നടക്കുന്നു. അതിനുശേഷം കുടൽ പോഷകതത്വങ്ങൾ കുതിർത്തശേഷം സത്തിനെ ആഗിരണം ചെയ്യാനായി കരളിൽ എത്തിക്കുന്നു. കരൾ രക്തം ഉണ്ടാക്കി ജീവനെ പ്രവഹിപ്പിക്കുന്നു.

അര ഉപവാസം ഒരു പ്രാവശ്യം മാത്രം ആഹാരം കഴിച്ചുള്ളതാണ്.

ഉച്ചയ്ക്ക് ഒരു പ്രാവശ്യം മാത്രം കഴിച്ച് വൈകുന്നേരത്തേ ആഹാരം കഴിക്കാതിരിക്കണം. അങ്ങനെ ചെയ്യുന്നതുകൊണ്ട് രാത്രിമുഴുവൻ ദഹനേന്ദ്രിയങ്ങൾക്ക് വിശ്രമം ലഭിക്കുന്നു. പൂർണ്ണമായ ഉപവാസദിവസം ഒന്നുംതന്നെ കഴിക്കാൻ പാടില്ല. ക്ഷീണമുണ്ടെങ്കിൽ അര ചെറുനാരങ്ങയുടെ നീരും ഒരു സ്പൂൺ തേനും ഒരു ഗ്ലാസ് നല്ല വെള്ളത്തിൽ ചേർത്ത് കഴിക്കണം. ഇങ്ങനെ ദിവസം മൂന്നു പ്രാവശ്യം ചെയ്യാം. യോഗാചാര്യന്മാരുടെ അഭിപ്രായം മാസത്തിൽ രണ്ടു പൂർണ്ണ ഉപവാസങ്ങൾ ചെയ്യണമെന്നാണ്. ഉപവസിക്കുന്നതിനേക്കാൾ ഉപവാസത്തിന്റെ അവസാനത്തിലാണ് കൂടുതൽ ശ്രദ്ധിക്കേണ്ടത്. ഉപവാസത്തിന്റെ അടുത്ത ദിവസം രാവിലെ പ്രഭാത ഭക്ഷണം കുറച്ചുമാത്രമെ കഴിക്കാവൂ. ഒരു ദിവസത്തെ ഉപവാസംകൊണ്ട് കുടലിന്റെ പ്രവർത്തിനത്തിൽ അലസതയുണ്ടാകുന്നു. അത് മല വിസർജ്ജനത്തേയും ബാധിക്കുന്നു. കഴിയുന്നതും ഉച്ചയ്ക്കുള്ള ആഹാരത്തിൽ കിച്ചടിയും പഴങ്ങളുടെ ചാറും ഉൾക്കൊള്ളുന്നത് നല്ലതാണ്.

ശരീരത്തിലെ ചെറിയ അസുഖങ്ങൾ ഉപവാസം കൊണ്ടുമാത്രം മാറുന്നു. ഉദാഹരണമായി ചെറിയ പനി, തലവേദന, വയറുകടി, ചുമ, ജലദോഷം മുതലായവ. സാധാരണ കഴിക്കാറുള്ളതുപോലെ ചൂടു വെള്ളമോ, പച്ചവെള്ളമോ കുടിക്കാം. വയറ് ശുദ്ധിയായാൽ രോഗം സ്വയംമാറും. പത്ഥ്യക്കേട്വരുമ്പോൾ അര ഉപവാസം ചെയ്യാം. ഉപവാസം ഏറ്റവും നല്ല ചികിത്സയാണ്. കാരണം ശരീരം തന്റെ അസുഖത്തെ സ്വയം പുറന്തള്ളുന്നു. മുൻകരുതലാണ് ചികിത്സയേക്കാൾ ഭേദം എന്നത് ഇവിടെ ഓർമ്മിക്കാം.

✪✪✪✪✪

6. ചിന്തിക്കാം,
ചിന്തിച്ച് തലപുണ്ണാക്കരുത്

മനുഷ്യന് ചുറ്റുപാടുകളിലെ വിഷമ പ്രശ്നങ്ങളെ നേരിടേണ്ടിവരുമ്പോൾ രണ്ടു കാര്യങ്ങൾ മുന്നിൽവരുന്നു – ഏറ്റുമുട്ടൽ അല്ലെങ്കിൽ ഒളിച്ചോട്ടം. ശരീരത്തിന്റെ സ്വയം നിയന്ത്രണത്തിലുള്ള ക്രിയകൾ ഈ തരത്തിലുള്ള സംഭവങ്ങളെ നേരിടാൻ ശരീരത്തെ വിശേഷപ്പെട്ട രീതിയിൽ തയ്യാറാക്കുന്നു. ഉദാഹരണത്തിന് രക്തസമ്മർദ്ദം കൂടുക, ഹൃദയമിടിപ്പ് കൂടുക, മാംസപേശികളിൽ പിരിമുറുക്കം ഉണ്ടാകുക മുതലായവ. ജീവിതത്തിൽ പിരിമുറുക്കങ്ങളുണ്ടാക്കുന്ന പരിതസ്ഥിതികൾ വരുന്നത് സ്വാഭാവികമാണ്. പക്ഷെ ഈ തരത്തിലുള്ള മാനസികവും ശാരീരികവുമായ സ്ഥിതി നിരന്തരം ഉണ്ടായിരുന്നാൽ ശരീരത്തിന്റെ പ്രധാന ഭാഗങ്ങൾ ദുർബ്ബലമായിത്തീരുന്നു.

വാർട്ടൻ ടെമ്പിൾ മനുഷ്യ ജീവിതത്തെപ്പറ്റി ഇങ്ങനെ പറയുന്നു. 'മനുഷ്യൻ കരഞ്ഞുകൊണ്ട് ജനിക്കുന്നു, ആവലാതിപ്പെട്ടുകൊണ്ട് ജീവിക്കുന്നു, നിരാശകൊണ്ട് മരിക്കുന്നു.' യോഗികളുടെ അഭിപ്രായത്തിൽ നിലവിൽ ജീവിക്കുന്നവരാണ് വാസ്തവത്തിൽ, സുഖം അനുഭവിക്കുന്നത് എന്തെന്നാൽ കഴിഞ്ഞത് സുഖപൂർണ്ണമോ ദുഃഖപൂർണ്ണമോ ആകട്ടെ, അതിന് പ്രാധാന്യമില്ല. ഇനിവരാനിരിക്കുന്നതും ഭാവിയുടെ ഗർഭത്തിലാണുള്ളത്.

പിരിമുറുക്കത്തിൽ നിന്ന് മുക്തിനേടാനുള്ള പ്രായോഗിക വശങ്ങൾ അറിയണം:

1. നിരസിക്കാൻ പഠിക്കണം - പരിതസ്ഥിതികൾക്കനുസരിച്ച് വേണമോ വേണ്ടയോ എന്ന് തീരുമാനിക്കണം. ജനപ്രീതിയ്ക്കു വേണ്ടി നല്ലവനാണെന്ന് കാണിക്കാൻ എപ്പോഴും വേണം എന്നു പറയാൻ പാടില്ല. എല്ലാവരോടും കൂടി തന്നേയും ചേർക്കാൻ ശ്രമിക്കരുത്.

2.. സമയത്തിന്റെ സദുപയോഗം എങ്ങനെ ചെയ്യാം - ഒരേ സമയം അനവധി കാര്യങ്ങൾ ചെയ്യേണ്ടതുണ്ടെങ്കിൽ ഒരു കാര്യം എങ്ങനെ ചെയ്യണമെന്ന് തീരുമാനിക്കണം. സമയത്തിനനുസരിച്ച് ചെയ്യാനും അതുകൊണ്ട് കഴിയും.

3. വിനോദപരിപാടികൾക്കായുള്ള സമയം നിശ്ചയിക്കണം - ആഴ്ചയിൽ ഒരു ദിവസം മനസിൽ ഒരു വിധത്തിലുമുള്ള ഭാരവും ഇല്ലാതെ ഇഷ്ടം പോലെ ഉല്ലസിച്ചുകഴിയണം. ഇഷ്ടപ്പെട്ടകാര്യം മാത്രമേ ചെയ്യാവൂ.

4. ജോലിയിലുള്ള ധൃതി ഒഴിവാക്കുക - ധൃതിപിടിച്ചും പരിഭ്രമത്തോടുകൂടിയും ജോലി ചെയ്യരുത്. കോപിക്കാതിരിക്കുന്നതും നന്ന്.

5. പ്രതികൂലമായതും അനുകൂലമാക്കണം - പ്രതികൂലമായ സാഹചര്യവും പ്രേരണയ്ക്ക് കാരണഭൂതമായിട്ടെടുക്കണം. അതായത് അനുകൂലമായ ചിന്താഗതി സ്വീകരിക്കണം. ഉദാഹരണത്തിന് ഗോസ്വാമി തുളസീദാസൻ തന്റെ ഭാര്യ രത്നാവലിയുടെ ശകാരം അനുകൂലമായ ചിന്താഗതിയോടെ എടുത്തതിനാൽ 'രാമചരിതമാനസം' പോലെയുള്ള ഗ്രന്ഥം നിർമ്മിക്കാൻ കഴിവുള്ള ആളായി തീർന്നു.

6. പ്രകൃതിക്കനുകൂലമായി ജീവിക്കുക - ജീവിക്കാൻ എല്ലാവർക്കും അറിയാം. എന്നാൽ വാസ്തവത്തിൽ ജീവിക്കുകയെന്നാൽ എന്താണ്? പ്രസിദ്ധ തത്വജ്ഞാനിയായ ഡിസ്റേലി പറയുന്നു. മഹാന്മാരിൽനിന്നും അടുത്തുള്ള നല്ലവരിൽ നിന്നും ജീവിക്കാൻ പഠിക്കണം. ജീവിക്കാൻ പഠിച്ചാൽ നവയൗവനം ലഭിക്കും.

7. ചിന്തവെടിഞ്ഞ് ശുഭപ്രതീക്ഷകൈക്കൊള്ളുക - സ്വഭാവ ഗുണങ്ങൾ വർദ്ധിപ്പിക്കുക. ഏകാന്തതയും ജീവിതത്തിന്റെ അറിവും ഉപയോഗിച്ച് ചിന്താശീലം കൈകൊണ്ട് മനസ്സാക്ഷിക്ക് വിധേയമായിരിക്കാൻ ശ്രമിക്കുക.

8. കോപം വെടിയുക - സ്ത്രീപുരുഷ ജീവിതത്തിൽ കോപത്തിന്റെ ആവേശം പോലെ വല്ലാതെ പ്രതികൂലമായി ബാധിക്കുന്ന വേറൊരു വികാരം ഇല്ലെന്നാണ് ചികിത്സാശാസ്ത്രം പറയുന്നത്. അതുകൊണ്ട് കഴിയുന്നത്ര കോപം വെടിയാൻ അഭ്യസിക്കണം.

യോഗകൊണ്ട് ശരീരത്തിന്റെ ശക്തിയും, കഴിവും, ആയുസ്സും വർദ്ധിപ്പിക്കാൻ കഴിയും. യോഗാഭ്യാസം കൊണ്ട് പ്രസന്നചിത്തരായും, ഉത്സാഹമുള്ളവരായും ഉല്ലാസമുള്ളവരായും തീരാൻ കഴിയും. യോഗ ശി-അസ്തു, ധ്യാനം, താംദേൻ പ്രാണായാമം, മുദ്രകളും ആസനങ്ങളും, ഇവ മൂലം ജീവിതകാലം മുഴുവനും പിരിമുറുക്കമില്ലാത്ത ഒരു ജീവിതം നയിക്കാൻ കഴിയും.

ശി-അസ്തു തെറാപി :

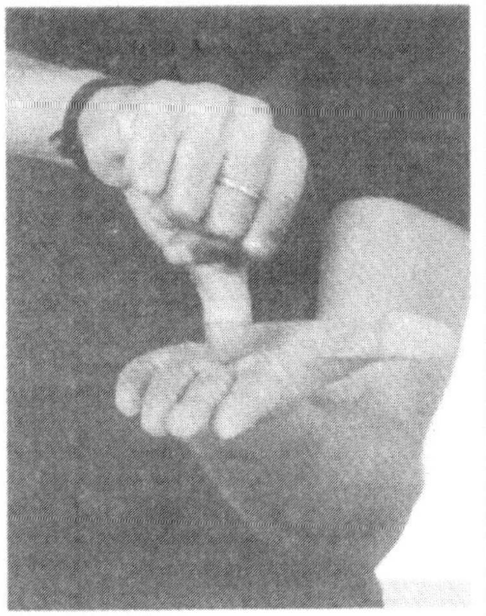

ശി-അസ്തു ജപ്പാൻ ഭാഷയിലെ വാക്കാണ്. ശി എന്നാൽ വിരലെന്നും അസ്തു എന്നാൽ സമ്മർദ്ദം എന്നുമാണ്. ഈ തെറാപ്പിയിൽ മെറിഡിയൻ എന്ന് പറയപ്പെടുന്ന ഊർജ്ജത്തിന്റെ അതേ ചാനലിന്റെ പ്രയോഗമാണ് ചെയ്യപ്പെടുന്നത്. സമ്മർദ്ദം ഇല്ലാതാക്കാൻ ആദ്യമായി പത്മാസനത്തിലോ അഥവാ സുഖാസനത്തിലോ ഇരിക്കണം. അതിനു ശേഷം വലതുകൈകൊണ്ട് ഇടതു കൈയുടെ കൈത്തലത്തിന്റെ മധ്യ

ത്തിലുള്ള പോയിന്റ് അഞ്ചു മുതൽ പത്തുവരെ സെക്കൻഡുകൾ വലത്തെ പെരുവിരൽകൊണ്ട് അമർത്തുക. അതിനുശേഷം ഈ ക്രിയ മറ്റേ കൈകൊണ്ട് ചെയ്യുക. ഇത് ദിവസേന രാവിലേയും വൈകുന്നേരവും കുറഞ്ഞത് രണ്ടു പ്രാവശ്യം വീതം ചെയ്യണം. ഇതിൽ രണ്ടാമത്തെ ക്രിയയിൽ പെരുവിരലിന്റേയും ആദ്യത്തെ വിരലിന്റേയും നടുവിൽ ഉള്ള ഇടം അല്പ നേരത്തേക്ക് തടവുക. ഇങ്ങനെ രണ്ടു കൈകളിലും ചെയ്യുക. പിരിമുറുക്കത്തിൽ ഇത് മരുന്നിന്റെ പ്രയോജനം ചെയ്യുന്നു.

താൻദേൻ സാധന അഥവാ അജഗരിമുദ്ര :

താൻദേൻ സാധന ജപ്പാൻ ഭാഷയിലെ പദമാണ്. അതിന്റെ അർത്ഥം നമ്മുടെ ശ്വാസത്തിന്റെ പ്രഥമമായ സ്രോതസ്സ് നാഭീകേന്ദ്രമാണ് എന്നാണ്. ഈ ക്രിയ യോഗയിൽ 'അജഗരിമുദ്ര' എന്നു പറയപ്പെടുന്നു.

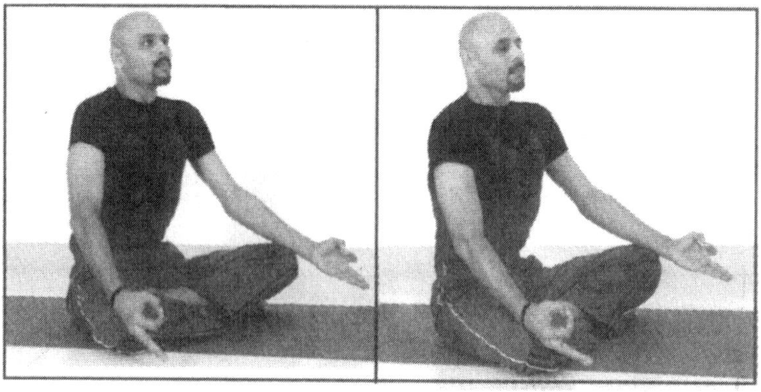

ഇതിന്റെ പരിശീലനത്തിന് പത്മാസനത്തിലോ, സുഖാസനത്തിലോ ഇരിക്കുക. മൂക്കിന്റെ രണ്ടു ദ്വാരങ്ങളിൽ കൂടി സാവധാനം ശ്വാസം അകത്തേക്ക് വലിച്ച് ബലൂൺ അഥവാ കുടംപോലെ വയറിനെ വെളിയിലേക്ക് തള്ളുക. കഴിവനുസരിച്ച് ഈ സ്ഥിതിയിൽ ഇരിക്കാം. രണ്ടു കൈകളും കാൽമുട്ടുകൾക്കു മീതെ ആയിരിക്കണം. സാവധാനം മൂക്കിലെ രണ്ടു ദ്വാരങ്ങളിൽ കൂടി ശ്വാസം വെളിയിലേക്ക് തള്ളിക്കൊണ്ട് വയറിനെ അകത്തേക്ക് വലിക്കുക. ഈ തരത്തിൽ ഈ ക്രിയയുടെ ഒരു വട്ടം തികയുന്നു. ദിവസേന കുറഞ്ഞത് പത്തുമുതൽ പതിനഞ്ചു വട്ടംവരെ ഈ ക്രിയ അഭ്യസിക്കണം. ഇതുകൊണ്ട് ഈൗർഷ്യ, ഉറക്കമില്ലായ്മ, പിരിമുറുക്കം, കോപം, ഇവ നിയന്ത്രിക്കാനുള്ള കഴിവുണ്ടാകും.

ശ്രദ്ധിക്കേണ്ടത്: ഈ ക്രിയ ചെയ്യുന്ന സമയം അരക്കെട്ട്, കഴുത്ത് ഇവ പൂർണ്ണമായും നേരേയായിരിക്കണം. കണ്ണുകൾ അടഞ്ഞിരിക്കണം. പൂർണ്ണ ശ്രദ്ധയും ശ്വാസമെടുക്കുന്നതുമുതൽ വിടുന്നതുവരെ കേന്ദ്രീകരിച്ചിരിക്കണം. ഹൃദ്രോഗിയും, ഉയർന്ന രക്തസമ്മർദ്ദമുള്ളവരും ഏതെങ്കിലും നല്ല യോഗാചാര്യന്റെ നിർദ്ദേശത്തിൽ മാത്രമെ ഈ ക്രിയ ചെയ്യാവൂ.

ശശാങ്കാസനം :

ശശാങ്കൻ അഥവാ മുയൽ ഈ ആസനത്തിലിരിക്കുകയും ഉറങ്ങുകയും ചെയ്യുന്നതുകൊണ്ട് ഇത് ശശാങ്കാസനമെന്ന് പറയുന്നു.

നിലത്ത് വജ്രാസനത്തിലിരിക്കുക. നീണ്ട ആഴമുള്ള ശ്വാസം എടുക്കുക. അതോടൊപ്പം രണ്ടു കൈകളും മുകളിലേക്കുയർത്തി നീട്ടിപ്പിടിക്കുക. കൈപ്പത്തികൾ തുറന്നതും നേരേ മുമ്പിലേക്ക് നീട്ടിയതുമായിരിക്കണം. ശ്വാസം വെളിയിലേക്ക് വിട്ട് അരക്കെട്ട് വരെയുള്ള ഭാഗം താഴേക്ക് മടക്കി രണ്ട് കൈകളുടേയും കൈപ്പത്തികൾ നിലത്തുറപ്പിക്കുക. പിന്നീട് നെറ്റി നിലത്ത് മുട്ടിക്കുക. കുനിഞ്ഞിരിക്കുന്നതിനാൽ ശ്വാസഗതി സാധാരണ നിലയിലായിരിക്കും. കഴിവിനും സമയത്തിനുമനുസരിച്ച് ഈ ആസനത്തിൽ ഒരു വട്ടം കഴിയുക. 5 പ്രാവശ്യമെങ്കിലും ഈ ആസനം ചെയ്യണം.

പ്രയോജനം : മനസ് ശാന്തമാക്കാൻ ഈ ആസനം വളരെ ഗുണപ്രദമാണ്. ഏകാഗ്രതയ്ക്കും, ദൃഢനിശ്ചയത്തിനും, കോപം നിയന്ത്രിക്കുന്നതിലും, മാനസിക സന്തുലനത്തിലും ബുദ്ധിയുടെ വളർച്ചയിലും അനുയോജ്യ ചിന്താവീക്ഷണത്തിലും ഇത് സഹായകമാകുന്നു. ഇതുകൊണ്ട് ആസ്തമാ, ഹൃദ്രോഗം, ശ്വാസകോശ സംബന്ധിച്ച രോഗങ്ങൾ, ശ്വാസരോഗങ്ങൾ ഇവ മാറുന്നു. ഇത് നട്ടെല്ലിനും വളരെ പ്രയോജനം ചെയ്യുന്നു. മുഖത്തിൽ പ്രസരിപ്പും കാന്തിയും തേജസും വർദ്ധിക്കുന്നു. സ്ത്രീകൾക്ക് ഈ ആസനം

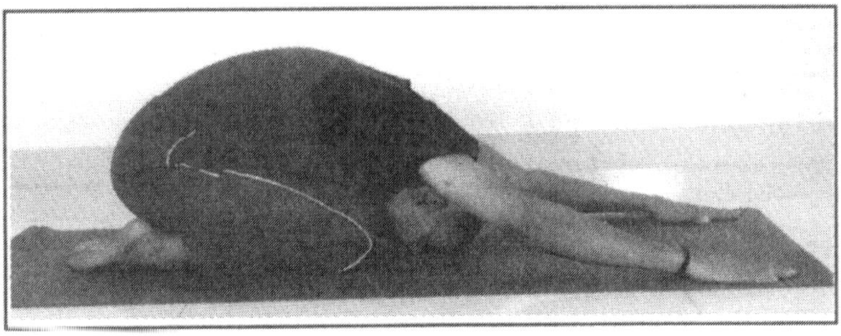

വിശേഷിച്ച് പ്രയോജനം ചെയ്യുന്നു. ശശാങ്കാസനം നമ്മുടെ ശരീരത്തിന്റെ എല്ലാ ഭാഗങ്ങളുടേയും ക്ഷീണം അകറ്റുന്നു.

ശ്രദ്ധിക്കേണ്ടത് : സ്ലിപ് ഡിസ്ക് ഉള്ളവർ, ഗർഭിണികൾ, സന്ധിവാത രോഗികൾ ഏതെങ്കിലും യോഗാചര്യന്റെ നിർദ്ദേശപ്രകാരം മാത്രമെ ഈ ആസനം അഭ്യസിക്കാവൂ.

ചന്ദ്രഭേദി പ്രാണായാമം:

പത്മാസനത്തിലോ, സുഖാസനത്തിലോ, ഇരിക്കുക. അര, കഴുത്ത് നട്ടെല്ല് നേരേയായിരിക്കണം. ഇടത്തുകൈ ഇടത്തെകാൽമുട്ടിൽ ജ്ഞാനമുദ്രയിൽ വയ്ക്കണം. വലതുകൈയ്യിലെ പെരുവിരൽകൊണ്ട് മൂക്കിന്റെ വലത്തെദ്വാരം അമർത്തിപിടിച്ചടയ്ക്കുക. അതിനുശേഷം മൂക്കിന്റെ ഇടത്തെ ദ്വാരത്തിൽ കൂടി ശ്വാസം പിടിക്കുക. കഴിവിനനുസരിച്ച് ശ്വാസം വിടാതിരി

ക്കുക. വലത്തെ കൈകൊണ്ട് മൂക്കിന്റെ ഇടത്തെ ദ്വാരം അടച്ച് മൂക്കിന്റെ വലത്തെ ദ്വാരത്തിൽ കൂടി ശ്വാസം വെളിയിലേക്ക് വിടുക. ഇത് ചന്ദ്രഭേദി പ്രാണായാമത്തിന്റെ ഒരു വട്ടമാണ്. കുറഞ്ഞത് 10 പ്രാവശ്യമെങ്കിലും ഇങ്ങനെ ചെയ്യണം.

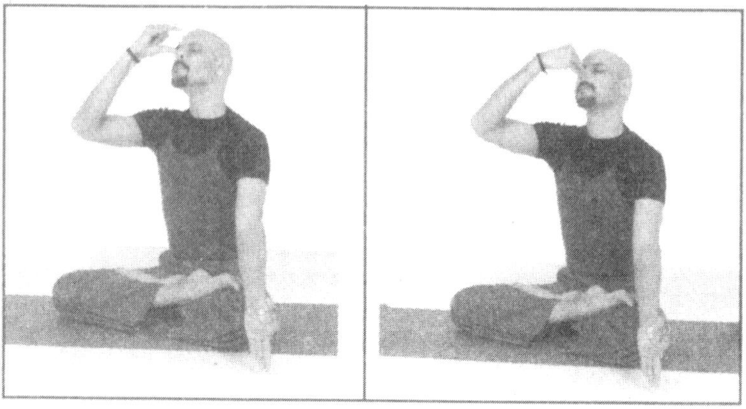

പ്രയോജനം : മാനസിക പിരിമുറുക്കം, ഉയർന്ന രക്തസമ്മർദ്ദം, അസിഡിറ്റി ഇവയ്ക്ക് ഒറ്റ മൂലിയാണ്

ശ്രദ്ധിക്കേണ്ടത് : ആസ്തമായുള്ളവരും താഴ്ന്ന രക്തസമ്മർദ്ദമുള്ള രോഗികളും, തണുപ്പുകാലത്ത് ഈ പ്രാണായാമം ചെയ്യരുത്.

ധ്യാനവിധി : ധ്യാനപദത്തിന്റെ ഉത്പത്തി സംസ്കൃത വ്യാകരണത്തിലെ ധ്യേയ ധാതുവിൽ നിന്നുണ്ടായി. അതിന്റെ അർത്ഥം ധ്യാനവും, വിചാരവും ആലോചനയുമാണ്.

രീതി : പത്മാസനത്തിലോ സുഖാസനത്തിലോ ഇരുന്ന് ഓം മന്ത്രം ധ്യാനിക്കണം. കണ്ണുകൾ അടഞ്ഞ് രണ്ടു കൈകളും ജ്ഞാന മുദ്രയിൽ ചൂണ്ടുവിരലിന്റെ അഗ്രം പെരുവിരലിന്റെ അഗ്രവുമായി തൊട്ടുകൊണ്ട് ആയിരിക്കണം. പിന്നീട് ജ്ഞാനമുദ്രയിൽ അല്ലെങ്കിൽ മുകളിൽ കൊടുത്ത ചിത്രത്തെ അടിസ്ഥാനമാക്കി ഇരിക്കുക. രണ്ടു കൈകളും നമസ്ക്കാര മുദ്രയിൽ, കണ്ണുകൾ തുറന്നിരിക്കണം. അരക്കെട്ട്, കഴുത്ത് പൂർണ്ണമായും നേരെയായിരിക്കണം. മുഖത്തിൽ ശാന്തതയും മനസിൽ സ്ഥിരതയും ഉണ്ടായിരിക്കണം. ശരീരത്തിലെ എല്ലാ മാംസപേശികളും അയഞ്ഞസ്ഥിതിയിലായിരിക്കണം. ശരീരത്തിൽ ഒരു പ്രകാരത്തിലുമുള്ള അനക്കവും ഉണ്ടാകാൻ പാടില്ല. അതിനുശേഷം നീണ്ട ആഴമുള്ള ശ്വാസം ഉള്ളിലേക്ക് വലിച്ച് നിറുത്താതെ ഓം മന്ത്രോച്ചാരണം തുടരുക. പൂർണ്ണശ്രദ്ധ ഉച്ചാരണത്തിൽ മാത്രമേ ആകാവൂ. ആരംഭത്തിൽ തന്റെ അഭ്യാസം കുറഞ്ഞത് 5 മിനിട്ടും ക്രമേണ ഇത് കൂട്ടി 20 25 മിനിട്ടുവരെ ചെയ്യണം.

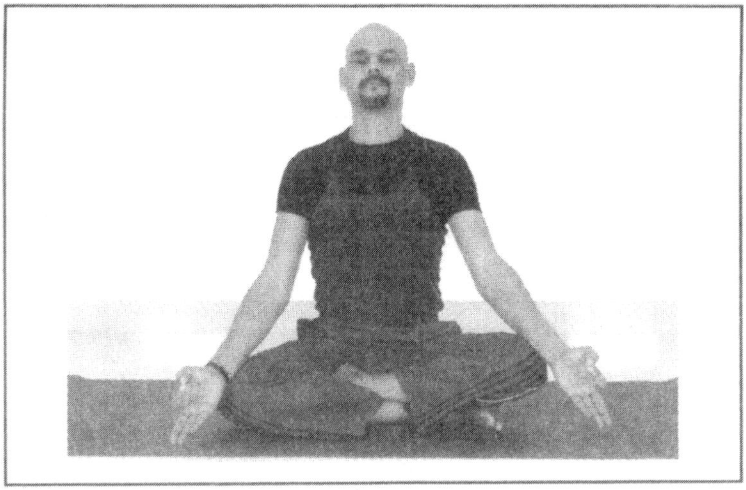

പ്രയോജനം : ഈ ആസനം ഉയർന്ന രക്തസമ്മർദ്ദം, പിരിമുറുക്കം, മലബന്ധം, വായുകോപം, അജീർണ്ണം, മാനസിക സമ്മർദ്ദം, ഹൃദ്രോഗം, ഭ്രാന്ത്, ഏകാന്തത, കോപം ഇവ കുറയ്ക്കുന്നു. അവ്യക്തമായ പറച്ചിലും വിക്കലും ഈ മന്ത്രോച്ചാരണത്താൽ ക്രമേണ ശരിയാകാൻ തുടങ്ങും. ഇതിൽ ധ്യാനം കൊണ്ട് വിചാരങ്ങൾ നിയന്ത്രിച്ച് മസ്തിഷ്ക്കത്തിൽ പൂർണ്ണ വിശ്രമം ലഭിക്കുന്നു ലോകത്തോടുമാത്രമല്ല സ്വയം കണ്ടെത്താനും കഴിയുന്നു. ജ്ഞാനോദയമുണ്ടാകുന്നു. ഓം മന്ത്രത്തിൽ ലയിക്കുന്നതുകൊണ്ട് താങ്കളുടെ അലൗകികമായ ശോഭാമണ്ഡലം വിശാലമാക്കപ്പെടുന്നു. ഓം എന്നത് പരമപിതാവായ പരമേശ്വരന്റെ സർവ്വോത്തമമായ പേരാണ്, ഇതിന്റെ ഉച്ചാരണം കൊണ്ട് ത്രിമൂർത്തികളെ (ബ്രഹ്മാവ് വിഷ്ണു, മഹേശ്വരൻ) വിളിച്ച് അവരുടെ ഗുണങ്ങൾ തന്നിൽ ഉൾക്കൊള്ളുന്നു. നാം നിലവിലുള്ള കാലത്തിൽ ജീവിക്കാൻ ആരംഭിക്കുന്നു.

ശ്രദ്ധിക്കേണ്ടത് : ക്രമേണ കണ്ണുകൾ തുറന്ന് ഈ ധ്യാനം ചെയ്യുന്നതിൽ അഭ്യസ്തനാകുമ്പോൾ വീണ്ടും കണ്ണുകൾ അടച്ച് കൈകൾ ജ്ഞാന മുദ്രയിൽവച്ച് ഈ മന്ത്രോച്ചാരണം ചെയ്ത് മനസിന്റെ ഉള്ളിൽ അനാഹദ നാദം കേൾക്കാൻ ശ്രമിക്കണം.

✪✪✪✪✪

7. ആസ്തമാ രോഗത്തെ നേരിടാൻ യോഗയും പത്ഥ്യവും

ലോകത്തിൽ എല്ലാവരും നിത്യയൗവനത്തിൽ കഴിഞ്ഞ് കഷ്ടങ്ങളനുഭവിക്കാതെ വിടവാങ്ങാനാഗ്രഹിക്കുന്നവരാണ്. ജീവിതം മുഴുവനും രോഗമില്ലാതെയിരിക്കാൻ സാത്വികമായ ആഹാരവും യോഗാഭ്യാസവും പരിശ്രമവും, അതുപോലെ തന്നെ പൂർണ്ണമായ രീതിയിലുള്ള ശാരീരിക വിശ്രമവും മുഖ്യമാണെന്ന മൂലമന്ത്രം വളരെ കുറച്ചുപേർ മാത്രമെ അറിയുന്നുള്ളു. ആധുനിക ചികിത്സാവിധിയായ അലോപ്പതിയിൽ ആസ്തമ ഗുണമാകാൻ സാധ്യമല്ലാത്ത ഒരു രോഗമായിട്ടാണ് കണക്കാക്കപ്പെടുന്നത്. എന്നാൽ യോഗയും പ്രകൃതിയുടെ സേവനവും കൊണ്ട് ഈ രോഗം ഭേദമാക്കാൻ കഴിയും ശ്വാസം മുട്ടൽ അഥവാ ആസ്തമ കഷ്ടപ്പെടുത്തുന്ന ഒരു ശ്വാസ രോഗമാണ്. എന്തെങ്കിലും കാരണംകൊണ്ട് ശ്വാസം എടുക്കാൻ പ്രയാസം നേരിടുകയും ശ്വസിക്കാൻ ബലം പ്രയോഗിക്കേണ്ടിവരികയും, ശ്വാസംമുട്ടൽ അനുഭവപ്പെടുകയും കൂടെ തന്നെ ചുമയും തുടർച്ചയായി ഉണ്ടായി, കഫം പുറത്തുവരാൻ തുടങ്ങുകയും അല്പം ചുമകുറയുകയും ചെയ്യുന്നു. ഈ അവസ്ഥയാണ് ശ്വാസംമുട്ടൽ അഥവാ ആസ്തമാ എന്ന് പറയുന്നത്. ആരംഭത്തിൽ ഇത് ഭേദമാക്കാൻ വലിയ പ്രയാസമില്ല. എന്നാൽ നീണ്ടകാലം ഉചിതമായ ചികിത്സ കിട്ടാതെ ആഹാരകാര്യത്തിലും ജീവിത ചര്യയിലും പത്ഥ്യം ആചരിക്കാതിരിക്കുകയും ചെയ്യുന്നതുകൊണ്ട് ശ്വാസകോശങ്ങൾ ബാധിക്കപ്പെടുന്നു. ആസ്തമ ഒരു പാരമ്പര്യ രോഗമാണ്. വംശ പരമ്പരയിൽ ആർക്കെങ്കിലും ഈ രോഗമുണ്ടായിരുന്നെങ്കിൽ വരുന്ന തലമുറയിലും ഈ രോഗം വരാൻ സാധ്യതയുണ്ട്. ഈ രോഗം സ്ത്രീകളേയും പുരുഷന്മാരേയും ആരെ വേണമെങ്കിലും ബാധിക്കാം.

പുരുഷന്മാരിലാണ് ഇത് കൂടുതലായി കണ്ടുവരുന്നത്. മഞ്ഞുകാലത്ത് തണുപ്പ് കൂടുതലാകുമ്പോൾ അല്ലെങ്കിൽ മൂടൽ മഞ്ഞുണ്ടാകുമ്പോൾ ആസ്തമാ രോഗത്തിന്റെ ആക്രമണ സാധ്യത കൂടുതലാണ്. തൊണ്ട വീക്കം, ചുമ, ബ്രോംകൈറ്റിസ്, ചുറ്റുപാടുമുള്ള വായുവിലെ പൊടി അല്ലെങ്കിൽ പുക ആസ്തമായ്ക്ക് കാരണമാകുന്നു. മാനസിക കാരണങ്ങളാലും ഇത് ഉണ്ടാകാം. മാനസിക ദൗർബല്യം, ജ്ഞാനതന്തുവിന്റെ ശക്തിക്കുറവ്, ദുഃഖമുണ്ടാകുന്ന സന്ദർഭങ്ങൾ, ഇവകൊണ്ടും ആസ്തമ ഉണ്ടാകുന്നു. പ്രധാനമായി ആറു കാരണങ്ങളാൽ ആസ്തമ ഉണ്ടാകുന്നു -

1. മലിനീകരിക്കപ്പെട്ട ചുറ്റുപാട്
2. അലർജി
3. പാരമ്പര്യം

4. മാനസിക കാരണം
5. ശ്വാസകോശങ്ങളുടെ ദൗർബല്യം
6. രോഗപ്പകർച്ച

ആസ്തമാരോഗികൾക്ക് ശ്വാസം എടുക്കുന്നതിലേറെ കഷ്ടപ്പാട് ശ്വാസം വിടുന്നതിലാണ് അനുഭവപ്പെടുന്നത്. തണുപ്പുകാലത്ത് അതിരാവിലെയുള്ള ശീതകാറ്റുകൊണ്ട് ഇതിന്റെ ആക്രമണം കൂടുതലാകുന്നു. ഈ രോഗം പൂർണ്ണമായും ഗുണമാക്കുന്ന ഒരു മരുന്ന് ഇതുവരെ കണ്ടുപിടിക്കാൻ കഴിഞ്ഞിട്ടില്ല. എന്നിരുന്നാലും ചില മരുന്നു കൊണ്ട് ഇതിനെ നിയന്ത്രിക്കാൻ കഴിയും. ആസനം, പ്രാണായാമം, ധ്യാനം ഇവ ചേർന്നതാണ് യോഗാഭ്യാസക്രമം. യോഗയിൽ ആസ്തമയ്ക്ക് പ്രയോജനം നൽകുന്ന ആസനങ്ങളിൽ 1. ഉഷ്ട്രാസനം, 2. ഗോമുഖാസനം 3. സുപ്തവജ്രാസനം 4. സൂര്യനമസ്ക്കാരവും, പ്രാണായാമങ്ങളിൽ 1. കപാലഭാതിയും 2. സൂര്യഭേദിയും മുഖ്യമാണ്.

1. ഗോമുഖാസനത്തിന്റെ രീതി : ഈ ആസനത്തിൽ ശരീരത്തിന്റെ ആകൃതി പശുവിന്റെ മുഖം പോലെയാണ്. അതുകൊണ്ട് യോഗികൾ ഈ ആസനത്തിന് ഗോമുഖാസനം എന്ന് പേര് നൽകി.

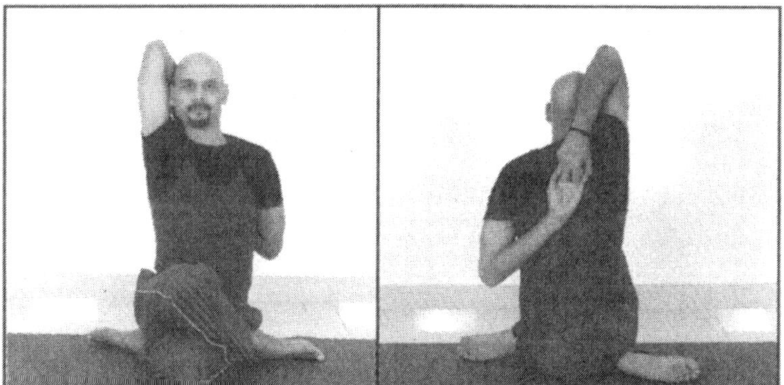

രീതി : നിലത്തിരിക്കുക, ഇടതുകാൽ മടക്കി ഉപ്പൂറ്റി വലത്തെ പൃഷ്ഠത്തിൽ വച്ച് ഇരിക്കുക. അതുപോലെ വലത്തെ കാൽ മടക്കി ഉപ്പൂറ്റി ഇടത്തെ പൃഷ്ഠത്തിൽ വയ്ക്കുക. രണ്ടു കാൽമുട്ടുകളും ഒന്ന് മറ്റൊന്നിന് മുകളിൽ ഉള്ള സ്ഥിതിയിലായിരിക്കണം ഇപ്പോൾ ഇടത്തുകൈ പുറകിലേക്കെടുത്ത് കൈമലർത്തി മുകളിലേക്ക് നീട്ടിപിടിക്കുക. വലത്തു കൈ മുകളിൽ കൊണ്ടുപോയി മടക്കി, കൈമുട്ട് നേരെയാക്കി രണ്ടുകൈകളിലേയും വിരലുകൾകൊണ്ട് പരസ്പരം പിടിക്കണം. അല്പസമയം ഈ രീതിയിൽ കഴിയുക. അരക്കെട്ട്, കഴുത്ത്, തല പൂർണ്ണമായും നേരെയായിരിക്കുന്നതിൽ ശ്രദ്ധിക്കണം. ദൃഷ്ടി നേരേമുമ്പിലും ശ്വാസഗതി സ്വാഭാവികമായനിലയിലുമായിരിക്കണം അല്പനേരത്തിനുശേഷം കഴിവനുസരിച്ച് ഇരുന്ന് ഇതുപോലെ മറ്റേകാൽ മടക്കി കൈകളുടെ നില മാറ്റി അഭ്യസിക്കുക. ഈ ആസനം

രണ്ടു വശങ്ങളിലുമായി കുറഞ്ഞത് മൂന്നു പ്രാവശ്യം വീതം അഭ്യസിക്കണം.

പ്രയോജനം : ആസ്തമാരോഗിക്കും ക്ഷയരോഗിക്കും ഈ ആസനം ഒറ്റമൂലിയാണ്. ഇതഭ്യസിക്കുന്നതു മൂലം ധാതുക്ഷയം, പ്രമേഹം, മുതലായ രോഗങ്ങൾ മാറുന്നു. ഈ ആസനത്തിൽ ഒരു വശത്തെ കൈ ഉയർത്തുമ്പോൾ ആ വശത്തെ ശ്വാസകോശത്തിന്റെ ശ്വാസം നിന്നു പോകുകയും മറ്റേ ശ്വാസകോശം വേഗത്തിൽ പ്രവർത്തിക്കുകയും ചെയ്യുന്നു. അതുകൊണ്ട് ശ്വാസകോശങ്ങളുടെ ശുദ്ധിയും രക്തസംക്രമണവും കൂടുന്നു. ശ്വാസകോശങ്ങളിലെ ഒരു കോടിയോളം വരുന്ന ദ്വാരങ്ങളിൽ രക്തസംക്രമണം നല്ലതുപോലെ നടക്കുന്നു. സ്ത്രീകളുടെ ആർത്തവസംബന്ധമായ പ്രശ്നങ്ങളും ലൂക്കേറിയയും (വെള്ള പോക്ക്) ഈ ആസനം ശമിപ്പിക്കുന്നു. സ്ത്രീകളുടെ വക്ഷസ്ഥലങ്ങൾക്ക് സൗഷ്ഠവവും നൽകുന്നു. നെഞ്ച് വിരിഞ്ഞതാകുന്നു. പുറം, കഴുത്ത്, കൈകൾ, മുട്ടുകൾ ഇവകൾക്കു ബലം ലഭിക്കുന്നു.

കുറിപ്പ് : സന്ധിവാതമുള്ള രോഗികൾ ഈ ആസനം അഭ്യസിക്കരുത്.

ശ്രദ്ധിക്കേണ്ടത് : ഈ ആസനത്തിന്റെ അഭ്യാസം പെട്ടെന്ന് ധൃതിപിടിച്ച് ചെയ്യരുത്. വജ്രാസനത്തിൽ ഇരിക്കാനുള്ള കഴിവുവന്നശേഷം ഈ ആസനം അഭ്യസിക്കാം.

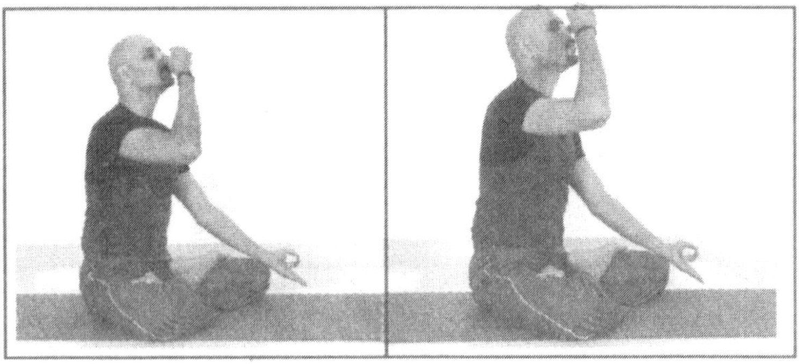

2. സൂര്യഭേദി പ്രാണായാമരീതി : ആസനത്തിൽ പത്മാസനത്തിന്റെ മുദ്രയിൽ ഇരിക്കണം. കണ്ണുകൾ അടച്ച് ഇടത്തുകൈകൊണ്ട് ഇടത്തെ കാൽമുട്ട് പിടിക്കണം. വലത്തു കൈയുടെ മോതിരവിരൽകൊണ്ട് മൂക്കിന്റെ ഇടത്തെ ദ്വാരം അമർത്തി അടയ്ക്കുക. മൂക്കിന്റെ വലത്തെ ദ്വാരത്തിൽ കൂടി ശബ്ദമുണ്ടാക്കി ശക്തിയായി ശ്വാസം അകത്തേക്കെടുക്കുക. ശക്തിക്കനുസരിച്ച് ശ്വാസം വിടാതിരിക്കാൻ ശ്രമിക്കുക. അതിനുശേഷം മൂക്കിന്റെ വലത്തെ ദ്വാരം അടച്ച് ഇടത്തെ ദ്വാരത്തിൽ കൂടി ശ്വാസം പുറത്ത് വിടുക. ആരംഭത്തിൽ കുറഞ്ഞത് 15 വട്ടമെങ്കിലും ചെയ്യുക.

പ്രയോജനം : ഈ പ്രാണായാമം കൊണ്ട് കഫം ഇല്ലാതാകുന്നു.

ആസ്തമയ്ക്കും ഇത് പ്രയോജനം ചെയ്യുന്നു. ശരീരത്തിന്റെ ഉഷ്ണം വർദ്ധിപ്പിക്കുകയും രക്തശുദ്ധിവരുത്തുകയും ചെയ്യുന്നു. ദഹനശക്തി കൂടുന്നു. യൗവനത്തിന് ഗുണം നൽകുന്നതാണീ പ്രാണായാമം.

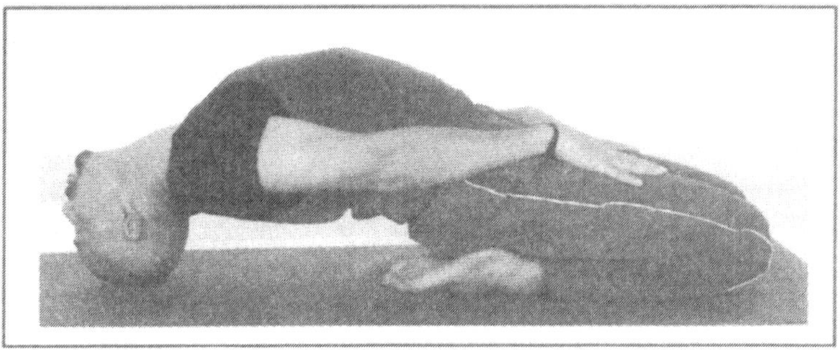

3. സുപ്തവജ്രാസനരീതി :

മുട്ടുകൾ പുറകോട്ടുമടക്കി ഇരിക്കുക. നിലത്തുറപ്പിച്ചിട്ടുള്ള രണ്ട് ഉപ്പൂറ്റികൾക്കും ഇടയിൽ പൃഷ്ഠത്തിൽ ഇരിക്കുക. രണ്ടു മുട്ടുകളും ചേർത്തുവയ്ക്കുക. അരക്കെട്ടിൽ നിന്ന് മടക്കിയിട്ടുള്ള കൈമുട്ടുകൾ നിലത്തു ഉറപ്പിക്കുക. സാവധാനം തല പുറകോട്ടുകൊണ്ടുപോയി നിലത്ത് ഉറപ്പിച്ച് മലർന്നു കിടക്കുക. അരക്കെട്ട് മുകളിലേക്കുയർത്തി കഴുത്ത് നിലത്ത് ഉറപ്പിക്കുക. നെഞ്ച് വിരിച്ച് രണ്ടു കൈകളും തുടകളിൽ വയ്ക്കുക. ഈ ആസനത്തിൽ ശ്വാസം സാധാരണ പോലെയായിരിക്കണം. കഴിവിനനുസരിച്ച് ഈ ആസനത്തിൽ ഇരിക്കുക. പിന്നീട് കൈമുട്ടുകളുടെ സഹായത്തോടെ എഴുന്നേറ്റിരുന്ന് ആസനം മതിയാക്കാം. കുറഞ്ഞത് മൂന്നുപ്രാവശ്യം ആവർത്തിക്കണം.

പ്രയോജനം : ശ്വാസരോഗം, തൊണ്ടരോഗങ്ങൾ കാലുകൾ, മുട്ടുകൾ, അരക്കെട്ട്, നട്ടെല്ല് സംബന്ധിച്ച എല്ലാ രോഗങ്ങൾക്കും ഇതൊരു ഒറ്റമൂലിയാണ്.

കുറച്ച് പത്ഥ്യവും ആഹാരക്രമം പാലിച്ചും ഈ രോഗത്തെ നിയന്ത്രിക്കാവുന്നതാണ്. മലബന്ധമുണ്ടാകാത്ത ആഹാരം മാത്രമെ കഴിക്കാവൂ. ചൂടുവെള്ളം കൊണ്ട് കഴുത്തിനും നെഞ്ചിനും ആവി പിടിപ്പിക്കണം. രോഗിക്ക് സമയാസമയം ചൂടുവെള്ളമോ ചൂടുള്ള പാനീയങ്ങളോ, ഇഞ്ചി, തേൻ, തുളസികഷായം ഇവ കൊടുക്കണം. ഉപവസിക്കുന്നതും നല്ലതാണ്. ചുവന്ന മുളക്, എണ്ണ, പുളി, ഉഴുന്ന്, ശർക്കര, പഞ്ചസാര, വറുത്ത പദാർത്ഥങ്ങൾ, തണുത്ത പാനീയങ്ങൾ, തയിർ, മോര്, പാല്, മാംസം ഇവ കഴിക്കാൻ പാടില്ല ഇങ്ങനെ ചെയ്താൽ ഈ രോഗത്തിൽനിന്ന് ആശ്വാസം നേടാനാകും.

✪✪✪✪✪

8. യോഗയിൽകൂടി 15 ദിവസംകൊണ്ട് കൂർക്കം വലിയിൽ നിന്ന് മുക്തി

ഉറങ്ങുന്നവരെ നിരീക്ഷിക്കുകയാണെങ്കിൽ അവരുടെ വായിൽ നിന്ന് വിശേഷ രീതിയിലുള്ള ഖുർ-ഖുർ ശബ്ദം പുറപ്പെടുന്നതിനെ സാധാരണ ഭാഷയിൽ കൂർക്കം വലി എന്നും ഇംഗ്ലീഷിൽ സ്നോറിംഗ് എന്നും പറയുന്നു. എല്ലാ വീടുകളിലും കുറഞ്ഞത് ഒരാൾക്കെങ്കിലും കൂർക്കംവലി എന്ന അസുഖമുണ്ട്. കൂർക്കം വലിക്കാരില്ലാത്ത വീട് ദുർലഭമാണ്.

കൂർക്കംവലികൊണ്ട് മൂക്ക്, തൊണ്ട, ശ്വാസകോശങ്ങൾ, രക്തസമ്മർദ്ദം, ഹൃദയം ഇവയെ ബാധിക്കുന്ന രോഗങ്ങൾ കൂടുതലാകുന്നു എന്ന കാര്യം വളരെ ചുരുക്കംപേർക്കുമാത്രമേ അറിയാവൂ. ഏകാഗ്രത നഷ്ടപ്പെടാൻ തുടങ്ങുന്നു. കൂർക്കം വലിയുള്ള ആളിന് ക്ഷീണം, മടി, പ്രവർത്തന വൈദഗ്ധ്യത്തിൽ കുറവ്, തലവേദന പെരുമാറ്റ പ്രശ്നങ്ങൾ, ലൈംഗിക കാര്യങ്ങളിൽ ഉദാസീനത മുതലായവയെ അഭിമുഖീകരിക്കേണ്ടിവരുന്നു. ഉറങ്ങുന്ന സമയം ശ്വാസത്തിന്റെ മാർഗ്ഗത്തിൽ ഏതെങ്കിലും കാരണവശാൽ തടസ്സം വരുമ്പോൾ അതായത് ശ്വാസത്തിൽ കൂടി അകത്തേക്ക് ഉച്ഛ്വാസവായുവിന്റെ മാർഗ്ഗത്തിൽ തടസ്സം വന്നാൽ ഇളക്കം വരുന്നതുകൊണ്ട് താലു വിറയ്ക്കാൻ തുടങ്ങുന്നു. അതുകൊണ്ട് വായിൽ നിന്നും ഖുർ ഖുർ എന്ന കർക്കശ സ്വരം വരുന്നു. ഇതാണ് കൂൽക്കംവലി.

ശ്വാസത്തിന്റെ മാർഗ്ഗത്തിലുള്ള തടസ്സങ്ങൾക്ക് വേറെ കാരണങ്ങളുമുണ്ട്. ഉദാ: മൂക്കിലുള്ള എല്ലിന്റെ വളർച്ച, മൂക്കിൽ മാംസം വളരുക, അണ്ണാക്കിന്റെ നീളം കൂടുക, റ്റൊൺസിൽസിന്റെ വളർച്ച, തടിച്ച കഴുത്ത്, കൂടുതലായുള്ള സിഗരട്ടിന്റേയും മദ്യത്തിന്റേയും ഉപയോഗം മുതലായവ.

വൈദ്യശാസ്ത്രത്തിൽ കൂർക്കംവലിയുടെ ശമനത്തിന് സർജ്ജറിമാത്രമെ ഉള്ളൂ. ചില യോഗാസനങ്ങൾ, ക്രിയകൾ, ജപ്പാൻ പദ്ധതി, ശീഅസ്തു ഇവകൊണ്ട് വെറും 15 ദിവസത്തെ അഭ്യാസം മുഖേന കൂർക്കംവലി അമ്പതു ശതമാനംവരെ കുറയ്ക്കാൻ കഴിയും.

1. ശിഅസ്തുപദ്ധതി – പത്മാസനത്തിലോ സുഖാസനത്തിലോ ഇരിക്കുക. കസേരയിലിരുന്നും ഇത് ചെയ്യാവുന്നതാണ്. രണ്ടുകണ്ണുകളും അടച്ച് അരക്കെട്ട്, കഴുത്ത് ഇവ പൂർണ്ണമായും നേരെ പിടിക്കുക. ഇടത്തുകൈ മുട്ടിൻമേലും (ജ്ഞാനമുദ്രയിൽ) വലത്തുകൈയുടെ ചൂണ്ടുവിരൽകൊണ്ട് മുകളിലത്തെ ചുണ്ടിന്റെ നടുവിൽ മൂക്കിന്റെ നേരേ കീഴെയുള്ള പോയിന്റിൽ ഒരു മിനിട്ട് അമർത്തണം. കുറഞ്ഞത് അഞ്ചുപ്രാവശ്യം ഈ ക്രിയ ചെയ്യണം.

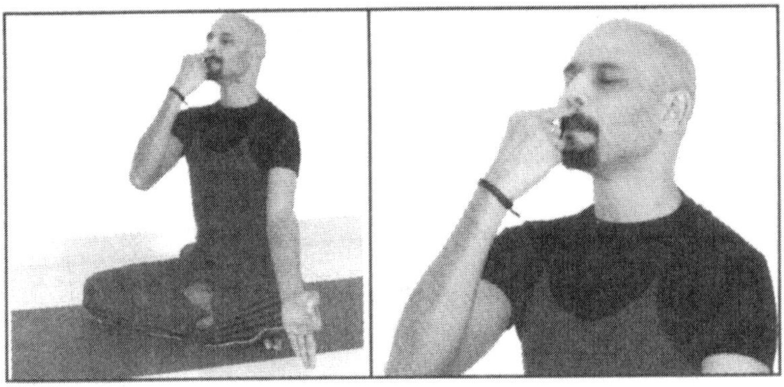

പ്രയോജനം – തൊണ്ട രോഗങ്ങൾ, സൈനസ്, ജലദോഷം ഇവ മാറും. കൂർക്കം വലിക്കൊരു ഒറ്റമൂലിയുമാണ്.

2. സിംഹാസനം : ഈ ആസനത്തിൽ ശരീരത്തിന്റെ ആകൃതി സിംഹത്തിനെപ്പോലെയാകുന്നതുകൊണ്ട് ഇത് സിംഹാസനം എന്നറിയപ്പെടുന്നു.

രീതി : വജ്രാസനത്തിൽ ഇരിക്കുക. മുട്ടുകൾ അല്പം അകന്നിരിക്കണം. രണ്ടു കൈകളും നിലത്ത്വച്ച് കൈകളുടെ വിരലുകൾ പുറകോട്ടാക്കി കാലുകൾക്കിടയിൽ നേരേ വയ്ക്കുക. നീണ്ട ആഴമുള്ള ശ്വാസം എടുത്ത് നാക്ക് വെളിയിലേക്ക് നീട്ടണം. രണ്ടു കണ്ണുകളും ഭ്രൂമദ്ധ്യ (സീമന്തരേഖ) യിൽ കേന്ദ്രീകരിച്ച് വായ് കഴിയുന്നത്ര തുറക്കണം. അതിനുശേഷം ശ്വാസം വെളിയിലേക്ക് വിട്ടുകൊണ്ട് സിംഹത്തേപ്പോലെ ഗർജ്ജിക്കണം. ഈ ക്രിയ ഗർജ്ജനത്തോടുകൂടി 10 മുതൽ 15 പ്രാവശ്യം അഭ്യസിക്കണം.

പ്രയോജനം : ഇത് കൂർക്കം വലിയ്ക്കുള്ള ഏറ്റവും ഉത്തമമായ ആസനമാണ്. ഇതിന്റെ അഭ്യാസം കൊണ്ട് വായ്, പല്ല്, നാക്ക് തൊണ്ട ഇവയുടെ എല്ലാ അസുഖങ്ങളും മാറുന്നു. ഈ ആസനത്തിന്റെ അഭ്യാസംകൊണ്ട് മൂന്നു ബന്ധങ്ങളും മൂലബന്ധവും, ഉഡ്ഢിയാന ബന്ധവും ജാലന്ധരബന്ധവും സ്വാഭാവികമാകുന്നു. തൈറോയിഡ്, അസ്പഷ്ടമായ ഉച്ചാരണം

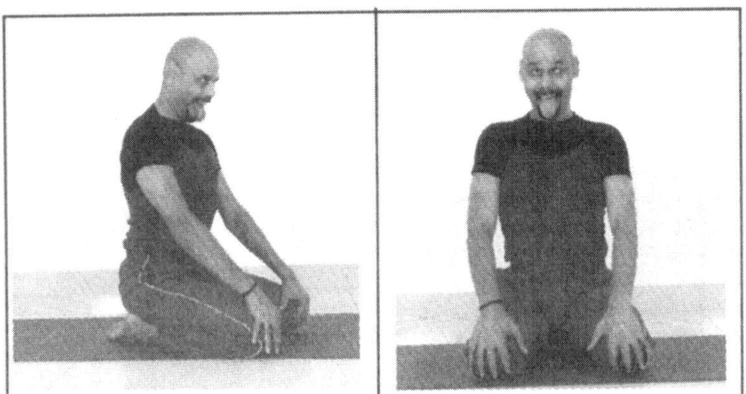

തുടങ്ങിയവയെ തടയാനും ഇവ പ്രയോജനപ്പെടുന്നു. ഗായകരാകാൻ ആഗ്രഹിക്കുന്നവർ ഈ ആസനം അഭ്യസിക്കണം. ഇത് കൊണ്ട് ഭയമില്ലായ്മയും സ്വായത്തമാക്കാം.

3. ഗ്രീവാ ശക്തി : ജീവിത ചര്യയിൽ മാറ്റംവരുത്തിയും, യോഗയിലെ ഗ്രീവാശക്തിവർദ്ധിപ്പിക്കുന്ന ചില ക്രിയകൾ ഇവ രണ്ടും കൂടി ഒന്നിച്ച് തൊണ്ടയുടെ മാംസപേശികളുടെ തടിപ്പ് കുറച്ച് കൂർക്കം വലിയ്ക്ക് ശമനം ലഭിക്കാവുന്നതാണ്.

(A) ഗ്രീവാശക്തി വർദ്ധിപ്പിക്കാനുള്ള ആദ്യ ക്രിയ:

സുഖാസനത്തിലോ പത്മാസനത്തിലോ ഇരിക്കുക. ആഴമുള്ള ദീർഘ ശ്വാസം എടുത്ത് കഴുത്തിലെ മാംസപേരികളെ അകത്തേക്ക് വലിക്കുക. അല്പസമയം ഈ സ്ഥിതിയിൽ ഇരുന്ന് പിന്നീട് ശ്വാസം വിട്ടുകൊണ്ട് കഴുത്തിലെ മാംസപേരികളെ അയച്ചുവിടുക. ഈ ക്രിയക്ക് ഒരു വട്ടം പൂർത്തി

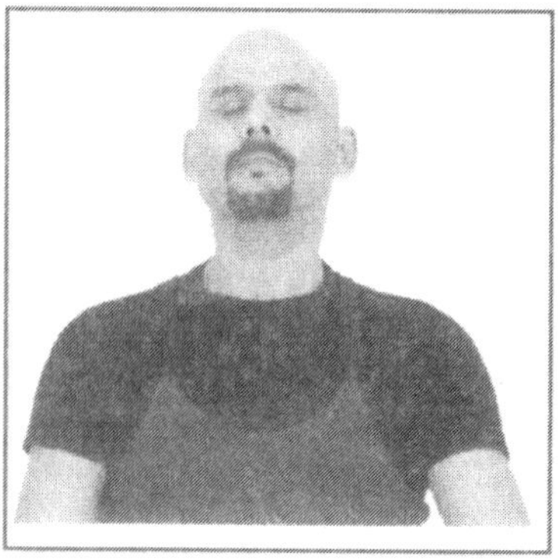

യായി. കുറഞ്ഞത് 10 വട്ടമെങ്കിലും ഇത് ചെയ്യണം.

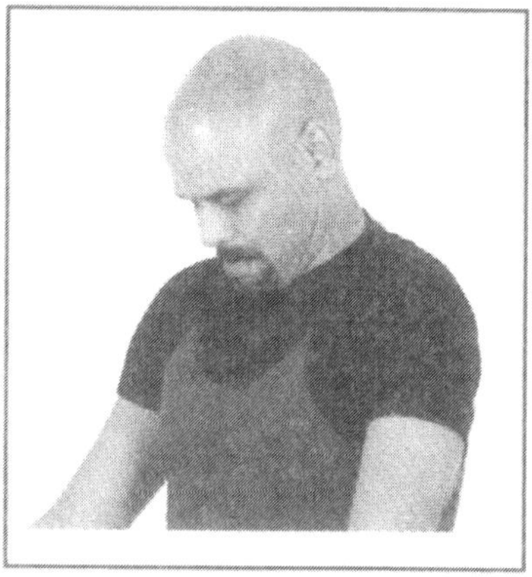

(B) ഗ്രീവാ ശക്തി വർദ്ധിപ്പിക്കാനുള്ള രണ്ടാമത്തെ ക്രിയ:

പത്മാസനത്തിലോ സുഖാസനത്തിലോ ഇരുന്ന് ആഴമുള്ള ദീർഘ ശ്വാസം മൂക്കിൽ കൂടി എടുക്കുക. ശ്വാസം പിടിച്ചുകൊണ്ട് താടി കണ്ഠകൂപത്തോട് ചേർക്കുക. കഴിയുന്നിടത്തോളം ഈ സ്ഥിതിയിൽ ഇരുന്ന് തിരിച്ച് സാധാരണ സ്ഥിതിയിൽ വരുക. യോഗയിൽ ഇത് ജാലന്ധര ബന്ധം എന്ന് പറയുന്നു. ഇതിന്റെ അഭ്യാസം കുറഞ്ഞത് 10 പ്രാവശ്യം ചെയ്യുക. എന്നാൽ ഹൃദ്രോഗികളും, ഉയർന്ന രക്തസമ്മർദ്ദമുള്ളവരും കഴുത്തിന്വേദനയുള്ളവരും ഇത് അഭ്യസിക്കാൻ പാടില്ല.

(C) ഗ്രീവാശക്തി വർദ്ധിപ്പിക്കാനുള്ള മൂന്നാമത്തെ ക്രിയ :

പത്മാസനത്തിലോ, സുഖാസനത്തിലോ ഇരുന്ന് കഴുത്ത് clockwise പത്തുപ്രാവശ്യം ചുറ്റണം. പിന്നീട് anticlockwise 10 പ്രാവശ്യം ചുറ്റണം.

4. ഉജ്ജായി ശ്വാസത്തിന്റെ ക്രിയ : പത്മാസനത്തിലോ സുഖാസനത്തിലോ ഇരിക്കുക. കണ്ണുകൾ അടച്ച് മുഴുവൻ ശരീരത്തേയും മുറുക്കത്തിൽ നിന്ന് മോചനം നൽകുക. ശ്രദ്ധ തൊണ്ടയിലേക്ക് കൊണ്ടുവരിക. അതിനുശേഷം മൂക്കിൽ കൂടിയല്ല പിന്നെയോ വായിൽ കൂടിയാണ് ശ്വാസം എടുക്കുന്നതെന്ന് സങ്കല്പിക്കുക. അതിനുശേഷം വായിൽ കൂടി ശബ്ദത്തോടെ ദീർഘശ്വാസം അകത്തേക്കുവലിച്ച് പുറത്തേക്കുവിടുക. ക്രിയയുടെ ഒരു വട്ടം പൂർത്തിയായി. കുറഞ്ഞത് 10 പ്രാവശ്യമെങ്കിലും ചെയ്യണം.

പ്രയോജനം : തൊണ്ടയെ ബാധിക്കുന്ന എല്ലാ രോഗങ്ങളും, തൊണ്ടമുഴ (ഗോയിറ്റർ) റ്റൊൺസലൈറ്റീസ്, കൂർക്കംവലി ഇവ ശമിപ്പിക്കുന്നു. തൈറോയിഡും പാരാതൈറോയിഡ് ഗ്രന്ഥികൾക്ക്

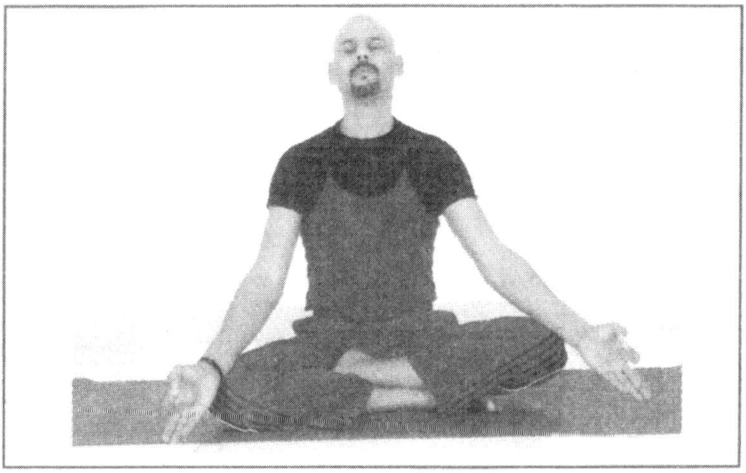

ഉത്തേജനം നൽകുന്നു. ശരീരത്തിൽ ഉഷ്ണം ഉണ്ടാകുകയും സ്നായുക്കളേയും മസ്തിഷ്ക്കത്തേയും ബലവത്താക്കുകയും ചെയ്യുന്നു. ഉറക്കംവരാത്ത അസുഖത്തിന് ഇതൊരൊറ്റമൂലിയാണ്.

കുറിപ്പ് *:* ഹൃദ്രോഗികളും ഉയർന്ന രക്തസമ്മർദ്ദമുള്ളവരും ഇത് ഏതെങ്കിലും യോഗാചാര്യന്റെ മേൽനോട്ടത്തിലാണ് ചെയ്യേണ്ടത്.

5. ഗുംജനധ്യാനം : ധ്യാനപദത്തിന്റെ ഉത്പത്തി സംസ്കൃത വ്യാകരണത്തിന്റെ ധ്യേയ ധാതുവിൽ നിന്നാണ്. അതിന്റെ അർത്ഥം ധ്യാനം, വിചാരം, ആലോചന എന്നാണ്. ഈ ധ്യാനം ചെയ്യാൻ സുഖാസനത്തിലോ പത്മാസനത്തിലോ ഇരിക്കുക. കണ്ണുകൾ അടയ്ക്കുക. രണ്ടുകൈകളും ജ്ഞാനമുദ്രയിൽ ഓം എന്നുച്ചരിച്ച് അതിൽ കൂടുതൽ ശ്രദ്ധ

കൊടുക്കണം. 10 മിനിട്ട് ദിവസേന ഈ ധ്യാനം ചെയ്യണം.

പ്രയോജനം : ഈ ധ്യാനത്തിൽ ഓം എന്ന ധ്വനിയുണ്ടാകുമ്പോൾ മസ്തിഷ്ക്കത്തിലെ ഉറങ്ങിക്കിടക്കുന്ന ശക്തികളെല്ലാം ഉണർത്തപ്പെടുന്നു. യോഗശാസ്ത്രത്തിലെ ബീജമന്ത്രം ശരീരത്തിന് പൂർണ്ണ ശുശ്രൂഷ നൽകി ആരോഗ്യം പ്രദാനം ചെയ്യുന്നു. മന്ത്രോച്ചാരണത്തിൽ സ്വരോച്ചാരണം കണ്ഠത്തിൽ നിന്ന് ആകുന്നതുകൊണ്ട് അതിന്റെ പ്രഭാവം ഹൃദയത്തിൽ പതിക്കുന്നതിനാൽ രക്തശുദ്ധിയുണ്ടാകുന്നു. രക്തസംക്രമണം വർദ്ധിക്കുന്നു; കൂർക്കംവലി, ആസ്തമാ, ചുമ മുതലായ രോഗങ്ങൾക്കും ശമനമുണ്ടാകുന്നു. ഈ ധ്യാനം നെഞ്ചിനേയും കണ്ഠത്തിനേയും പോഷിപ്പിക്കുന്നു. ധ്യാനത്തിന്റെ ദിവ്യഗുണമായ കർമ്മസ്വഭാവത്തെ ആനന്ദമയകോശവും, വിജ്ഞാനമായ കോശവും മനോമയകോശവും പ്രാണമയ കോശവും വഹിക്കുന്നതുകൊണ്ട് ശരീരം ജ്ഞാനരൂപിയായ ബ്രഹ്മത്തോടു ലയിക്കുന്നു.

ഇപ്രകാരം മേൽപറഞ്ഞ യോഗയുടെ നിരന്തര അഭ്യാസംകൊണ്ട് വണ്ണം നിയന്ത്രിക്കുക. മദ്യം, സിഗരറ്റ് ഇവ ഉപയോഗിക്കാതിരിക്കുക ഇങ്ങനെ ചെയ്താൽ കൂർക്കംവലി 50 ശതമാനം രണ്ടാഴ്ചകൊണ്ട് കുറഞ്ഞുകിട്ടും.

✪✪✪✪✪

9. മലബന്ധവും, ലൈംഗികരോഗവും അർശ്ശസും

"രോഗമില്ലാത്ത ശരീരമാണ് ആദ്യത്തെ സുഖം" എന്നാണ് ആയുർവ്വേദത്തിൽ പറയുന്നത്. ശരീരം ഉള്ളതുവരെമാത്രമെ ലോകത്തിലെ എല്ലാ ലീലാവിനോദങ്ങൾക്കും സ്ഥാനമുള്ളു. ജീവിത ചര്യയിൽ ചിട്ടയില്ലാതിരിക്കുന്നതും ആഹാരത്തിൽ പോഷകാംശമില്ലാതിരിക്കുന്നതും ശരീരത്തിൽ രോഗമുണ്ടാകുന്നതിന് കാരണങ്ങളാണ്. നമ്മുടെ ശരീരത്തിലെ മിക്ക രോഗങ്ങൾക്കും കാരണം വയറിലെ അസുഖമാണ്, അതിന്റെ പ്രമുഖ കാരണം മലബന്ധമാണ്.

വലിയ നഗരങ്ങളിലെ ജീവിതം യഥാർത്ഥത്തിൽ തിരക്കിന്റേയും കഷ്ടപ്പാടിന്റേയും നേട്ടോട്ടത്തിന്റേതുമാണെന്ന കാര്യത്തിൽ സംശയമില്ല. അവിടത്തെ റോഡിലേക്ക് നോക്കിയാൽ അവരവരുടെ ദിശകളിലേക്ക് ആവേശത്തോടെ പരക്കം പായുന്ന ജനങ്ങളെയാണ് കാണുന്നത്. ജോലിത്തിരക്കെന്നത് തെറ്റായ ഒരു കാര്യമല്ല. എന്തെന്നാൽ ഉപജീവനത്തിന് ബിസിനസും പരിശ്രമവും അത്യന്താപേക്ഷിതമാണ്. എന്നാൽ സ്വന്തം ദിനചര്യകൾ ശരിയായി നിർവ്വഹിക്കാൻ സമയം കിട്ടാത്ത തിരക്കുകൊണ്ടെന്തുപ്രയോജനം? രാവിലെയാകട്ടെ വൈകുന്നേരമാകട്ടെ, ആഹാരം ശരിയായി കഴിക്കുന്നതിനുപോലും സമയമില്ല. എല്ലാവരും തിരക്കിലാണ്. രാവിലെയോ വൈകുന്നേരമോ, പ്രഭാതഭക്ഷണമോ അത്താഴമോ കഴിക്കാൻ സമയമില്ല. നമ്മൾക്ക് ആഹാരം ശരിയായ സമയത്ത് കഴിക്കാൻ സാധിക്കുന്നില്ലെങ്കിൽ ശൗചകർമ്മങ്ങൾ കൃത്യസമയത്ത് എങ്ങനെ ചെയ്യാൻ കഴിയും ? ശൗചകർമ്മങ്ങൾ ശരിയായ സമയത്ത് ചെയ്തില്ലെങ്കിൽ നമ്മൾ മലബന്ധം പോലുള്ള അസുഖത്തിനിരയാകും.

കൃത്യസമയത്ത് വേണ്ടിയ അളവിൽ മലവിസർജ്ജനം ചെയ്യുന്നതിൽ തടസ്സം ഉണ്ടാകുന്ന സ്ഥിതിയെയാണ് മലബന്ധം എന്ന് പറയുന്നത്. ശരിയായ സമയത്ത് ശരിയായ അളവിൽ മല വിസർജ്ജനം ചെയ്തില്ലെങ്കിൽ കുടലിൽ മലം കെട്ടിക്കിടക്കുകയും ജൈവ സംബന്ധമായ പ്രക്രിയ നടക്കുന്നതിനാൽ ഗ്യാസ് ഉണ്ടാകുകയും ചെയ്യുന്നു. അത് വെളിയിൽപോയില്ലെങ്കിൽ വയറ്റിൽ വ്യാപിച്ച് ദഹനക്കേടും, മനസമാധാനമില്ലായ്മയും ഉണ്ടാക്കുന്നു. മലം വളരെയധികം ഉണങ്ങി കട്ടിയാകുന്നതും വിസർജ്ജനത്തിൽ തടസ്സം സൃഷ്ടിക്കുന്നു. ആഹാരത്തിൽ നാരുള്ള പച്ചക്കറികൾ, ദ്രവപദാർത്ഥങ്ങൾ ഇവയുടെ കുറവ് അർശ്ശസിനേയും ലൈംഗിക രോഗങ്ങളേയും വിളിച്ചുവരുത്തുന്നു.

മലബന്ധത്തിന്റെ കാരണങ്ങൾ :

1. ചിട്ടയില്ലാത്ത ആഹാരക്രമം
2. രാവിലേയും വൈകുന്നേരവും മലമൂത്ര വിസർജ്ജനം ശരിയായി ഉണ്ടാകാതിരിക്കുക.
3. പഴകിയ ആഹാരസാധനങ്ങൾ കഴിക്കുക
4. പുകവലിയും മദ്യപാനവും
5. വളരെകുറച്ച് വെള്ളം കുടിക്കുക
6. രാത്രിയിൽ ഉറക്കമിളയ്ക്കുക; ശാരീരിക വ്യായാമം ഇല്ലാതിരിക്കുക.
7. മുളകും മസാലയും കൂടുതലായുള്ള ആഹാരം.
8. ചെറുപ്പംമുതൽ വയറിളക്കത്തിനുള്ള മരുന്ന് അമിതമായി കഴിക്കുന്നത്.
9. പിരിമുറുക്കമുള്ള ജീവിതവും മനസ്താപമുണ്ടാക്കുന്ന പെരുമാറ്റം
10. മാംസം, ഫാസ്റ്റ് ഫുഡ്, മൈദ ഇവയുടെ ഉപയോഗം.

മലബന്ധത്തിനുള്ള ഭക്ഷണക്രമവും പ്രകൃതി ചികിത്സയും :

ഇന്ത്യപോലുള്ള വികസിത രാജ്യങ്ങളിൽ 90 ശതമാനം പേർക്കും വൃക്ക സംബന്ധിച്ചരോഗങ്ങൾ ഒന്നുകിൽ മലബന്ധം കൊണ്ടുണ്ടാകുന്നു അല്ലെങ്കിൽ ആ രോഗങ്ങൾകൊണ്ട് മലബന്ധം ഉണ്ടാകുന്നു. മലബന്ധമുള്ളവർ ആഹാരം നല്ലതുപോലെ ചവച്ചുവേണം കഴിക്കാൻ. കഴിക്കുന്നതിൽ ദത്തചിത്തനായി നല്ലതുപോലെ ചവച്ചുരച്ച് കഴിക്കുന്നതുകൊണ്ട് വായിലെ ഉമിനീർ അതിനോടു ചേരുന്നു. അങ്ങനെ ദഹനത്തെ സഹായിക്കുന്നു. അധികം ചവച്ചുകഴിക്കുന്നതുകൊണ്ട് പല്ലുകൾക്കും മോണകൾക്കും മുഖത്തിന്റെ മാംസപേശികൾക്കും വ്യായാമം ലഭിക്കുന്നു. മലബന്ധം കൊണ്ടു കഷ്ടപ്പെടുന്നവർ ആഹാരത്തിൽ കൂടുതൽ ചീര ഇനങ്ങളും പഴങ്ങളും, നാര് കൂടുതലായുള്ള പദാർത്ഥങ്ങളും കഴിക്കേണ്ടതാണ്. അതുകൊണ്ട് മലവിസർജ്ജനത്തിന് തടസ്സമില്ലാതാകുന്നു. ആപ്പിൾ, പരിപ്പ്, സൂപ്പ്, കാടി എന്നിവ കൂടുതലായി കഴിക്കുന്നത് നല്ലതാണ്. രാത്രിയിലെ ആഹാരത്തിനുശേഷം അല്പം നടക്കുന്നതും നല്ലതാണ്.

രാത്രിയിൽ ഉറങ്ങുന്നതിന് മുമ്പ് ചെമ്പ് പാത്രത്തിൽ കുറച്ച് വെള്ളം വെയ്ക്കുക. രാവിലെ ശൗചകർമ്മങ്ങൾക്ക് മുമ്പ് ഈ വെള്ളം കുടിക്കണം. വയറ്റിലെ മലബന്ധം മാറിക്കിട്ടും. ദിവസേന 15 മുതൽ 18 വരെ ഗ്ലാസ് വെള്ളം കുടിക്കണം. മുഴുവൻ വിശപ്പും അടങ്ങാനുള്ള ആഹാരം കഴിക്കരുത്. ഊണുകഴിച്ചശേഷം ഒരുമണിക്കൂർനേരത്തേക്ക് വെള്ളം കുടിക്കരുത്. മാനസികനില നന്നാണെങ്കിൽ മലബന്ധംപോലുള്ള രോഗം ബാധിക്കുകയില്ല എന്തെന്നാൽ നല്ല ദഹനശക്തിക്കും നല്ല ഉറക്കത്തിനും മാനസികസ്ഥിതി ശാന്തവും

ചിന്തയില്ലാത്തതുമായിരിക്കേണ്ടത് അത്യാവശ്യമാണ്.

യോഗാഭ്യാസം കൊണ്ട് മലബന്ധത്തിൽനിന്ന് മോചനം.

ശരീരമാകുന്ന ദേവാലയം ആരോഗ്യമുള്ളതാണെങ്കിൽ സ്വന്തം കാര്യം മാത്രമല്ല പരോപകാരവും സേവാഭാവനയും ഉണ്ടായിരിക്കുമെന്ന് പറയപ്പെടുന്നു. യോഗാഭ്യാസത്തിൽ ആസനങ്ങളും മുദ്രകളും വഴി ഈ രോഗത്തിൽനിന്നും മുക്തിനേടാൻ കഴിയും.

1. വജ്രാസനം
2. സുപ്തവജ്രാസനം
3. മയൂരാസനം
4. പശ്ചിമോത്താസനം
5. ധനുരാസനം
6. മത്സ്യാസനം
7. കൂർമ്മാസനം
8. ചക്രാസനം
9. യോഗമുദ്ര
10. അഗ്നിസാരക്രിയ

1. അഗ്നിസാരക്രിയാരീതി - പത്മാസനത്തിലോ സുഖാസനത്തിലോ ഇരുന്നോ അല്ലെങ്കിൽ നിന്നുകൊണ്ടോ അഗ്നിസാരക്രിയ ചെയ്യാൻ കഴിയും രണ്ടു കൈകളും കാൽമുട്ടുകളിൽ വച്ച് ശ്വാസം വിട്ട്കൊണ്ട് വയറ് അക

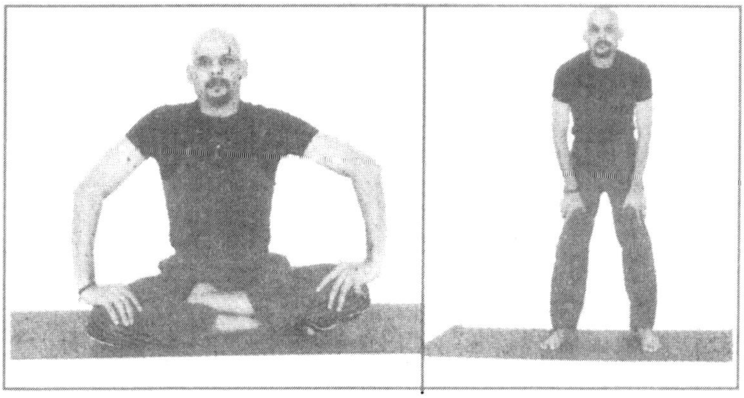

ത്തേക്ക് വലിക്കുക. അങ്ങനെ എട്ടുപത്തുതവണ വയറു ചുളിക്കുകയും വിടുകയും ചെയ്യുക. കഴിയുന്നത്ര ശക്തിക്കനുസരിച്ച് ശ്വാസം എടുക്കാം. മുഴുവൻ ശ്വാസവും വെളിയിൽ വിട്ട് വയറ് അകത്തേക്കും പുറത്തേക്കും വലിക്കുക. ആരംഭത്തിൽ 4 മുതൽ 5 തവണ ചെയ്യണം.

പ്രയോജനം : ഈ ക്രിയമൂലം ദഹനക്കുറവ് ഇല്ലാതാക്കുകയും ദഹ

നത്തെ സഹായിക്കുന്ന അഗ്നിയുണ്ടാക്കുകയും ചെയ്യുന്നു. ഇതും മലബ ന്ധത്തിനൊരു ഒറ്റമൂലിയാണ്. വയറ്റിലെ കമ്പിപ്പ്, വായു, പ്ലീഹ ഇതിനൊക്കെ നല്ലതാണ്. ആർത്തവ സംബന്ധമായ രോഗങ്ങളും ഇല്ലാതാക്കി വണ്ണം നിയ ന്ത്രിക്കാനും സഹായിക്കുന്നു.

കുറിപ്പ് : കുടലിൽ നീര് ഉള്ളവർ ആദ്യം ഇത് ചെയ്യാൻ ധൃതിപ്പെടരു ത്. എപ്പോഴും വെറും വയറോടെയാണ് അഗ്നിസാരക്രിയചെയ്യേണ്ടത്. ഹൃദ്രോഗികളും ഉയർന്ന രക്തസമ്മർദ്ദമുള്ള രോഗികളും ഈ ആസനം ഒഴി വാക്കണം.

2. മയൂരാസനം രീതി - യോഗികൾ ഈ ആസനത്തിന് മയൂരാസനം എന്ന് പേരുനൽകിയത് ഈ ആസനം ചെയ്യുമ്പോൾ ശരീരത്തിന്റെ ആകൃ തി മയിലിനെപ്പോലെയാകുന്നതുകൊണ്ടാണ്.

രീതി : നിലത്ത് വജ്രാസനത്തിൽ ഇരിക്കുക. തുടകളും പൃഷ്ഠവും പൊക്കി മുമ്പോട്ടു കുനിയുക. പിന്നീട് രണ്ട് കൈമുട്ടുകളും അന്യോന്യം ചേർത്ത് നാഭിയിലേക്ക് കൊണ്ടുപോകുക മുഴുവൻ ശരീരത്തിന്റെ ഭാരവും കൈമുട്ടുകളിൽ കൊടുത്ത് കാൽമുട്ടുകളും കാലുകളും നിലത്തുനിന്നും ഉയർത്തുക. (ആരംഭത്തിൽ കുറേ ദിവസങ്ങൾ ഇങ്ങനെ അഭ്യസിച്ചാൽമ തി) അതിനുശേഷം അഭ്യസ്തനായിത്തീരുമ്പോൾ കാൽകൾ മയിൽപീലി പോലെ നേരെ പുറകിലേക്ക് വിടർത്തുക. തലനേരെയിരിക്കണം. രണ്ടു കൈമുട്ടുകളുടേയും ഭാഗം നാഭിയിൽ പതിഞ്ഞിരിക്കണമെന്ന കാര്യത്തിൽ

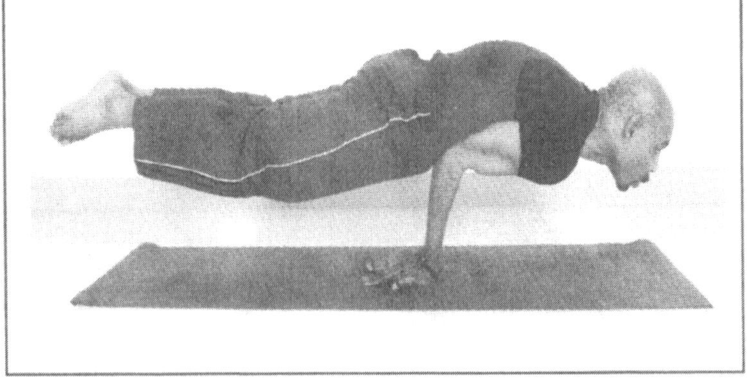

ശ്രദ്ധിക്കണം. സാധാരണ രീതിയിലുള്ള ശ്വാസോച്ഛ്വാസമായിരിക്കണം. ആരംഭത്തിൽ ഈ ആസനം അഭ്യസിക്കുന്നത് 3 മുതൽ 5 സെക്കൻഡ് വരെ മതിയാകും. അഭ്യസ്തനായി കഴിയുമ്പോൾ ഈ കാലാവധി സമയത്തിനും ശക്തിക്കുമനുസരിച്ച് കൂട്ടാവുന്നതാണ്.

പ്രയോജനം : വയറ്റിലെ രോഗങ്ങൾ, കൃമി, ഏറ്റവും പഴകിയ മലബന്ധം മുതലായ രോഗങ്ങൾക്ക് മോചനം ലഭിക്കുന്നു. ഹൃദയം, നെഞ്ച്, നട്ടെല്ല്, കൈകൾ, മുട്ടുകൾ, വാരിയെല്ല് ഇവയ്ക്ക് ബലം ലഭിക്കുന്നു. മുഖത്ത് രക്ത

പ്രസാദം, തേജസും, കാന്തിയും, കണ്ണുകളുടെ പ്രകാശവും കൂടുന്നു. പാമ്പിനെപ്പോലെയുള്ള ജീവികളെ ഭക്ഷിച്ചും മയിൽ വിഷത്തിന്റെ ശക്തി ഇല്ലാതാക്കി ദഹിപ്പിക്കുന്നതുപോലെ മയൂരാസനം അഭ്യസിക്കുന്ന വർ വിഷംപോലും ദഹിപ്പിക്കാൻ കഴിവുള്ളവരാകുമെന്നു പറയപ്പെടുന്നു.

ശ്രദ്ധിക്കേണ്ടത് : ഉയർന്ന രക്തസമ്മർദ്ദമുള്ള രോഗികൾ, ഹൃദ്രോഗികൾ, ദുർബ്ബലർ, വയസ്സന്മാർ എന്നിവർ ഈ ആസനം അഭ്യസിക്കരുത്. സ്ത്രീകൾക്കും ഈ ആസനം വർജ്ജ്യമാണ്. യോഗയിലെ പ്രയാസമുള്ള ഒരു ആസനമായതുകൊണ്ട് ഏതെങ്കിലും യോഗാചാര്യന്റെ സാന്നിദ്ധ്യത്തിൽ മാത്രമെ ഇത് അഭ്യസിക്കാവൂ. ധൃതിപിടിച്ച് ചെയ്യാൻപാടില്ല, ഇത് അഭ്യാസംകൊണ്ട് ക്രമേണ വശമാകും.

3. യോഗമുദ്രയുടെ രീതി - കുണ്ഡലിനീ ശക്തിയെ ഉത്തേജിപ്പിക്കാൻ ഈ ആസനം സഹായകമാകുന്നു. ഈ ആസനത്തിൽകൂടി ആത്മാവും പരമാത്മാവുമായി ഒന്നിക്കാൻ സാധിക്കുമെന്നും പറയപ്പെടുന്നു. യോഗികൾ ഇതിന് യോഗമുദ്രയെന്ന നാമം നൽകി.

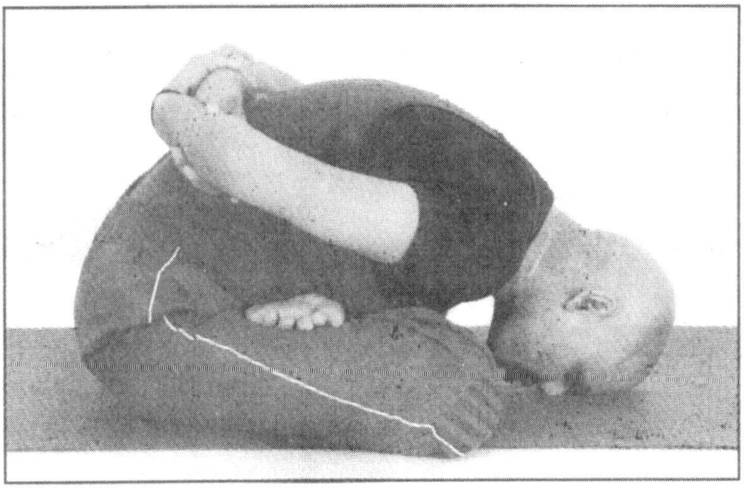

രീതി : നിലത്ത് രണ്ടുകാൽകളും നേരേ വിടർത്തി ഇരിക്കുക. അതിനു ശേഷം വലത്തുകാൽമടക്കി ഇടത്തു കാലിന്റെ മേൽ വയ്ക്കുക. ഇടത്തു കാൽ മടക്കി വലത്തേ കാലിന്റെ തുടയിൽ വച്ച് പത്മാസത്തിൽ ഇരിക്കുക. ഇപ്പോൾ വലത്തു കൈകൊണ്ട് ഇടതുകൈയുടെ മുട്ടും ഇടത്തുകൈകൊണ്ട് വലത്തു കൈയുടെ മുട്ടും പിടിക്കുക. കഴുത്ത്, പുറം, അരക്കെട്ട് പൂർണ്ണമായും നേരേയായിരിക്കണം. ആഴമുള്ള ദീർഘശ്വാസമെടുത്ത് പിന്നീട് ശ്വാസം വിട്ടുകൊണ്ട് സാവധാനം അരവരെയുള്ള ഭാഗം കുനിച്ചുകൊണ്ട് നെറ്റിയും താടിയും നിലത്ത് മുട്ടിക്കണം. കുനിയുമ്പോൾ ശ്വാസം സാധാ

രണ നിലയിലായിരിക്കണം. പ്രയാസം കൂടാതെ ഈ നിലയിൽ എത്രസമയം കഴിയാൻ സാധിക്കുന്നുവോ അത്രയും സമയം ഇരുന്നശേഷം സാവധാനം പൂർവ്വസ്ഥിതിയിൽവരുക. ഇത് ഈ ആസനത്തിന്റെ ഒരുവട്ടമാണ്. കുറഞ്ഞത് മൂന്ന് പ്രാവശ്യം ഇത് ആവർത്തിക്കുക.

പ്രയോജനം : നെഞ്ച്, ശ്വാസം, തൊണ്ട സംബന്ധിച്ച രോഗങ്ങൾ മാറിക്കിട്ടുന്നു. മുഖത്ത് രക്തപ്രസാദവും, കാന്തിയും വർദ്ധിക്കുന്നു. മുഴുവൻ ശരീരത്തിനും സൗഷ്ഠവവും, അയവും ലഭിക്കുന്നു. കണ്ണുകളുടെ പ്രകാശം കൂടുന്നു. നെറ്റി ഭൂമിയിൽ മുട്ടിക്കുന്നതുകൊണ്ട് ആജ്ഞാ ചക്രമായ നെറ്റിയുടെ ഒത്തനടുക്ക് വിശേഷിച്ച് പ്രഭാവം ഉണ്ടാകുന്നു. അതുകൊണ്ട് ധ്യാനാവസ്ഥയിലാകാൻ കഴിയുന്നു. മാനസിക രോഗങ്ങൾ, പിരിമുറുക്കം, പാർക്കിൻസൺ രോഗം മുതലായവയിൽ നിന്ന് മുക്തിനേടാൻ കഴിയുന്നു. ഈ ആസനംകൊണ്ട് ധ്യാനം, ചൈതന്യം, ആനന്ദം, ഏകാഗ്രത, ഇവ സ്വാഭാവികമായി പ്രാപ്തമാകുന്നു. ദഹനക്കേട്, മലബന്ധം, വയറ്റിലെ ഗ്യാസ്, പ്രമേഹം, അമിതവണ്ണം ഇവ ഇല്ലാതാകുന്നു.

ശ്രദ്ധിക്കേണ്ടത് : ഉയർന്ന രക്തസമ്മർദ്ദം ഉള്ളവർ, ഇടുപ്പുവേദനയുള്ളവർ, ഹൃദ്രോഗികൾ, കണ്ണുകൾക്ക് വളരെയേറെ രോഗം ബാധിച്ചവർ, ഗർഭിണികൾ ഇവർ അഭ്യസിക്കരുത്.

4. വജ്രാസനത്തിന്റെ രീതി **-** ഈ ആസനത്തിന്റെ സ്വാധീനം നമ്മുടെ ശരീരത്തിന്റെ വജ്രനാഡിയിലാണ് വരുന്നത്. അഭ്യാസംകൊണ്ട് വജ്രം പോലെ കാഠിന്യം നേടാൻ കഴിയും. അതുകൊണ്ട് യോഗികൾ ഇതിനെ വജ്രാസനമെന്ന് പേര് നൽകി ഈ ആസനത്തിലിരുന്ന് മുസ്ലീങ്ങളും ബൗദ്ധരും പൂജയും ധ്യാനവും ചെയ്യുന്നു.

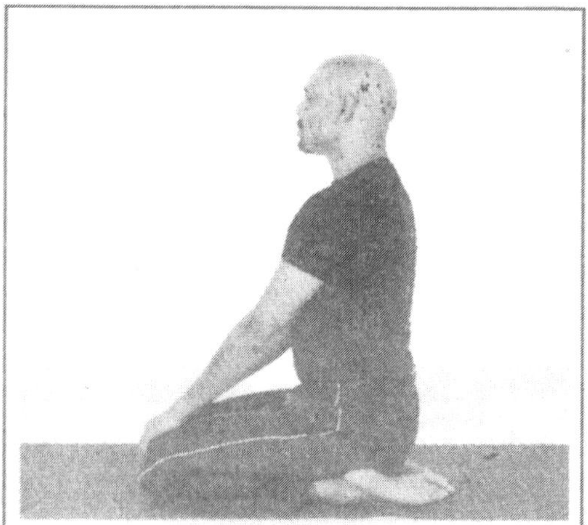

രീതി : രണ്ടു കാലുകളും പുറകോട്ട് മടക്കി, മുട്ടിന്മേൽ ഇരിക്കുക. ഉള്ളംകാലുകൾ മലർത്തിയിരിക്കണം. രണ്ടു കാലുകളുടേയും പെരുവിര

ലുകൾ അന്യോന്യം ചേർന്നിരിക്കണം. പൃഷ്ഠം ഉപ്പൂറ്റികളുടെ മുകളിൽ ഉറപ്പിക്കുക. രണ്ടു കൈകളും തുടകൾക്ക് മുകളിൽ ആയിരിക്കണം. അരക്കെട്ട്, കഴുത്ത്, നെഞ്ച് പൂർണ്ണമായും നേരേയായിരിക്കണം. ശ്വാസം സാധാരണഗതിയിലായിരിക്കണം. ശക്തി, സമയം ഇവയ്ക്കനുസരിച്ച് ഈ ആസനം ചെയ്യുക. ആരംഭത്തിൽ കുറഞ്ഞത് 2 മിനിട്ടുവരെ ഇങ്ങനെ ഇരിക്കാം. അഭ്യസ്ഥനായശേഷം സമയം നീട്ടാൻ കഴിയും.

പ്രയോജനം : വാതം, ദഹനക്കേട്, മലബന്ധം ഇവ വേരോടെ നശിപ്പിക്കപ്പെടുന്നു. അധികം ഉറങ്ങുന്നവർക്കും ഇത് ഗുണപ്രദമാണ്. വിദ്യാർത്ഥികൾക്കും, രാത്രിയിൽ അധികസമയം ഉറക്കമിളച്ച് ജോലിചെയ്യുന്നവർക്കും ഈ ആസനം കൊണ്ട് പ്രയോജനമുണ്ടാകും. നാഡികൾ ഊർദ്ധ്വഗാമികളായിതീരുന്നു. അതുകൊണ്ട് ആഹാരം എളുപ്പം ദഹിക്കുന്നു. ഗർഭാവസ്ഥയിൽ ഈ ആസനം ചെയ്യുന്ന സ്ത്രീകൾക്ക് സുഖപ്രസവം ഉണ്ടാകുന്നു. ജനനേന്ദ്രിയ വ്യൂഹത്തിൽ രക്തത്തിന്റെ നിയന്ത്രണമില്ലാത്തതുകൊണ്ട് പുരുഷന്മാരിലുണ്ടാകുന്ന hydrocele രോഗവും ഈ ആസനം ഇല്ലാതാക്കുന്നു.

കുറിപ്പ് : സന്ധിവാതമുള്ളവർ ഇത് അഭ്യസിക്കാൻ പാടില്ല.

ശ്രദ്ധിക്കേണ്ടത് : പുതുതായി ആസനം അഭ്യസിക്കുന്നവർക്ക് കാലിന്റെ ഉപ്പൂറ്റി, കാൽവണ്ണകൾ എന്നിവിടങ്ങളിൽ വേദനയുണ്ടാകാനിടയുണ്ട്. ആസനത്തിന്റെ അഭ്യാസം പൂർത്തിയാക്കിയശേഷം കാലുകൾ ഇളക്കി രക്തസംക്രമണം കൂട്ടണം. ആഹാരത്തിനുശേഷവും ചെയ്യാവുന്ന ഒരേ ഒരു യോഗാസനമാണിത്.

✪✪✪✪✪

10. ഹാസ്യയോഗയും പൂർണ്ണാരോഗ്യവും

മനുഷ്യന്റെ ആത്മാവിന്റെ സന്തോഷവും, ശാരീരിക ആരോഗ്യവും ബുദ്ധിസ്ഥിരതയും അളക്കാനുള്ള ഒരേ ഒരു അളവുകോലാണ് മുഖത്തിൽ കാണുന്ന പ്രസന്നത. പ്രസന്നചിത്തരായ ആളുകൾ വളരെക്കാലം ജീവിച്ചിരിക്കുന്നു. – ചിരി ശരീരത്തിന്റെ ആന്തരീക ജോഗിങ്ങ് ആണ്, ഇത് പിരിമുറുക്കം കൊണ്ടുണ്ടാകുന്ന ഹൃദയസ്തംഭനം മുതലായ രോഗങ്ങളിൽ നിന്ന് മോചനം തരുന്നു എന്ന് ലോകത്തിലുള്ള വിശേഷജ്ഞർ പറയുന്നു. യോഗാചാര്യന്മാരും ഋഷി മുനികളും യോഗയിൽ ഹാസ്യയോഗത്തിന് ഒരു വിശിഷ്ട സ്ഥാനം നൽകിയിട്ടുണ്ട്. ഹാസ്യയോഗ ഹൃദയഭാരവും പിരിമുറുക്കവും കുറയ്ക്കുകയും ചെയ്യുന്നതും ആരോഗ്യത്തിനുള്ള അമൃതുമാണ്. നമ്മുടെ ശരീരത്തേയും ആരോഗ്യത്തേയും ഹാസ്യം എത്രമാത്രം സ്വാധീനിക്കുന്നു എന്നത് ആളുകൾക്ക് മനസ്സിലായാൽ ഡോക്ടർ, വൈദ്യന്മാർ ഇവരുടെ ജോലി പകുതി കുറയും.

ആരോഗ്യത്തിനുള്ള ഉത്തമ ടോണിക്കാണ് ചിരി. ഹൃദയം തുറന്ന് ചിരിച്ചാൽ നമ്മുടെ രക്തസംക്രമണം വർദ്ധിക്കുന്നു, ദഹനേന്ദ്രിയങ്ങൾ കൂടുതൽ പ്രവർത്തന വൈദഗ്ധ്യം കാണിക്കുന്നു. ശ്വാസകോശങ്ങൾക്ക് രോഗം ബാധിക്കാതെയിരിക്കുന്നു. ദുഷിച്ചവായു (CO_2)വെളിയിലാക്കപ്പെടുന്നു, വിയർപ്പും കൂടുതലാകുന്നു. അതുകൊണ്ട് ശരീരത്തിന്റെ മാലിന്യം വെളിയിലാകുന്നു. ജീവിതത്തിന്റെ മടുപ്പിനും, ഏകാന്തതയ്ക്കും, ക്ഷീണത്തിനും മാനസിക മുറുക്കത്തിനും ശരീര വേദനകൾക്കും ശമനം നൽകുന്നു. പാരീസിലെ ഒരു ഡോക്ടർ തന്റെ രോഗികളെ ചിരിപ്പിച്ചുമാത്രം രോഗം ആശ്ചര്യകരമായി മാറ്റുന്നതായി പറയപ്പെടുന്നു. എല്ലാ ഞായറാഴ്ചയും കണ്ണുകൾ കെട്ടി രോഗികളെ ഒരു ഹാളിൽ ഇരുത്തുന്നു. ഗ്രാമഫോണിൽ കൂടിയുള്ള റിക്കാർഡ് കേൾക്കുന്ന രോഗികളുടെ പൊട്ടിച്ചിരികൊണ്ട് ഹാൾ മാറ്റൊലി കൊള്ളുന്നു. ഈ നഗരത്തിലുള്ള ഹാസ്യ യോഗകൊണ്ട് ആരോഗ്യം നേടുന്നു. ചില ശാസ്ത്രജ്ഞന്മാരുടെ അഭിപ്രായത്തിൽ ചിരിയില്ലെങ്കിൽ ജീവിതമെ ഇല്ലെന്നാണ്; രോഗിയായ വ്യക്തി ചിരിക്കുന്നില്ലെങ്കിൽ രോഗം കൂടുതലാകുകയാണ് ചെയ്യുന്നത്. ഹാസ്യം ശരീരത്തെ കുലുക്കുന്നു. അതുകൊണ്ട് ശരീരത്തിലെ സുപ്രധാനമായ എംഡോഫ്രോം (ഹോർമോൺ തരുന്ന) പദ്ധതി പ്രവർത്തിക്കുന്നു. രോഗത്തിൽ നിന്ന് മുക്തി തരാൻ ഇത് വളരെ സഹായകരമാണെന്ന് തെളിഞ്ഞിട്ടുണ്ട്. മനസിന്റെ ഭാരം കുറയ്ക്കാനും, മുറുക്കം കുറയ്ക്കാനും ചിരിയ്ക്ക് കഴിയും, മാത്രമല്ല അത് ആരോഗ്യത്തിനുള്ള അമൃതും കൂടിയാണ്. ശ്രദ്ധിക്കേണ്ടത് ഒരാളെപ്പറ്റി കളിയാക്കിച്ചിരി

ക്കുന്നതിനുപകരം എല്ലാവരോടും ചേർന്ന് ചിരിക്കണം എന്നുള്ളതാണ്. ഇന്ന് സ്ത്രീകൾ മുഖകാന്തികൂട്ടാൻ പലപല കമ്പനിക്കാരുടെ സൗന്ദര്യവർദ്ധക വസ്തുക്കൾ ഉപയോഗിച്ചുവരുന്നു. എന്നാൽ പണ്ട് കാണപ്പെട്ടിരുന്ന ആ നൈസർഗ്ഗികസൗന്ദര്യം മുഖത്ത് ഇന്ന് കാണുന്നില്ല. ഹാസ്യയോഗയുടെ സഹായംകൊണ്ട് ചുളിവുകൾ ഉണ്ടാകുന്നതിൽ നിന്ന് രക്ഷപ്പെടാൻ കഴിയും. കൂടാതെ ഉറക്കമില്ലാതിരിക്കുന്നതിൽ നിന്നും കാര്യമില്ലാതെ കോപം വരുന്നതിൽ നിന്നും, മാനസിക രോഗങ്ങളിൽ നിന്നും പെട്ടെന്ന് ശമനം ലഭിക്കാനും കഴിയും.

ചിരിക്കുക: മാനസിക പിരിമുറുക്കത്തെ ഇല്ലാതാക്കുന്നതോടൊപ്പം ശരീരത്തിന്റെ പ്രതിരോധ ശക്തിയും കൂട്ടുന്നു. അതായത് രോഗത്തിനെതിരായി യുദ്ധം ചെയ്യാൻ നമ്മുടെ ഉള്ളിലുള്ള ശക്തി വർദ്ധിക്കുന്ന ഈ വ്യായാമം വിശേഷിച്ച് സമയം എടുക്കാതെ ആർക്കും, എപ്പോൾ വേണമെങ്കിലും എവിടെ വേണമെങ്കിലും സ്വഭാവികമായി ചെയ്യാൻ കഴിയുന്ന ഒന്നാണ്. പുഞ്ചിരിക്കും, ചിരിക്കും പ്രായമോ തടസ്സമോ നോക്കേണ്ടതില്ല. ശാസ്ത്രജ്ഞരുടെ അഭിപ്രായത്തിൽ ഹൃദയം തുറന്ന് ചിരിക്കുന്നയാൾ അധികകാലം ജീവിക്കുന്നു. ഈ പഴഞ്ചൊല്ലിൽ പതിരില്ല. "സന്തോഷം പങ്കിടൂ, സന്തോഷം വർദ്ധിക്കും." കിണറ്റിലെ വെള്ളം വെളിയിലെടുത്താലും വെള്ളത്തിന്റെ അളവ് എങ്ങനെ കുറയാതിരിക്കുന്നുവോ, അതുപോലെ മറ്റുള്ളവർക്ക് എത്രയ്ക്ക് സന്തോഷവും സുഖവും നൽകുന്നുവോ അത് പല മടങ്ങ് വർദ്ധിച്ച് താങ്കൾക്കും ലഭിക്കും. അതുകൊണ്ട് ഹാസ്യയോഗയുടെ സഹായത്താൽ ജീവിത കാലംമുഴുവനും സന്തോഷമുള്ളവനായും ആരോഗ്യവാനായും ആയിത്തീരാൻ കഴിയും.

✪✪✪✪✪

11. പ്രമേഹം

രോഗം ആദ്യം മനസിലാണ് ഉണ്ടാകുന്നത്. പിന്നീട് അത് ശരീരത്തിൽ പ്രത്യക്ഷപ്പെടുന്നു. ഉയർന്ന രക്തസമ്മർദ്ദം, പിരിമുറുക്കം, പക്ഷവാതം, പ്രമേഹം തുടങ്ങിയ രോഗങ്ങൾ മനസിനേയും ശരീരത്തേയും ബാധിക്കുന്നവയാണ്. യോഗ എന്ന ജീവിതശൈലി സ്വീകരിക്കുന്നവർ സദാ രോഗമില്ലാത്തവരായിരിക്കുന്നു. നമ്മുടെ യോഗികളും ഋഷിമാരും തങ്ങളുടെ പരിശീലനവും, തപസും വിചിന്തനവും കൊണ്ട് നേടിയ കണ്ടുപിടുത്തങ്ങൾ ഇന്നും ലോകം ആദരിക്കുന്നു. മനുഷ്യന്റെ എല്ലാത്തരത്തിലുമുള്ള വളർച്ചയിൽ യോഗയുടെ പ്രത്യേക പ്രാധാന്യമുണ്ടെന്ന് ശാസ്ത്രജ്ഞന്മാർ തങ്ങളുടെ ഗവേഷണങ്ങൾ കൊണ്ട് തെളിയിച്ചിട്ടുണ്ട്. ഇന്ന് ഈ ലേഖനത്തിലൂടെ പ്രമേഹരോഗത്തെക്കുറിച്ച് തങ്ങളുടെ ആഹാര ക്രമവും യോഗാഭ്യാസവും കൊണ്ട് ഈ രോഗത്തിൽനിന്ന് ആജീവനാന്തം മുക്തി പ്രാപിയ്ക്കാമെന്നതിനെപ്പറ്റി വിശദീകരിച്ചിട്ടുണ്ട്.

പ്രമേഹം (ഡയബിറ്റീസ്) ലോകം മുഴുവനും നമ്മുടെ രാഷ്ട്രത്തിലും വളരെ വേഗത്തിൽ വ്യാപിച്ചുകൊണ്ടിരിക്കുന്ന ഒരു രോഗമാണ്. അപകടകാരിയായ പ്രമേഹത്താൽ ബാധിക്കപ്പെട്ട വ്യക്തിയുടെ ആരോഗ്യം ദിവസേന ക്ഷയിച്ചുകൊണ്ടിരിക്കുകയാണ്. മാത്രമല്ല ഈ രോഗത്തിന് ഇരയാകുന്നത് ജോലി ചെയ്യാതെ സുഖലോലുപ ജീവിതം നയിക്കുന്നവരുമാണ്. ഉചിതമല്ലാത്തതും പ്രകൃതിയുടെ വിധിപ്രകാരമല്ലാത്തതുമായ ആഹാരരീതിയും ജീവിത ചര്യയും ഈ രോഗത്തെ വളർത്താൻ വളരെ സഹായിക്കുന്നു. ഈ ലേഖനത്തിൽ എന്താണ് പ്രമേഹം, എന്തുകൊണ്ടുണ്ടാകുന്നു, ഇതിന്റെ രോഗലക്ഷണങ്ങൾ എന്തെല്ലാമാണ്, യോഗയിൽ കൂടി ഈ രോഗത്തിൽ നിന്ന് എങ്ങനെ മോചനം നേടാം. ഈ കാര്യങ്ങളെല്ലാം വിസ്തരിച്ചിട്ടുണ്ട്. പ്രമേഹരോഗികൾക്ക് വീണ്ടും വീണ്ടും മൂത്രമൊഴിക്കേണ്ടിവരുന്നു. രോഗിയുടെ രക്തത്തിൽ പഞ്ചസാരയുടെ അളവ് കൂടുതലായിരിക്കും. ക്രമേണ പഞ്ചസാരയുടെ അളവ് മൂത്രത്തിലും കൂടുതലായിരിക്കും. കൂടെ കൂടെ ദാഹം ഉണ്ടാകുകയും വിശപ്പധികരിക്കുകയും ചെയ്യുന്നു. കാലുകളിൽ വേദന, രാവിലെ നാക്കിൽ പൂപ്പ്, ഉറക്കവും ക്ഷീണവും കൂടുക, ഇവ പ്രമേഹത്തിന്റെ ലക്ഷണങ്ങളാണ്.

World Health Organisation -ന്റെ റിപ്പോർട്ടിന്റെ അടിസ്ഥാനത്തിൽ 2025 ആകുമ്പോൾ ഭാരതത്തിൽ പ്രമേഹരോഗികളുടെ സംഖ്യ 6 കോടിവരെയാകുമെന്നതിന്റെ ലക്ഷണങ്ങളുണ്ട്. ഈ രോഗത്തിന്റെ കാര്യത്തിൽ ഭാരതത്തിന് ലോകത്തിൽ ഒന്നാംസ്ഥാനമാണുള്ളത്. ഈ രോഗം യുവാക്കളേയും

കുട്ടികളേയും കൂടി ബാധിച്ചുകൊണ്ടിരിക്കുകയാണ്. ഈ രോഗത്തിനുള്ള സ്ഥായിയായ ഒരു ചികിത്സ ഇതുവരെ കണ്ടുപിടിക്കപ്പെട്ടിട്ടില്ല. എന്നാൽ രോഗി സ്വയം അറിഞ്ഞ്, രോഗനിരീക്ഷണം സമയാസമയം ചെയ്ത് വിദഗ്ധോപദേശം നേടി അത് പാലിച്ചുകൊണ്ടിരിക്കണം. ഭാരത തത്വജ്ഞാനവും, ആചരണഗതമായ പാരമ്പര്യവും പതിവായുള്ള യോഗാഭ്യാസവും കൊണ്ട് ഈ രോഗത്തെ നിയന്ത്രണത്തിൽ കൊണ്ടുവരാൻ സാധിക്കുന്നു.

ആഹാര രീതിയിലുള്ള മാറ്റങ്ങൾകൊണ്ട് പ്രമേഹത്തിൽ ലഭിക്കുന്ന പ്രയോജനങ്ങൾ :

1. പ്രമേഹരോഗികൾ ആഹാരത്തിൽ മധുരവും, വറുത്ത പദാർത്ഥങ്ങൾ, മാംസം, മീൻ, അരി, ഉരുളക്കിഴങ്ങ്, വാഴപ്പഴം, ഓറഞ്ച്, മാങ്ങ എന്നിവ ചേർക്കാൻ പാടില്ല.
2. പച്ചിലകളും നാരുകളും ഉള്ള പച്ചക്കറിയുമടങ്ങിയ സസ്യാഹാരം കഴിക്കണം. നെല്ലിക്ക, ഞാവൽപ്പഴം, പാവയ്ക്ക, ഉലുവ, അത്തിക്ക ഇവ കഴിക്കാം.
3. ആഹാരം കഴിച്ചയുടൻ തന്നെ ഉറങ്ങരുത്. കൂടാതെ സുഖലോലുപ ജീവിതം നയിക്കാൻ പാടില്ല.
4. മാനസികമായ പിരിമുറുക്കം, ചിന്ത ഇവ പാടില്ല. വിചിന്തനം ചെയ്യാം.
5. 5 മുതൽ 10 ഗ്രാം ഉലുവ അരക്കപ്പ് വെള്ളത്തിലിട്ട് രാത്രിയിൽ വച്ച് രാവിലെ അത് ചവച്ചുതിന്ന് ആ വെള്ളവും കുടിക്കണം.
6. പച്ചക്കറികളിൽ, പാവയ്ക്ക, ഉലുവ, ചെഞ്ചിര, വെള്ളരിക്ക, കടുകിന്റെ ചീര, പീച്ചിങ്ങ, ഉള്ളി, വഴുതനങ്ങ, പുതിന, കൊത്തമല്ലി ഇവ കഴിക്കാവുന്നതാണ്.
7. പഞ്ചസാര, ശർക്കര, മധുരപലഹാരങ്ങൾ, ഉരുളക്കിഴങ്ങ്, സീതാപ്പഴം എന്നിവ ഹാനികരമാണ്. കാർബോ ഹൈഡ്രേറ്റും കൊഴുപ്പും അധികമുള്ള പദാർത്ഥങ്ങൾ കഴിക്കരുത്.
8. തന്റെ ദിനചര്യയിൽ മാറ്റം വരുത്തണം. എണ്ണതേച്ചുകുളിക്കുക, നടക്കുക ഇവ ആവശ്യമാണ്.
9. മദ്യം, സിഗരട്ട്, പാൻമസാല ഇവ ഉപയോഗിക്കരുത്.
10. ദിവസവും 10 മിനിട്ട് കണ്ണുമടച്ച് തന്റെ ഇഷ്ടദേവതയെ ധ്യാനിക്കണം.

യോഗ കൊണ്ട് ഈ രോഗത്തെ സമൂലം ഇല്ലാതാക്കാൻ കഴിയും. താഴെ പറയുന്ന കുറേ ആസനങ്ങൾ, മുദ്രകൾ, പ്രാണായാമം ഇവയുടെ അഭ്യാസം പതിവായി ചെയ്യുകയാണെങ്കിൽ ഈ രോഗത്തിൽ നിന്ന് ആജീവനാന്തം മോചനം ലഭിക്കും.

1. സൂര്യനമസ്ക്കാരം
2. ഭുജംഗാസനം
3. അർദ്ധമത്സ്യേന്ദ്രാസനം

4. ശലഭാസനം
5. യോഗമുദ്ര
6. കുംഭാസനം
7. പശ്ചിമോത്താനാസനം
8. അപാനമുദ്ര
9. ഉഡ്ഢിയാനമുദ്ര
10. നോലിക്രിയ
11. കപാലഭാതി പ്രാണായാമം
12. ധനുരാസനം
13. സുപ്തവജ്രാസനം

അർദ്ധമത്സ്യേന്ദ്രാസനരീതി : യോഗി ഗോരഖ് നാഥന്റെ ഗുരു മത്സ്യേന്ദ്രനാഥൻ ഈ ആസനത്തിൽ ഇരിക്കാറുണ്ടായിരുന്നു. ഇത് ദുഷ്കരമായ ആസനമായതുകൊണ്ട് ഇതിനെ പിന്നീട് ലളിതമായി അർദ്ധമത്സ്യേന്ദ്രാസനമാക്കി മാറ്റിയിരിക്കുന്നു.

രീതി : നിലത്തിരുന്ന് ഇടത്തെ കാലിന്റെ ഉപ്പൂറ്റി വലത്തുവശത്ത് കൊണ്ടുപോയി പൃഷ്ഠഭാഗത്ത് തൊടത്തക്കവിധത്തിൽ വയ്ക്കുക. അതിനുശേഷം വലതുകാല് ഇടത്തെ കാൽമുട്ടിന്റെ അടുക്കൽ കണംകാലിൽ ഉറപ്പിച്ചുവയ്ക്കുക. പിന്നീട് ഇടത്തുകൈ മുഴുവനും നെഞ്ചിനടുത്ത് കൊണ്ടുവന്ന് കക്ഷത്തിന്റെ ഭാഗം വലത്തുകാൽമുട്ടിന്റെ താഴെ തുടയുടെ മുകളിൽ ഉറപ്പിക്കുക. അതിനുശേഷം വലത്തെ കൈ പുറകിൽ കൂടി അരയ്ക്കു ചുറ്റി നാഭിയെ സ്പർശിക്കാൻ ശ്രമിക്കുക. രണ്ടു തോളുകളും ഒരേ വരയിൽ വരത്തക്കവിധം നട്ടെല്ലിനെ തിരിക്കുക, എത്രയ്ക്ക് തിരിയ്ക്കാൻ കഴിയുമോ അത്രയ്ക്ക് പ്രയോജനം കിട്ടും. കുറെ നേരം ഈ സ്ഥിതിയിൽ കഴിയുക. നിയന്ത്രണം വിട്ടുപോകുന്നസ്ഥിതിയിൽ ആസനം മതിയാക്കുക. ഇതുപോലെ മറ്റേവശത്തുകൂടി കാലും കൈയ്യും മാറ്റി ഈ ആസനം അഭ്യസിക്കുക. രണ്ടുവശത്തും കൂടി കുറഞ്ഞത് ഈരണ്ടു പ്രാവശ്യം ചെയ്യണം. ശ്വാസോച്ഛ്വാസരീതി സാധാരണയുള്ളതുപോലെയായിരിക്കും.

പ്രയോജനം : ഈ ആസനത്തിൽ നട്ടെല്ലിനെ അതിന്റെ അച്ചാണിയിൽ വലത്തോടും ഇടത്തോട്ടും തിരിക്കുന്നതുകൊണ്ട് നാഡീവ്യൂഹങ്ങൾ ശക്ത

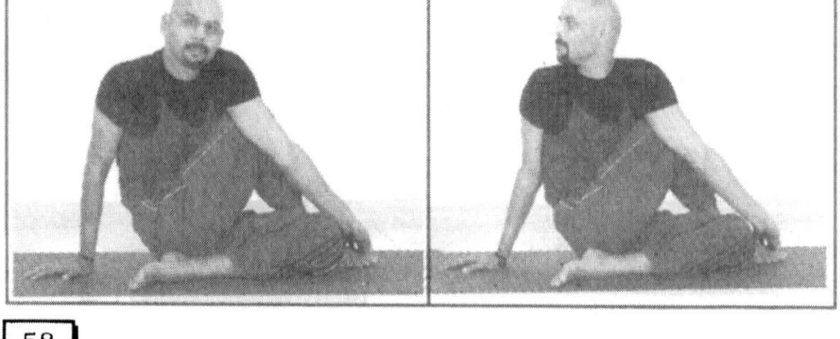

മാക്കപ്പെടുന്നു. പ്രാണവായു, അധോവായു ഇവയ്ക്ക് ഐക്യത ലഭിക്കുന്നു. നട്ടെല്ലിനെ ഉറപ്പുള്ളതും വഴങ്ങുന്നതുമാക്കുന്നു. അരക്കെട്ട്, തോള്, തുട, പാർശ്വം പുറം ഇവകളുടെ മാംസപേശികളെ ഉറപ്പുള്ളതാക്കുന്നു. ഈ ആസനം പ്രമേഹ രോഗികൾക്ക് ഒറ്റമൂലിയാണ്. പാൻക്രിയാസ് ഗ്രന്ഥികളുടെ പ്രവർത്തനക്ഷമത കൂട്ടുന്നു. ശ്വാസകോശങ്ങൾക്കും ഹൃദയത്തിനും ബലം ലഭിക്കുന്നു. ബ്രഹ്മചര്യം പാലിക്കാനും ഇത് സഹായകമാണ്. ഇതിന്റെ അഭ്യാസംകൊണ്ട് കരളും മറ്റ് ഗ്രന്ഥികളും ഉത്തേജിപ്പിക്കപ്പെടുന്നു.

ശ്രദ്ധിക്കേണ്ടത് : അൾസർ, ഹെർണിയാ, സൈറ്റിക്കാ (നടുവുവേദന) സ്ലിപ് ഡിസ്ക് രോഗികളും ഗർഭിണികളും ഇത് അഭ്യസിക്കരുത്. ഈ ആസനത്തിന് മുമ്പ് ശലഭാസനം അഭ്യസിക്കണം അതുകൊണ്ട് മാംസപേശികളിൽ പിരിമുറുക്കം ഇല്ലാതിരിക്കും.

ശലഭാസന രീതി : നമ്മുടെ യോഗികൾ ഈ ആസനത്തിന് ശലഭാസനം എന്ന് പേരുനൽകിയത്, ഈ ആസനം ചെയ്യുമ്പോൾ ശരീരത്തിന്റെ ആകൃതി വെട്ടുക്കിളിപോലെ ആകുന്നതുകൊണ്ടാണ്.

രീതി : നിലത്ത് കമഴ്ന്ന്കിടക്കുക. രണ്ടു കൈകളും തുടകളുടെ അടിയിൽ ആയിരിക്കണം. താടി നിലത്ത് മുട്ടിയിരിക്കണം. രണ്ടു കാലുകളുടേയും കാൽവണ്ണകൾ പരസ്പരം ചേർന്നിരിക്കണം. ശ്വാസം ഉള്ളിലേക്കെടുത്ത് അരക്കെട്ടിന്റെ മുകളിലത്തേതും താഴത്തേഭാഗങ്ങൾ ഉയർത്തിക്കൊണ്ട് അതോടുകൂടി ചുമലുകളും, കഴുത്തും, തലയും ഉയർത്തുക. ശരീരത്തിന്റെ മുഴുവൻ ഭാരവും കൈകളിലായിരിക്കും. തുടകൾ കൂടി എത്ര കഴിയുമോ അത്രയ്ക്ക് ഉയർത്തിയിരിക്കണം. ശ്വാസം പിടിച്ച് ഈ ആസനത്തിൽ സുഗമമായ് എത്രനേരമിരിക്കാമോ അത്രയും ഇരുന്ന് പതുക്കെ പതുക്കെ ശ്വാസം വിട്ടുകൊണ്ട് നിലത്ത് പൂർവ്വസ്ഥിതിയിലേക്ക് വരുമ്പോൾ ആസനത്തിന്റെ ഒരു വട്ടം പൂർത്തിയായി. കുറഞ്ഞത് അഞ്ചുപ്രാവശ്യം അഭ്യസിക്കണം.

പ്രയോജനം : നമ്മുടെ നാഭിയ്ക്ക് ബലം സിദ്ധിക്കുന്നു. നെഞ്ച്, ചുമലുകൾ, ഇവകൾക്ക് ബലം കിട്ടുന്നു. ദഹനേന്ദ്രിയങ്ങൾക്ക് ഗുണം ചെയ്യുന്നു. നമ്മുടെ lower back ന് ബലം ഉണ്ടാകുന്നു. ആർത്തവ സംബന്ധമായതും ഗർഭാശയസംബന്ധപ്പെട്ടതുമായ അസുഖം മാറ്റി ഗർഭധാരണത്തിന്

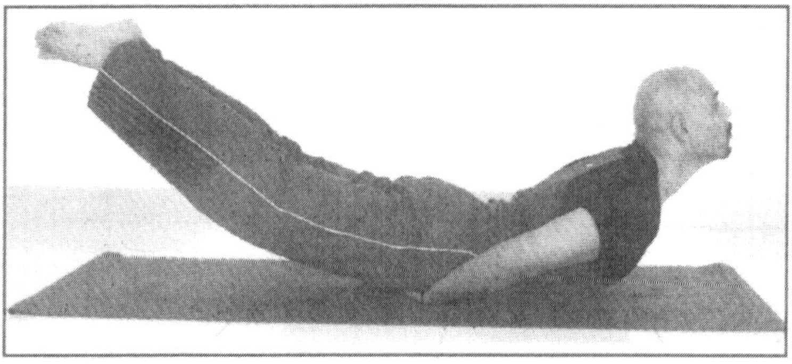

സഹായം നൽകുന്നു. കുടൽ, വൃക്ക, പാൻക്രിയാസ് ഗ്രന്ഥികൾ ഇവയുടെ പ്രവർത്തനക്ഷമത വർദ്ധിപ്പിക്കുന്നു. ശുക്ലദോഷവും അകറ്റുന്നു.

ശ്രദ്ധിക്കേണ്ടത് : ഹൃദ്രോഗികൾ, ഉയർന്ന രക്തസമ്മർദ്ദമുള്ളവർ, അൾസറിന്റേയും, ഹെർണിയായുടെയും അസുഖം ഉള്ളവർ ഇത് അഭ്യസിക്കാൻ പാടില്ല.

കുറിപ്പ് : യോഗയുടെ പ്രയാസം തോന്നുന്ന ഒരു ആസനമാണിത്. ഇതു അഭ്യസിക്കുമ്പോൾ ധൃതി അരുത്.

ഉഡ്ഡിയാന ബന്ധം:

പത്മാസനത്തിലോ സുഖാസനത്തിലോ ഇരിക്കുക. ശ്വാസം മുഴുവനും പുറത്തേക്കാക്കി വയറ് അകത്തേക്ക് ചുളുക്കി മുകളിലേക്ക് വലിക്കുക. നാഭിയും വയറും പുറത്തോട്ടു ചേർത്തമർത്തണം. അപ്പോൾ വയറിന്റെ സ്ഥാനത്ത് കുഴിപോലെ തോന്നും. ഇത് ഉഡ്ഡിയാന ബന്ധമെന്ന് പറയുന്നു.

പ്രയോജനം : പ്രമേഹത്തിന് ഇത് ഒരു ഒറ്റമൂലിയാണ്. യൗവനത്തിന്റെ

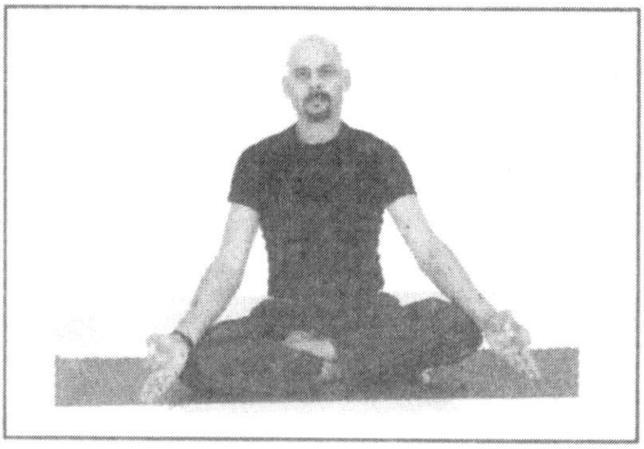

കാലാവധി നീട്ടാൻ കഴിയും. മലബന്ധം അകറ്റി വിശപ്പുണ്ടാക്കുന്നു. കുടവയറുണ്ടാക്കുകയുമില്ല. നെഞ്ച് നന്നായിവിരിയും.

കുറിപ്പ് : അൾസർ, ഹെർണിയാരോഗികൾ, ഹൃദ്രോഗികൾ. ഉയർന്ന രക്തസമ്മർദ്ദമുള്ളവർ ശലഭാസനവും ഉഡ്ഡിയാനബന്ധവും ചെയ്യാൻ പാടില്ല.

യോഗാഭ്യാസംകൊണ്ട് ശരീരത്തിന്റെ ശക്തിയും ആയുസും കൂടുന്നു. മുകളിൽ പറഞ്ഞ ആസനങ്ങളും പ്രാണായാമവും അഭ്യസിച്ചാൽ ഈ രോഗത്തിൽ നിന്നും മോചനം നേടുമെന്നതിൽ സംശയമില്ല.

12. വേനൽ ചൂടിൽ നിന്ന് യോഗയിലൂടെ വിമോചനം

ഋതുക്കളുടെ മാറ്റത്തിന്റെ പ്രഭാവം ചർമ്മത്തിലും ആരോഗ്യത്തിലുമാണ് ഉണ്ടാകുന്നത്. ഗ്രീഷ്മകാലത്ത് തീ പറക്കുന്ന വെയിൽ ഏൽക്കുമ്പോഴും ചൂട്കാറ്റടിക്കുമ്പോഴും പലപ്രകാരങ്ങളിലുമുള്ള കഷ്ടപ്പാടുകൾ ഒരുമിച്ച് വരുന്നു. കാലാവസ്ഥ മാറുമ്പോൾ ശ്രദ്ധിച്ചില്ലെങ്കിൽ ആരോഗ്യം ക്ഷയിക്കുന്നതു കൂടാതെ സൗന്ദര്യവും ബാധിക്കപ്പെടുന്നു.

സാധാരണ ശരീരത്തിൽ മെറ്റബോളിസത്തിന്റെ പ്രവർത്തി തുടർന്നു കൊണ്ടിരിക്കും. അതുകൊണ്ടുണ്ടായ ഊഷ്മാവിനെ സമതുലനം ചെയ്യാൻ 24 മണിക്കൂറിൽ ഏതാണ്ട് 900 മില്ലി വിയർപ്പ് ചർമ്മത്തിൽ നിന്നും വെളിയിൽ പോകുന്നു. എന്നാൽ നല്ല വെയിലുള്ളപ്പോൾ ഇത്രയും വിയർപ്പ് ഒരു മണിക്കൂറിനുള്ളിൽ തന്നെ പുറത്തുവരുന്നു. ഉപ്പിന്റെ അംശവും കുറഞ്ഞുകൊണ്ടുവരുന്നു. കൂടുതലായുള്ള താപം കൊണ്ട് ഛർദ്ദി, പരിഭ്രമം, തലവേദന, വായിൽ ഉമിനീരില്ലാതിരിക്കുക, കണ്ണിലും കൈകാലുകളിലും പുകച്ചിൽ, ദേഹം മുഴുവനും വേദന, ക്ഷീണം അനുഭവപ്പെടുക മുതലായവയും ഉണ്ടാകുന്നു. കോളറ, ചൂട്കാറ്റ് കടുത്ത ദാഹം, അജീർണ്ണം, ചൊറി ചിരങ്ങുകൾ, വയറുകടി തുടങ്ങിയ രോഗങ്ങളും ഉണ്ടാകുന്നു.

യോഗയിലെ ക്രിയകൾ, ആസനങ്ങൾ, പ്രാണായാമം ഇവയുടെ അഭ്യാസംകൊണ്ട് ഈ രോഗങ്ങൾ ഉണ്ടാകുന്നതിന്റെ ആശങ്ക കുറയ്ക്കാം. ഈ കാലാവസ്ഥയിൽ മാനസിക മുറുക്കം കൂടുതലാണ്. ചൂടുകാലത്ത് മനസിനെ പ്രസന്നമാക്കണം, മസ്തിഷ്ക്കം ശാന്തമായിരിക്കണം അല്ലെങ്കിൽ ഉയർന്ന രക്തസമ്മർദ്ദവും ഉറക്കമില്ലാതിരിക്കുക, ദഹനക്കേട് തുടങ്ങിയ രോഗങ്ങൾക്കിരയാകേണ്ടിവരും.

ഓം മന്ത്രം ധ്യാനിക്കുന്ന രീതി - ധ്യാന ശബ്ദം ഉണ്ടായത് സംസ്കൃത വ്യാകരണത്തിലെ ധേയ ധാതുവിൽ നിന്നാണ്. അതിന്റെ അർത്ഥം ധ്യാനം, വിചിന്തനം ആലോചന എന്നാണ്.

രീതി : ഓം മന്ത്ര ധ്യാനത്തിന് പത്മാസനത്തിലോ സുഖാസനത്തിലോ ഇരിക്കണം. കണ്ണുകൾ അടച്ച് രണ്ടുകൈകളും ജ്ഞാനമുദ്രയിൽ (ചൂണ്ടുവിരലിന്റെ അഗ്രഭാഗം പെരുംവിരലിന്റെ അഗ്രഭാഗവുമായി തൊട്ടിരിക്കണം). ജ്ഞാനമുദ്രയിൽ അല്ലെങ്കിൽ മുകളിൽ കൊടുത്ത ചിത്രത്തിന്റെ അടിസ്ഥാനത്തിൽ അതായത് രണ്ട് കൈകളും നമസ്ക്കാരത്തിന്റെ മുദ്രയിൽ, കണ്ണുകൾ തുറന്ന് അരക്കെട്ട്, കഴുത്ത് പൂർണ്ണമായും നേരേയായിരിക്കണം. മനസ് സ്ഥിരമായി വയ്ക്കുകയും മുഖത്തിൽ ശാന്തതയുണ്ടായിരിക്കുകയും വേണം. ശരീരത്തിലെ എല്ലാ മാംസപേശികളും അയഞ്ഞരീതിയിൽ വിട

ണം. ശരീരത്തിൽ ഒരുതരത്തിലുമുള്ള അനക്കവും ഉണ്ടാകാൻ പാടില്ല. അതിനുശേഷം ആഴമുള്ള ദീർഘശ്വാസമെടുത്ത് നിറുത്താതെ ഓം മന്ത്രോച്ചാരണം തുടർച്ചയായി ചെയ്യണം. മുഴുവൻ ശ്രദ്ധയും ഉച്ചാരണത്തിലായിരിക്കണം. ആരംഭത്തിൽ ഇതിന്റെ ആഭ്യാസം 5 മിനിട്ടും ക്രമേണ സമയാവധി കൂടി 20 മുതൽ 25 മിനിട്ടുവരെ ആക്കാവുന്നതാണ്.

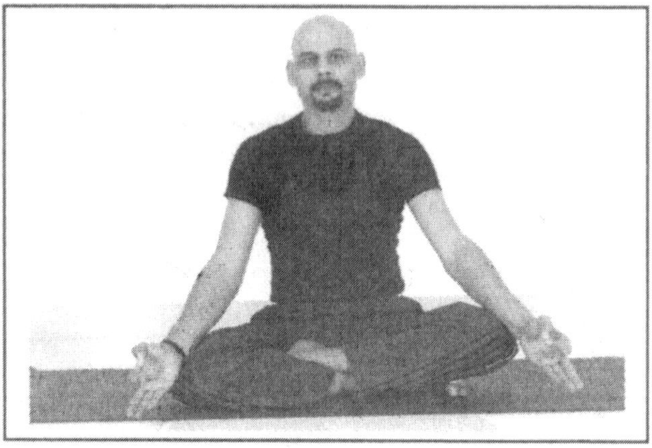

പ്രയോജനം : ഉയർന്ന രക്തസമ്മർദ്ദം, പിരിമുറുക്കം, മലബന്ധം, വായുകോപം, അജീർണ്ണം, മാനസികമുറുക്കം, ഭ്രാന്ത്, ഏകാന്തത, കോപം മുതലായവ കുറയ്ക്കുക ഇതെല്ലാം സാധിക്കുന്നു.

കുറിപ്പ് : ക്രമേണ കണ്ണുകൾ തുറന്ന് ഈ ധ്യാനം ചെയ്യുന്നതിൽ അഭ്യസ്ഥനാകുമ്പോൾ വീണ്ടും കണ്ണുകൾ അടച്ച് കൈകൾ ജ്ഞാനമുദ്രയിൽവച്ച് ഈ മന്ത്രോച്ചാരണം ചെയ്ത് മനസിന്റെ ഉള്ളിൽ അനാഹദ നാദം കേൾക്കാൻ ശ്രമിക്കണം.

2. ഏകപാദപവന മുക്താസനം : ഈ ആസനത്തിന്റെ അഭ്യാസം കൊണ്ട് അധോവായു ശരീരത്തിൽ നിന്ന് വെളിയിലേക്ക് കളയുന്നു. അതുകൊണ്ട് ഇത് സുപ്ത പവന മുക്താസനം എന്ന് പറയുന്നു.

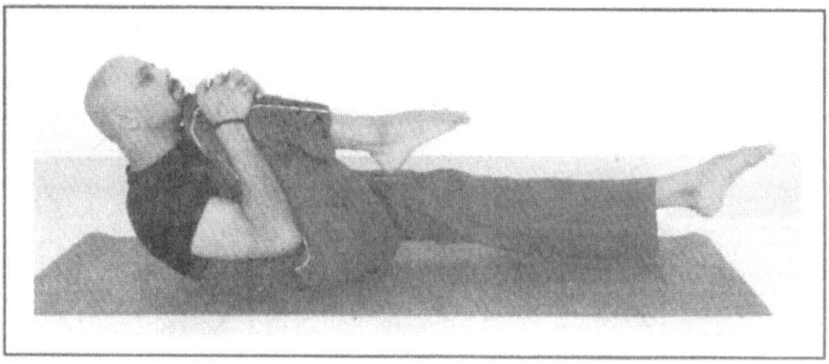

രീതി : മലർന്നു കിടക്കുക. രണ്ടു കാലുകളും മുമ്പിലേക്ക് വിരിക്കുക അതിനുശേഷം വലത്തേക്കാൽ നേരേമുകളിലേക്ക് ഉയർത്തുക. ഉയർത്തിയ കാൽ മുട്ടിൽവച്ച് മടക്കി കൈയിലെ 10 വിരലുകളും പരസ്പരം കോർത്തുപിടിച്ച് മടക്കിയ കാൽമുട്ട് പിടിക്കണം. അതിനുശേഷം കാൽമുട്ട് താഴോട്ടമർത്തി നെഞ്ചോടു ചേർക്കണം. അതിനുശേഷം കഴുത്ത് മുകളിലേക്കുയർത്തി മൂക്ക് കാൽമുട്ടിനോടു ചേർക്കുക. വലത്തെ കാൽ നിലത്തുനിന്നും അല്പം ഉയർന്നിരിക്കണമെന്ന കാര്യത്തിൽ ശ്രദ്ധിക്കുക. ശ്വാസം പിടിച്ച് എത്രനേരം ഈ സ്ഥിതിയിൽ കഴിയാൻ സാധിക്കുമോ അത്രയും നേരം ഇരുന്നശേഷം ആസനം മതിയാക്കി ആദ്യം കഴുത്തും പിന്നീട് തലയും നിലത്ത് മുട്ടിച്ച് ഇതേരീതിയിൽ മുട്ടിന്റെ സ്ഥിതിയിൽ മാറ്റംവരുത്തി ഈ ആസനം തുടരുക. രണ്ടുവശങ്ങളിലും കൂടി മൂന്നുമൂന്നു പ്രാവശ്യം ചെയ്യുക.

പ്രയോജനം : ഉദരത്തിലെ വായു ഇല്ലാതായി വയറിന്റെ കട്ടികുറയുന്നു. മലബന്ധം മാറുന്നു. വയറിന്റെ കൊഴുപ്പും വണ്ണവും ഇല്ലാതാക്കുന്നു. കുടലിൽ തടഞ്ഞുകിടക്കുന്ന വായു ഗുദത്തിൽ കൂടി എളുപ്പത്തിൽ വെളിയിലേക്ക് പോകുന്നു. ഈ ആസനത്തിന്റെ അഭ്യാസം കൊണ്ട് കാൽമുട്ടുകളുടെ വേദനയും, സന്ധിവാത രോഗവും മാറുന്നു. ഈ ആസനം ശ്വാസകോശങ്ങളേയും ഹൃദയത്തേയും ബാധിക്കുന്ന രോഗങ്ങളെ മാറ്റുന്നു. പ്രസവത്തിനുശേഷം രണ്ടുമാസം വരെ സ്ത്രീകൾ ഈ ആസനം നിത്യവും അഭ്യസിച്ചാൽ അവരുടെ വയറ് വലുതാകുകയില്ല.

കുറിപ്പ് : ഉയർന്ന രക്ത സമ്മർദ്ദമുള്ളവരും, ഹൃദ്രോഗികളും അരക്കെട്ടിന്വേദനയുള്ളവരും, കഴുത്തുവേദനയുള്ളവരും ഇതഭ്യസിക്കരുത്. ഈ ആസനത്തിന്റെ അഭ്യാസം ഒരു കാൽകൊണ്ട് ചെയ്യാം അഭ്യസ്ഥനാകുമ്പോൾ രണ്ടു കാലുകളും ഒന്നിച്ച്വച്ച് ഇത് അഭ്യസിക്കാം.

3. ശശാങ്കാസനം : ശശാങ്കം അതായത് മുയൽ ഈ ആസനത്തിൽ നമ്മുടെ ശരീരാകൃതി ശശാങ്കം അതായത് മുയൽപോലെ ആകുന്നതുകൊണ്ട് ഇതിന്റെ പേര് ശശാങ്കാസനം എന്ന് വെച്ചിട്ടുണ്ട്.

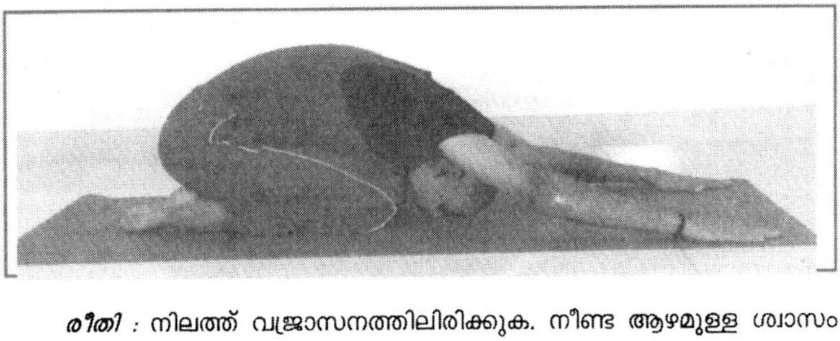

രീതി : നിലത്ത് വജ്രാസനത്തിലിരിക്കുക. നീണ്ട ആഴമുള്ള ശ്വാസം എടുക്കുക. അതോടൊപ്പം രണ്ടു കൈകളും മുകളിലേക്കുയർത്തി നീട്ടിപ്പിടിക്കുക. കൈപ്പത്തികൾ തുറന്നതും നേരേ മുമ്പിലേക്ക്നീട്ടിയതുമായിരിക്കണം. ശ്വാസം വെളിയിലേക്ക് വിട്ട് അര വരെയുള്ള ഭാഗം താഴേക്ക് മടക്കി

രണ്ട് കൈകളുടേയും കൈപ്പത്തികൾ നിലത്തുറപ്പിക്കുക. പിന്നീട് നെറ്റി നിലത്ത് മുട്ടിക്കുക. കുനിഞ്ഞിരിക്കുന്നതിനാൽ ശ്വാസഗതി സാധാരണ നില യിലായിരിക്കും കഴിവിനും സമയത്തിനുമനുസരിച്ച് ഈ ആസനത്തിൽ ഒരു വട്ടം കഴിയുക. 5 പ്രാവശ്യമെങ്കിലും ഈ ആസനം ചെയ്യണം.

പ്രയോജനം : മനസ് ശാന്തമാക്കാൻ ഈ ആസനം വളരെ ഗുണപ്രദ മാണ്. ഏകാഗ്രതയ്ക്കും, ദൃഢനിശ്ചയത്തിനും, കോപം നിയന്ത്രിക്കുന്നതി ലും, മാനസിക സമതുലനത്തിലും ബുദ്ധിയുടെ വളർച്ചയിലും അനുയോജ്യ ചിന്താവീക്ഷണത്തിലും ഇത് സഹായകമാകുന്നു. ഇതുകൊണ്ട് ആസ്തമാ, ഹൃദ്രോഗം, ശ്വാസകോശ സംബന്ധിച്ചരോഗങ്ങൾ, ശ്വാസരോഗങ്ങൾ ഇവ മാറുന്നു. ഇത് നട്ടെല്ലിനും വളരെ പ്രയോജനം ചെയ്യുന്നു. മുഖത്തിൽ പ്രസ രിപ്പും കാന്തിയും തേജസും വർദ്ധിക്കുന്നു. സ്ത്രീകൾക്ക് ഈ ആസനം വിശേഷിച്ച് പ്രയോജനം ചെയ്യുന്നു. ശശാങ്കാസനം നമ്മുടെ ശരീരത്തിന്റെ എല്ലാ ഭാഗങ്ങളുടേയും ക്ഷീണം അകറ്റുന്നു.

ശ്രദ്ധിക്കേണ്ടത് : സ്ലിപ് ഡിസ്ക് ഉള്ളവർ, ഗർഭിണികൾ, സന്ധിവാത രോഗികൾ ഏതെങ്കിലും യോഗാചര്യന്റെ നിർദ്ദേശപ്രകാരം മാത്രമെ ഈ ആസനം അഭ്യസിക്കാവൂ.

4. ചന്ദ്രഭേദീ പ്രണായാമം : പ്രാണായാമം ബഹിരംഗയോഗത്തിലാണ് വരുന്നത്. ആസനങ്ങൾ പ്രാപ്തമായാൽ ശ്വാസോച്ഛ്വാസം ഗതികളെ വിച്ഛേ ദിപ്പിക്കുന്നതാണ് പ്രാണായാമമെന്ന് പറയുന്നത്. ചന്ദ്രഭേദി പ്രാണായാമം കൊണ്ട് ഇഡനാഡി ശുദ്ധമാകുന്നു.

രീതി : നിലത്ത് പത്മാസനത്തിലോ സുഖാസനത്തിലോ ഇരിക്കുക. നട്ടെല്ല് നേരെവയ്ക്കുക. ഇടത്തുകൈ ഇടത്തു കാൽമുട്ടിന്മേൽ വച്ച് ജ്ഞാന

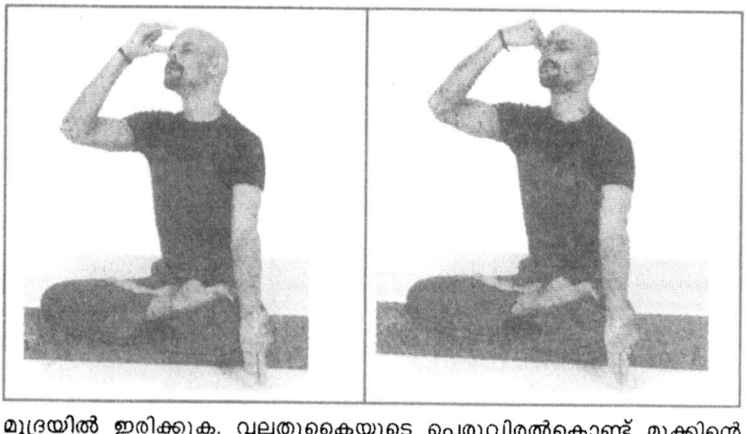

മുദ്രയിൽ ഇരിക്കുക. വലതുകൈയുടെ പെരുവിരൽകൊണ്ട് മൂക്കിന്റെ വലത്തെ ദ്വാരം അമർത്തിപ്പിടിച്ചടയ്ക്കുക. മൂക്കിന്റെ ഇടത്തെ ദ്വാരത്തിൽ കൂടി ശ്വാസം എടുക്കുക. എത്രനേരം ശ്വാസം പിടിക്കാമോ അത്രയും നേരം പിടിച്ച് വലത്തേ കൈയുടെ മോതിരവിരൽകൊണ്ട് മൂക്കിന്റെ ഇടത്തെ ദ്വാരം

അടയ്ക്കുക. മൂക്കിന്റെ വലത്തെ ദ്വാരത്തിൽ കൂടി ശ്വാസം വെളിയിൽ കളയുക. ചന്ദ്രഭേദി ആസനത്തിന്റെ ഒരുവട്ടം പൂർത്തിയായി. കുറഞ്ഞപക്ഷം 12 വട്ടം ചെയ്യണം.

പ്രയോജനം : മനസ് ശാന്തമാകുന്നു; ദഹനശക്തി ശരിയാകുന്നു; ശരീരത്തിന്റേയും മസ്തിഷ്ക്കത്തിന്റേയും ചൂട് അകറ്റുന്നു. ചന്ദ്രഭേദി പ്രാണായാമംകൊണ്ട് തലവേദന, മാനസികമായ സമാധാനക്കേട് ഇവ മാറുന്നു. പരിശീലകന്റെ നടത്തയിൽ positive view point കൂടുതലാകുന്നു. ഉറക്കമില്ലായ്മ മാറികിട്ടുന്നു.

കുറിപ്പ് : ഈ പ്രാണായാമം കുറഞ്ഞ രക്തസമ്മർദ്ദമുള്ളവർ ചെയ്യാൻ പാടില്ല. തണുപ്പുകാലത്ത് ഇത് അഭ്യസിക്കാൻ പാടില്ല.

5. ശീതളീപ്രാണായാമം : ശരീരത്തേയും മനസിനേയും ശീതളമാക്കുന്നതാണ് ഈ പ്രാണായാമം. അത്യധികം ശീതളത അനുഭവപ്പെടുന്നതുകൊണ്ടാണിതിനെ ശീതളി പ്രാണായാമം എന്ന് വിളിക്കുന്നത്.

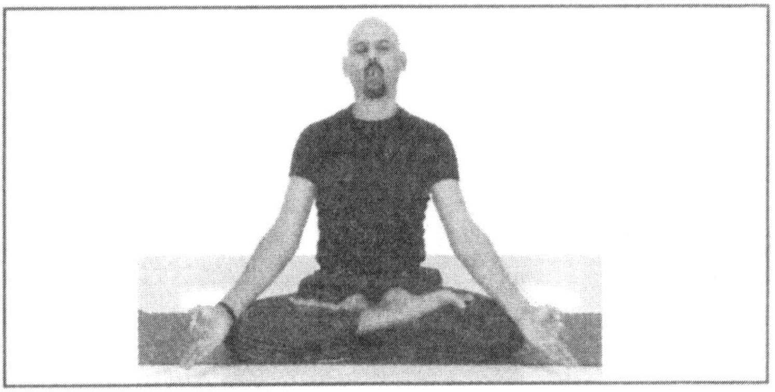

രീതി : പത്മാസനത്തിലിക്കുക. രണ്ടു കൈകളും രണ്ടുകാൽകളുടെയും കാൽമുട്ടിന്മേൽ വച്ച് ജ്ഞാനമുദ്രയിലിരിക്കുക. അതിനുശേഷം നാക്കിനെ ഒരു കുഴൽപോലെ ഉരുട്ടി ശബ്ദത്തോടുകൂടി ശ്വാസം അകത്തേക്ക് വലിക്കുക. അതിനുശേഷം കണ്ണുകൾ അടച്ച് തന്റെ ശക്തിക്കനുസരിച്ച് ശ്വാസം പിടിക്കണം. എന്നിട്ട് ശബ്ദമുണ്ടാക്കാതെ മൂക്കിലെ ദ്വാരങ്ങളിൽ കൂടി ശ്വാസം വെളിയിലേക്ക് വിടണം. ഈ പ്രാണായാമത്തിന്റെ ഒരു വട്ടം പൂർത്തിയായി. ഇതും 15 വട്ടമെങ്കിലും ചെയ്യണം.

പ്രയോജനം : ഈ പ്രാണായാമത്തിന്റെ അഭ്യാസം കൊണ്ട് ബലവും സൗന്ദര്യവും വർദ്ധിക്കുന്നു. വിശപ്പും ദാഹവും നിയന്ത്രിക്കാൻ കഴിയുന്നു. ജ്വരം, ക്ഷയം തുടങ്ങിയവ ഇല്ലാതാകുന്നു. വെള്ളവും ആഹാരവും കൂടാതെയിരിക്കാനുള്ള ശക്തി ആർജ്ജിക്കുന്നു. കുണ്ഡലിനിയെ ഉത്തേജിപ്പിക്കാനും സഹായമാണ്. ഉയർന്ന രക്തസമ്മർദ്ദം നിയന്ത്രിക്കുന്നതിൽ ഒറ്റമൂലിയാണ്.

കുറിപ്പ് : കുറഞ്ഞ രക്തസമ്മർദ്ദമുള്ളവർ, ആസ്തമാരോഗികൾ, കഴുത്തിനസുഖമുള്ളവരും ശീതകാലത്ത് ഇത് അഭ്യസിക്കാൻ പാടില്ല.

യോഗാഭ്യാസത്തോടുകൂടി താഴെ കൊടുത്തിരിക്കുന്ന വസ്തുതകളിലും ശ്രദ്ധിയ്ക്കുകയാണെങ്കിൽ വേനൽക്കാലത്തുണ്ടാകുന്ന അസുഖങ്ങളിൽ നിന്ന് രക്ഷപ്പെടാൻ സാധിക്കും.

1. ഉഷ്ണകാലത്ത് ജലപാനം : രാവിലെ വെള്ളം കുടിക്കുന്നത് അത്യാവശ്യമാണ്. രാത്രിയിൽ ചെമ്പ് പാത്രത്തിൽ വെള്ളം വച്ച് രാവിലെ എഴുന്നേൽക്കുമ്പോൾ കഴിയുന്നത്ര കുടിക്കണം. ഒരു ഗ്ലാസിൽ നിന്നും തുടങ്ങി കൂടുതൽ കൂടുതൽ വെള്ളം കുടിക്കാൻ ശ്രമിക്കണം. ശൗചകർമ്മങ്ങൾ ഇതിനുശേഷം ചെയ്താൽ മതി.

ഇപ്രകാരം ചെയ്യുന്നതുകൊണ്ട് മലബന്ധം മാറിക്കിട്ടുന്നു. വയറിന്റെ ചൂട് ശാന്തമാക്കപ്പെടുന്നു. ആമാശയത്തിലെ പിത്തം ശാന്തമായി ശരീരത്തിലെല്ലായിടത്തും തണുപ്പും നനവും അനുഭവപ്പെടുന്നു. കണ്ണുകളുടെ പ്രകാശം കൂട്ടുന്നു, മുടികൊഴിച്ചിലും, മുടിപൊട്ടിപ്പോകുന്നതും ഇല്ലാതാക്കുന്നു.

2. സ്നാനത്തിനുശേഷം വേപ്പിന്റെ ഇലകൾ ചവക്കുക. ഇതിലുള്ള രാസവസ്തു രോഗാണുക്കളെ നശിപ്പിക്കുന്നു. കരളിനെ ആരോഗ്യമുള്ളതും ശക്തിയുള്ളതുമാക്കുന്നു. ആണിയും, മുഖക്കുരുവും വേരോടെ നശിപ്പിക്കുന്നു.

3. തേങ്ങാവെള്ളം, നാരങ്ങാനീര്, തയിര്, മോര്, കൂടുതലായി ഉപയോഗിക്കണം. മുസംബി, വെള്ളരിക്ക, തണ്ണിമത്തങ്ങ, മധുരനാരങ്ങ, മൾബറി, മാതള നാരങ്ങ എന്നിവ ദിവസേന കഴിക്കാം.

✪✪✪✪✪

13. മുന്നറിയിപ്പില്ലാതെ വരുന്ന ഉയർന്ന രക്തസമ്മർദ്ദം

ഉയർന്ന രക്തസമ്മർദ്ദം ആധുനികതയുടെ രൂപമാണെന്ന് പറഞ്ഞാൽ അതിൽ ഒട്ടും തന്നെ അതിശയോക്തി ഇല്ല ആധുനിക യുഗം ഒരുവശത്ത് വളരെയധികം സുഖസൗകര്യങ്ങളുടെ സാധനങ്ങൾ നൽകുന്നു എന്നാൽ അതേസമയം മാനസികമായ ദുഃഖം, ചിന്ത, ശോകം, മുതലായ പരിതസ്ഥിതികളും ഉണ്ടാക്കിയിട്ടുണ്ട്. നമ്മുടെ ശരീരത്തിലോടുന്ന രക്തം ഹൃദയത്തിൽ നിന്നാണ് വരുന്നത്. ഹൃദയം രാത്രിയും പകലും പമ്പിംഗ് മെഷിൻ പോലെ രക്തം പമ്പ് ചെയ്തുകൊണ്ടിരിക്കുന്നു. ഇതിനെ ഹൃദയ മിടിപ്പ് എന്ന് പറയുന്നു. ഹൃദയത്തിന്റെ അമർത്തൽകൊണ്ട് രക്തം ധമനി കളിൽ എത്തുന്നു. ശരീരം മുഴുവൻ ഓടിക്കഴിഞ്ഞ് തിരികെ ഹൃദയത്തി ലേക്ക് ചെല്ലുന്നു. ഹൃദയം രക്തം ശുദ്ധിചെയ്ത് വീണ്ടും ധമനികളിൽ അയ ക്കുന്നു. രക്തത്തിൽ ഹൃദയത്തിന്റെ അമർത്തലുണ്ടാകുന്നു. അത് രക്തസ മ്മർദ്ദം എന്ന് പറയുന്നു. രക്തസമ്മർദ്ദം സ്വാഭാവികമാണ്. ഇത് ഒരു രോഗമ ല്ല. എന്നാൽ ചിലകാരണങ്ങൾകൊണ്ട് ഈ സമ്മർദ്ദം കൂടുതലാകുന്നു. അതിനെ ഉയർന്ന രക്തസമ്മർദ്ദം, സമ്മർദ്ദം കുറയുമ്പോൾ കുറഞ്ഞ രക്ത സമ്മർദ്ദം എന്നും പറയുന്നു.

ഉയർന്ന രക്തസമ്മർദ്ദം ഇന്നത്തെ പരിഭാഷയിൽ High Blood Pressure എന്ന് പറയുന്നു. ഇത് പണക്കാരുടെ രോഗമാണ്-ബുദ്ധിജീവി കൾ, വക്കീലന്മാർ, എഴുത്തുകാർ, അതിധനികർ, വിചിന്തനം ചെയ്യുന്ന ശാസ്ത്രജ്ഞന്മാർ, അന്താരാഷ്ട്രീയ കമ്പനികളിൽ ജോലിചെയ്യുന്നവർ. കൂടാതെ അലോപ്പതി മരുന്നിന്റെ ലക്കും ലഗാനവുമില്ലാത്ത ഉപയോഗവും ഇതിന് കാരണമാകാം. ഗ്രാമങ്ങളെ അപേക്ഷിച്ച് ഇത് നഗരങ്ങളിലാണ് അധികം കണ്ടുവരുന്നത്. ഈ രോഗം മനുഷ്യശരീരത്തിൽ ആരും അറിയാ തെയാണ് പ്രവേശിക്കുന്നത്. മനുഷ്യന് ഇതിനെപ്പറ്റി ആദ്യം കണ്ടെത്താൻ കഴിയുന്നില്ല. കുറെനാൾകൊണ്ട് ഈ രോഗം ബലവത്താകുന്നു. അതു കൊണ്ട് ഇത് Silent killer എന്ന പേരിലും അറിയപ്പെടുന്നു.

ഉയർന്ന രക്തസമ്മർദ്ദത്തിന്റെ കാരണങ്ങൾ:

രണ്ട് മുഖ്യകാരണങ്ങളാൽ ഉയർന്ന രക്തസമ്മർദ്ദം കണ്ടുവരുന്നു - ആദ്യത്തെ കാരണം ശാരീരികവും രണ്ടാമത്തെ കാരണം മാനസികവുമാ ണ്.

ശാരീരിക കാരണങ്ങൾ:

1. രക്തം കൊണ്ടുപോകുന്ന ധമനികളുടെ മാർഗ്ഗം ചുരുങ്ങുന്നത്.

2. രക്തത്തിൽ കൊളസ്ട്രോൾ കൂടുന്നത്

3. ശരീരം വണ്ണം വെക്കുന്നത്

4. പരമ്പരാഗതമായത്

5. വൃക്കകളുടെ അല്ലെങ്കിൽ കരളിന്റെ കുഴപ്പം

6. അധികമായുള്ള മാംസവും മദ്യവും ഉപയോഗിക്കൽ

7. മസാലയുള്ള ആഹാരം കഴിക്കുന്നത്

മാനസിക കാരണം:

മനുഷ്യമനസ് വളരെ വൈകാരികമാണ്. കൂടാതെ സ്വഭാവം കൊണ്ട് വികാരതരളിതരായവർക്ക് ഈർഷ്യയുടേയോ, ഭയത്തിന്റേയോ മാനസികമായ ആഘാതം വരുമ്പോൾ ഹൃദയമിടിപ്പ് കൂടുന്നു. അതുകൊണ്ട് മസ്തിഷ്ക്കത്തിൽ അതിന്റെ സമ്മർദ്ദമുണ്ടാകുന്നു. സമ്മർദ്ദം കൂടുന്നതനുസരിച്ച് രക്തസമ്മർദ്ദവും കൂടുന്നു. ഭൗതിക കാര്യങ്ങൾക്ക് പ്രാധാന്യം കൊടുക്കുന്ന ജീവിതചര്യ കാരണം ചെറിയ ചെറിയ കാര്യങ്ങളിൽപോലും പിരിമുറുക്കം തീവ്രമാകുന്നു. ക്രമേണ നമ്മുടെ മസ്തിഷ്ക്കം സമ്മർദ്ദംകൊണ്ട് ബലഹീനവും ക്ഷീണിക്കുന്നതായും കാണാം. ഇതിന്റെയെല്ലാം കാരണം ഉയർന്ന രക്തസമ്മർദ്ദമാണ്.

ആഹാരക്രമത്തിൽ കൂടിയുള്ള ചികിത്സ

1. വെളുത്ത കുമ്പളങ്ങ, ചുരയ്ക്ക, മുട്ടക്കോസ്, ചെഞ്ചീര,കൊത്തമല്ലി, ജീരകം, പുതിന, വെള്ളരിക്ക, ഗോതമ്പ്, അരി, ചെറുപയറ്, തേങ്ങ, ഇഞ്ചി, വെളുത്തുള്ളി, തേൻ, മോര് ഇവ കഴിക്കാം.

2. തയിര്, മാംസം, മീൻ, ശർക്കര, വാഴപ്പഴം, ഐസ്ക്രീം, മധുരപലഹാരങ്ങൾ, പഴകിയ ആഹാരം, പുളി, വിനാഗിരി, അച്ചാർ, ഉപ്പ്, വീണ്ടും ചൂടാക്കിയ പഴകിയ ആഹാരം ഹാനിയുണ്ടാക്കുന്നതാണ്.

3. ദിവസേനയുള്ള, കൃത്യസമയത്തുള്ള നടത്തം, സമയത്തുള്ള ആഹാരം, അത്യധ്വാനം ചെയ്യാതിരിക്കുക, ആഹാരത്തിൽ നിയന്ത്രണം, ക്ഷീണം തോന്നുമ്പോൾ ജോലി നിറുത്തിവയ്ക്കുന്നതും നല്ലതാണ്

4. ശരിയായ ദഹനശക്തിയും, ശരീരത്തിന് വണ്ണം കൂടാതെയും ആകാൻ ശ്രദ്ധിക്കുക.

5. ആധി കൂടാതെ ചിന്തിക്കുക. കോപം, ഈഷ്യ, ശോകം, മുതലായ മനസിക രോഗങ്ങളിൽ നിന്ന് രക്ഷപ്പെടാൻ ശ്രമിക്കുക.

രക്തസമ്മർദ്ദത്തിന്റെ ആരംഭത്തിലും നടുവിലും ഉള്ള സമയത്തും പൂർണ്ണമായും ഉഗ്രസ്ഥിതിയിലും മുഖ്യചികിത്സയുടെ രൂപത്തിൽ യോഗ ഉപയോഗപ്പെത്താം. ഈ കാര്യത്തിൽ ശവാസനം ഒരു ഒറ്റ മൂലിയാണ്. ഇത് കൂടാതെ യോഗയിലെ താഴെ കൊടുത്തിരിക്കുന്ന ആസനങ്ങൾ, പ്രാണായാമം , മുദ്ര മുതലായവ രക്തസമ്മർദ്ദത്തിന് ഗുണകരമാണ്.

1. ശവാസനം

2. യോഗനിദ്ര

3. ശശാങ്കാസനം

4. പവന മുക്താസനം

5. പത്മാസനം

6. കൂർമ്മാസനം

7. മകരാസനം

8. ശീതളീ പ്രാണയാമം

9. ധ്യാനം

1. ശവാസന രീതി : ശവാസനം 'ശിവാസനം' അതായത് മംഗളകര മായ ആസനമാണ്. ഈ ആസനത്തിൽ നമ്മുടെ ശരീരത്തിന്റെ ആകാരം ശവംപോലെ അതായത് മരിച്ചുപോയ വ്യക്തികളുടെ ശരീരം പോലെയാ കുന്നു. അതുകൊണ്ട് യോഗികൾ ഈ ആസനത്തിന് ശവാസനം എന്ന് പേര് കൊടുത്തിരിക്കുന്നു.

രീതി : മലർന്ന് കിടക്കുക. എല്ലാ അംഗങ്ങളും മാംസപേശികളും അയ

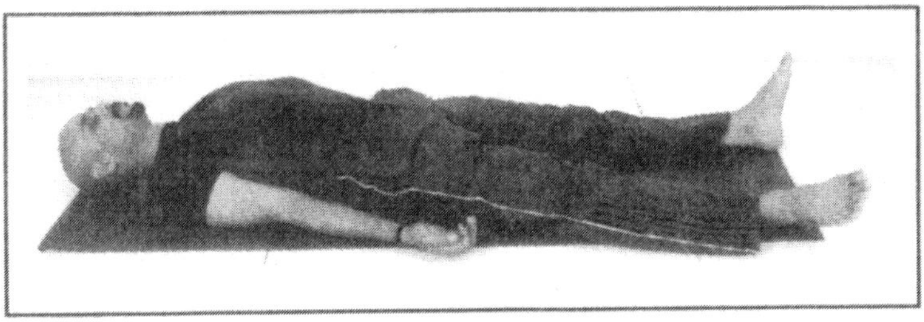

ച്ചുവിടുക. ശരീരത്തിന്റെ ഓരോ അവയവവും ശരീരകോശവും മുറുക്കമി ല്ലാതായിക്കണം. മനസിൽനിന്നും മസ്തിഷ്കത്തിൽ നിന്നും വിചാരങ്ങളെ അകറ്റി സാവധാനം ശ്വാസോച്ഛ്വാസം ചെയ്യുക. ശ്വാസം എത്രമാത്രം ആഴ മുള്ളതും ശാന്തവും ശരീരം എത്രയ്ക്ക് അയവുള്ളതും ആയിരിക്കുമോ അത്രയും വേഗത്തിൽ പ്രയോജനം സിദ്ധിക്കും. ശ്വാസോച്ഛ്വാസം ചെയ്യു മ്പോൾ ശരീരം മുഴുവനും മുറുക്കമില്ലാതെയാണെന്ന വിചാരം മനസ്സിലു ണ്ടായിരിക്കണം. 10 മിനിട്ടെങ്കിലും ഈ ആസനം ദിവസേന ചെയ്യണം.

പ്രയോജനം : ജർജരമായ ശരീരത്തിലും ഈ ആസനത്തിന്റെ അഭ്യാ സംകൊണ്ട് പുതിയ ജീവനും ചേതനയുമുണ്ടാകും. ശവാസനത്തിൽ സ്നായുക്കളുടെ കഠോരതയും, മസ്തിഷ്ക്കത്തിന്റെ സ്ഥിരമില്ലയ്മയും, അസ്വസ്ഥതയും മാറുന്നു. ശരീരത്തിന്റെയും മനസിന്റേയും ദോഷം മാറുന്നു. മനസിനും മസ്തിഷ്ക്കത്തിനും ഉയർന്ന രക്തസമ്മർദ്ദമുള്ളവർക്കും ഹൃദ്രോ ഗികൾക്കും ഇത് ഒറ്റമൂലിയാണ്.ശ്വസനേന്ദ്രിയങ്ങൾക്ക് വിശ്രമം ലഭിക്കുന്നു.

മാനസികമായ മുറുക്കം, കോപം, ഉറക്കമില്ലായ്മ, ഭ്രാന്ത്, ഇതിൽനിന്നും മോചനം ലഭിക്കുന്നു. ശരീരത്തിന്റെ സ്ഥിരതയും മനസിന്റെ സുഖാനുഭൂതിയും കൊണ്ട് ഈ ആസനം അന്വർത്ഥ നാമമാണ്. ഇത് വെറുമൊരാസനമല്ല യോഗ സാധനയുടെ അടിസ്ഥാനമാണ്. ഇതിന്റെ സഹായം കൊണ്ട് ദീർഘകാലം തുടർച്ചയായി ആനന്ദത്തോടെ, അറിവോടെ പരിശീലനം ചെയ്യാൻ കഴിയുന്നു. ഉറക്കമില്ലായ്മയിൽനിന്ന് മോചനം ലഭിക്കുന്നു.

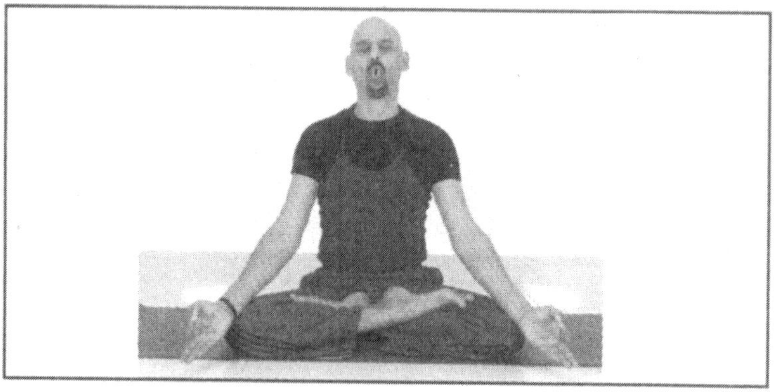

കുറിപ്പ് : ഈ ആസനം ചെയ്യുമ്പോൾ ഉറങ്ങുന്നതും പെട്ടെന്ന് എഴുന്നേൽക്കുന്നതും പാടില്ലാത്താകുന്നു.

ശ്രദ്ധിക്കേണ്ടത് : യോഗയിലെ ഈ ആസനം ശരീരം, പ്രാണൻ, മനസ് ഇവയിലെല്ലാം അഭൂതപൂർവ്വമായ ശക്തിയും, ചുറുചുറുക്കും, ചൈതന്യവും നൽകുന്നു.

2. ശീതളീ പ്രാണായാമം : പ്രാണായാമം (ഓക്സിജൻ) ഇല്ലാതെ ജീവിതം അസംഭവ്യമാണ്. ശീതളീ പ്രാണായാമംകൊണ്ട് ശരീരവും മനസും തണുക്കുന്നു. അതുകൊണ്ട് ഇതിനെ ശീതളീ പ്രാണായാമം എന്ന് പറയുന്നു.

രീതി : പത്മാസനത്തിലോ സുഖാസനത്തിലോ ഇരിക്കുക. രണ്ടുകൈകളും കാൽമുട്ടുകളിൽ ജ്ഞാനമുദ്രയിൽ വയ്ക്കുക, കണ്ണുകൾ അടച്ച് മനസും മസ്തിഷ്ക്കവും ശാന്തമാക്കുക. നാക്കിന്റെ രണ്ടുവശങ്ങളും മുകളിലേക്ക് മടക്കി ഉരുണ്ട കുഴലുപോലെയാക്കി വായിൽ ശ്വാസം നിറയ്ക്കുക. ശ്വാസം എത്രത്തോളം പിടിക്കാമോ അത്രത്തോളം പിടിച്ച് മൂക്കിൽകൂടി ശ്വാസം പുറത്തേക്ക് വിടുക. ഒരു വട്ടം പൂർത്തിയായി. പുതിയതായി പരിശീലിക്കുന്നവർ കുറഞ്ഞത് 10 പ്രാവശ്യമെങ്കിലും ചെയ്യണം.

പ്രയോജനം : ഈ പ്രാണായാമം ഉയർന്ന രക്തസമ്മർദ്ദം കുറയുന്നതിനും മനസിനേയും കോപത്തേയും ശാന്തമാക്കുന്നതിനും സഹായിക്കുന്നു. ഇതു ചെയ്യുന്നതുകൊണ്ട് പിത്തം, മലബന്ധം,

വയറിലെ അസുഖങ്ങൾ, ചർമ്മരോഗങ്ങൾ, വയറ്റിലെ ചൂട്, കഴുത്തിന്റെ രോഗങ്ങൾ ഇവ ഗുണപ്പെടുന്നു.

കുറിപ്പ് : കഫപ്രകൃതിയുള്ള ആളുകളും ഈ പ്രാണായാമം ചെയ്യരുത്. ആസ്തമാരോഗികളും റ്റൊൺസലൈറ്റിസ് രോഗമുള്ളവരും ഏതെങ്കിലും യോഗാചര്യന്റെ നിർദ്ദേശത്തിൽ മാത്രമെ ഈ പ്രാണായാമം ചെയ്യാൻ പാടുള്ളു.

യോഗചികിത്സാരീതിയിൽ ആഹാര ക്രമത്തിലും ആചരണത്തിലും ശ്രദ്ധചെലുത്തിയാൽ ആജീവനാന്തം രോഗത്തിൽ നിന്ന് മോചനം നേടാൻ കഴിയുന്നു. കൂടാതെ പക്ഷപാതം, മനോരോഗം, ഹൃദയം ദുർബലമാകുന്നതും, വൃക്കകളുടെ രോഗം വരുന്നതും കുറേയൊക്കെ ശമനം വരുത്താൻ കഴിയും.

✪✪✪✪✪

14. സംതൃപ്തിനിറഞ്ഞ ദാമ്പത്യജീവിതവും വജ്രോളിമുദ്രയും

പണ്ടുകാലത്തുതന്നെ നമ്മുടെ സംസ്ക്കാരം യോഗയ്ക്ക് ഒരു മുഖ്യസ്ഥാനം നൽകിയിട്ടുണ്ടായിരുന്നു. നമ്മുടെ പ്രാചീന ചരിത്രഗ്രന്ഥങ്ങളിൽ ഗ്രാമങ്ങളിലും പട്ടണങ്ങളിലും നഗരങ്ങളിലും യോഗാഭ്യാസം വളരെ കൂടുതലായ അളവിൽ നടക്കുന്നുണ്ടായിരുന്നു എന്നത് പരാമർശിക്കപ്പെട്ടിട്ടുണ്ട്. ആയുസ്സിന്റെ ഒരു നിർദ്ദിഷ്ട സീമ കടന്നാലത് വാർദ്ധക്യം എന്നു പറയുകയില്ല. പിന്നെയോ ശരീരാവയവങ്ങളുടേയും ആന്തരികവും ജീവശാസ്ത്രപരവും ദൗർബ്ബല്യത്തിന്റേയും തളർച്ചയുടേയും പേരാണ് വാർദ്ധക്യം. വയസ് കൂടുന്നത് ആരെകൊണ്ടും തടുക്കുന്നാൽ സാധ്യമല്ല. എന്നിരുന്നാലും ആരോഗ്യത്തെ ബാധിക്കുന്ന ഹാനികരങ്ങളായ തത്വങ്ങളെ, മുറുക്കമില്ലാത്ത ജീവിതം, യോഗയോടുകൂടിയ ദിനചര്യ, സാത്വികവും പോഷകം നിറഞ്ഞ ആഹാരം എന്നിവകൊണ്ട് തടുക്കാൻ മാത്രമല്ല നിശ്ചിതമായ വ്യവസ്ഥയോടു കൂടി ജീവിതം മുന്നോട്ടുനയിക്കാനും വാർദ്ധക്യത്തെ പിന്തള്ളി ആജീവനാന്തം ചിരയൗവനം നേടാനും രോഗമില്ലാത്ത സ്ഥിതിയിൽ ഈ ലോകത്തുനിന്നും വിടവാങ്ങുവാനും കഴിയുന്നു.

ഭാരതത്തിൽ 40 വയസിൽ ശരാശരി വ്യക്തി ഉദാസീനനും നിരുത്സാഹവാനും, ഭൗതിക സുഖങ്ങളിൽ ആസക്തനും ഇടുങ്ങിയ കുടുംബ വ്യവസ്ഥയിൽ ജീവിതം നയിക്കുന്നവനുമാണ്. തന്റെ ധർമ്മ പത്നിയ്ക്ക് എല്ലാവിധ ഭൗതിക സുഖസൗകര്യങ്ങളോടുകൂടി ശാരീരിക ആനന്ദത്തിന്റെ അനുഭൂതി നൽകേണ്ടത് പുരുഷന്റെ കടമയാണെങ്കിലും ഭൗതികസുഖങ്ങളല്ലാതെ പത്നിക്ക് ശാരീരിക സുഖം നൽകാൻ പുരുഷന് കഴിയുന്നില്ല. ഇതിന്റെ ഫലമായി അന്യപുരുഷനുമായി അടുക്കാനും 10 വർഷം മുമ്പ് തന്റെ ഭർത്താവിൽനിന്ന് ലഭിച്ചിരുന്ന ലൈംഗിക കാര്യങ്ങൾ സങ്കൽപ്പിക്കാനും ഒരു സ്ത്രീയെ പ്രേരിപ്പിക്കുന്നു.

മനുഷ്യബന്ധങ്ങളിൽ ലൈംഗിക വികാരം തുടങ്ങിയ പദങ്ങളെ നമ്മൾ തിരസ്ക്കരിക്കുന്നു. എങ്ങുംതന്നെ ഈശ്വരൻ സൃഷ്ടിച്ച സ്ത്രീ എന്ന സൃഷ്ടിയുടെ അസ്തിത്വവും നിഷേധിക്കുന്നു. ബന്ധപ്പെടൽ എന്നതിന്റെ അർത്ഥം സ്ത്രീയും പുരുഷനും ശാരീരികബന്ധം പുലർത്തുന്നതുമാത്രമല്ല പിന്നേയോ പ്രയാസമുള്ളതും കെട്ടുപിണഞ്ഞതുമായ ഒരു പ്രക്രിയയാണ്. പുരുഷന്മാരിൽ ജോലിയുടെ ഭാരം, സമയക്കുറവ്, ഭാവിയുടെ അനിശ്ചിതത്വം, ഇവ നാല്പതുവയസിൽ ലൈംഗിക ജീവിതത്തിൽ വിരക്തി ഉണ്ടാക്കാൻ തുടങ്ങുന്നു. ലൈംഗിക ശക്തിയുടെ കുറവുസഹിച്ചുകൊണ്ട്

പുരുഷൻ ലൈംഗിക ജീവിതം ഒരുതരത്തിൽ തള്ളിനീക്കുന്നു.

വൈവാഹിക ജീവിതത്തിന്റെ അടിസ്ഥാനം ശരിയായ രീതിയിലുള്ള സംതൃപ്തി ഉണ്ടാക്കുന്ന ലൈംഗിക സുഖം മാത്രമാണ്. യോഗയിലെ കുറെ ആസനങ്ങൾ, മുദ്ര, പ്രാണായാമം, ആഹാരം ഇവകൊണ്ട് സംഭോഗത്തിന്റെ പരാകാഷ്ഠയെ പ്രാപിക്കാൻ കഴിയും. വാത്സായനമഹർഷി കാമശാസ്ത്രത്തിൽ 84 ആസനങ്ങൾ വർണ്ണിച്ചിട്ടുണ്ട്. എന്നാൽ ഇന്നത്തെ പരിതസ്ഥിതിയിൽ ഈ ആസനങ്ങൾ സ്വീകരിക്കാവുന്നതല്ല. ഡോക്ടർ ഇല്ലിയട്ടിന്റെ അഭിപ്രായം ഒരു സ്ത്രീ സന്തോഷ ജനകമായ ലൈംഗികബന്ധത്തിൽ സംതൃപ്തി നേടുന്നെങ്കിൽ അവരുടെ സൗന്ദര്യം പതിന്മടങ്ങ് വർദ്ധിക്കുമെന്നാണ്. ലൈംഗിക സംതൃപ്തികൊണ്ട് പുരുഷനിലെ പ്രോസ്റ്റേറ്റ് കാൻസർ ഇല്ലാതാക്കി ബ്ലാഡർകംട്രോളും ദഹന ശക്തിയും കൂട്ടി മാനസിക പിരിമുറുക്കം അകറ്റുന്നു. 60 വയസുവരെ ഏതുതരത്തിൽ യോഗയിലെ ഈ ക്രിയകൾ ചിരയൗവനം നൽകുന്നെന്ന് നോക്കാം.

1. സൂര്യമുദ്ര രീതി – മോതിരവിരൽ മടക്കി അതിന്റെ നഖത്തിന്റെ മുകൾവശം പെരുവിരലിന്റെ ഉല്പത്തിസ്ഥാനത്ത് തൊടുക. പെരുവിരൽ കൊണ്ട് അത് അമർത്തുക. മറ്റു മൂന്നു വിരലുകളും നേരെയായിരിക്കണം. ഇത് കുറഞ്ഞത് 5 മിനിട്ടുവരെ രണ്ടുകൈകളും കൊണ്ട് ചെയ്യണം.

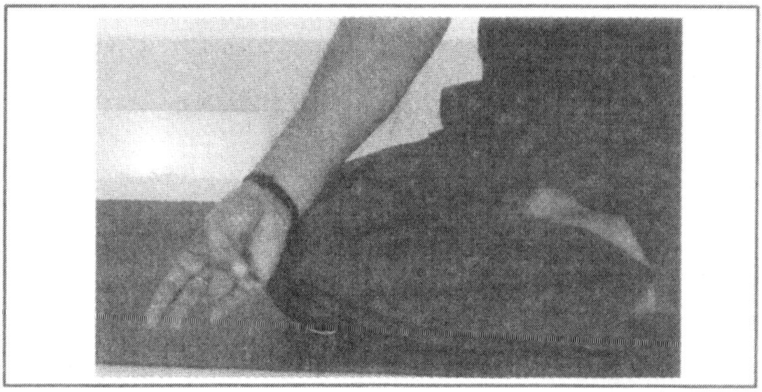

പ്രയോജനം – ഈ മുദ്രകൊണ്ട് ശരീരത്തിൽ ഊർജ്ജം ഉണ്ടാകുന്നു. ലൈംഗികശക്തി വർദ്ധിക്കുന്നു. നിരന്തരമായ അഭ്യാസംകൊണ്ട് വണ്ണം കുറയുന്നു. മാനസിക മുറുക്കവും കുറയുന്നു.

2. വാതായനാസനം രീതി – ലോകപ്രസിദ്ധനായ യോഗ ഗുരു വാതായനൻ ഈ ആസനത്തിലിരിക്കുമായിരുന്നു അതുകൊണ്ട് ഇതിന്റെ പേര് വാതായനാസനം എന്ന് വയ്ക്കപ്പെട്ടു.

രീതി – നിലത്ത് താലാസനത്തിൽ നില്ക്കുക. രണ്ടു കാലുകളുടേയും മുട്ടുകളും, കൈപ്പത്തികളും പരസ്പരം ചേർന്നിരിക്കണം. ഇനി സാവധാനം വലത്തെ കാൽ, കാൽമുട്ടിന്റെ ഭാഗത്തുവച്ച് മടക്കി അതിന്റെ ഉപ്പൂറ്റി ഇടത്തെ

കാലിന്റെ തുടയുടെ ഉല്പത്തിസ്ഥാനത്ത് വയ്ക്കുക. രണ്ടുകൈകളും കൂപ്പുന്ന മുദ്രയിൽ ചേർക്കുക. സാവധാനം മടക്കിയമുട്ട് ഇടത്തെ കാലിന്റെ ഉപ്പൂറ്റിയുടെ അടുത്ത് നിലത്ത് ഒന്നിച്ചു ചേർക്കാൻ ശ്രമിക്കുക. അരക്കെട്ട്, കഴുത്ത് പൂർണ്ണമായും നേരേ, ശ്വാസം സാധാരണ രീതിയിൽ, ദൃഷ്ടി മുമ്പിലുമായിരിക്കണം. ശക്തിയ്ക്കനുസരിച്ച് സൗകര്യംപോലെ നില്ക്കാമോ, അത്രയും നേരം നിന്ന് അതിനുശേഷം പൂർവ്വസ്ഥിതിയിൽ വരുക. മറ്റേകാലുകൊണ്ടും ഈ ആസനത്തിന്റെ അഭ്യാസം തുടരുക. ആദ്യമെല്ലാം രണ്ടു കാലുകൾകൊണ്ടും രണ്ടു പ്രാവശ്യം വീതം പരിശീലിക്കുക.

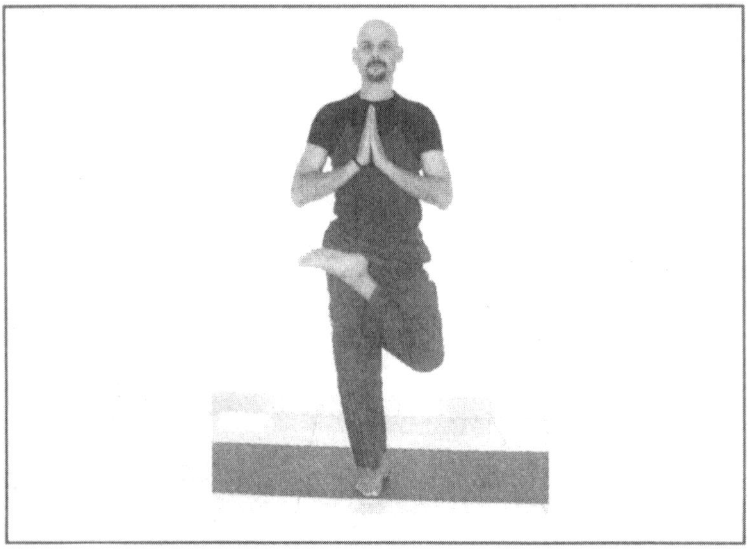

പ്രയോജനം – ഈ ആസനത്തിന്റെ അഭ്യാസം കൊണ്ട് കാലിന്റെ മാംസപേശികൾ ദൃഢമാകുന്നു.സമതുലനത്തിന്റെ കഴിവു കൂട്ടുന്നു. നടുവുവേദനയും, കഴുത്തു വേദനയും, ഹെർണിയായും, നട്ടെല്ലിന്റെ എല്ലാ രോഗങ്ങളും മാറ്റുന്നു. ശുക്ലദോഷം മാറ്റുന്നു. ശീഘ്രസ്ഖലനത്തിന്റെ ദോഷങ്ങളകറ്റുന്നു. കാലുകൾ മടങ്ങിയിരിക്കുന്നതുകൊണ്ട് രക്തപ്രവാഹം തിരിഞ്ഞാണുള്ളത്. അതുകൊണ്ട് കാലിൽ വിയർപ്പുവരുന്നതും മരവിപ്പുണ്ടാകുന്നതുമായ പ്രശ്നം പരിഹരിക്കപ്പെടുന്നു. ഈ ആസനം മനസിന് സ്ഥിരതയും ഏകാഗ്രതയും കൂട്ടാൻ സഹായകമാണ്.

കുറിപ്പ് – യോഗയിലെ പ്രയാസമുള്ള ആസനങ്ങളിലൊന്നാണ്. അവയവങ്ങൾ മടക്കുമ്പോൾ ധൃതിവയ്ക്കാൻ പാടില്ല. സ്ഥിരതയോടെ പരിശീലിക്കണം. സന്ധിവാതരോഗി, സ്ത്രീകൾ, പെൺകുട്ടികൾ, ഗർഭിണികൾ ഈ ആസനം പരിശീലിക്കരുത്. ഒരു യോഗാചാര്യന്റെ നിർദ്ദേശപ്രകാരം ചെയ്യുന്നത് ഉത്തമം.

3. ശലഭാസന രീതി - നമ്മുടെ യോഗികൾ ഈ ആസനത്തിന് ശലഭാസനം എന്നു പേരു നൽകിയത്, ആസനം ചെയ്യുമ്പോൾ ശരീരത്തിന്റെ ആകാരം വെട്ടുക്കിളിപോലെയാകുന്നതുകൊണ്ടാണ്.

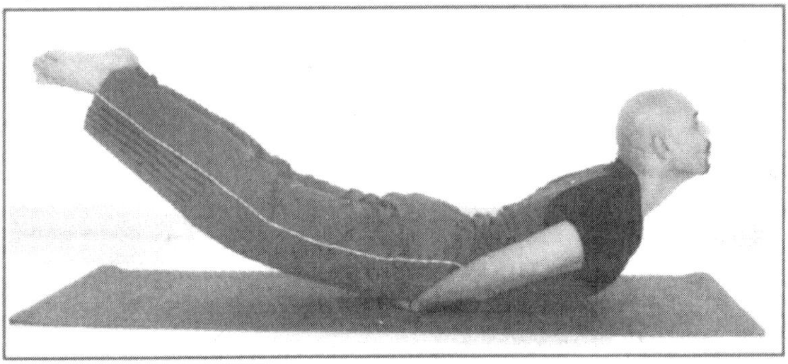

രീതി : നിലത്ത് കമഴ്ന്ന്കിടക്കുക. രണ്ടു കൈകളും തുടകളുടെ അടിയിൽ ആയിരിക്കണം. താടി നിലത്ത് മുട്ടിയിരിക്കണം. രണ്ടു കാലുകളുടേയും കാൽവണ്ണകൾ പരസ്പരം ചേർന്നിരിക്കണം. ശ്വാസം ഉള്ളിലേക്കെടുത്ത് അരയുടെ മുകളിലത്തേതും താഴത്തേഭാഗങ്ങൾ ഉയർത്തിക്കൊണ്ട് അതോടുകൂടി ചുമലുകളും, കഴുത്തും, തലയും ഉയർത്തുക. ശരീരത്തിന്റെ മുഴുവൻ ഭാരവും കൈകളിലായിരിക്കും. തുടകൾ കൂടി എത്ര കഴിയുമോ അത്രയ്ക്ക് ഉയർത്തിയിരിക്കണം. ശ്വാസം പിടിച്ച് ഈ ആസനത്തിൽ സുഗമമായ് എത്രനേരമിരിക്കാമോ അത്രയും ഇരുന്ന് പതുക്കെ പതുക്കെ ശ്വാസം വിട്ടുകൊണ്ട് നിലത്ത് പൂർവ്വസ്ഥിതിയിലേക്ക് വരുമ്പോൾ ആസനത്തിന്റെ ഒരു വട്ടം പൂർത്തിയായി. കുറഞ്ഞത് അഞ്ചുപ്രാവശ്യം അഭ്യസിക്കണം.

പ്രയോജനം : നമ്മുടെ നാഭിയ്ക്ക് ബലം സിദ്ധിക്കുന്നു. നെഞ്ച്, ചുമലുകൾ, ഇവകൾക്ക് ബലം കിട്ടുന്നു. ദഹനേന്ദ്രിയങ്ങൾക്ക് ഗുണം ചെയ്യുന്നു. നമ്മുടെ lower back ന് ബലം ഉണ്ടാകുന്നു. ആർത്തവ സംബന്ധമായതും ഗർഭാശയസംബന്ധപ്പെട്ടതുമായ അസുഖം മാറ്റി ഗർഭധാരണത്തിന് സഹായം നൽകുന്നു. കുടൽ, വൃക്ക, പാൻക്രിയാസ് ഗ്രന്ഥികൾ ഇവയുടെ പ്രവർത്തനക്ഷമത വർദ്ധിപ്പിക്കുന്നു. ശുക്ലദോഷവും അകറ്റുന്നു.

ശ്രദ്ധിക്കേണ്ടത് : ഹൃദ്രോഗികൾ, ഉയർന്ന രക്തസമ്മർദ്ദമുള്ളവർ, അൾസറിന്റേയും, ഹെർണിയായുടെയും അസുഖം ഉള്ളവർ ഇത് അഭ്യസിക്കാൻ പാടില്ല.

കുറിപ്പ് : യോഗയുടെ പ്രയാസം തോന്നുന്ന ഒരു ആസനമാണിത്. ഇതു അഭ്യസിക്കുമ്പോൾ ധൃതി അരുത്.

4. വജ്രോളിമുദ്ര - മൂത്രമൊഴിക്കുമ്പോൾ വജ്രോളിക്രിയയിൽ മൂത്രത്തെ ശക്തിയോടെ മുകളിലേക്ക് വലിക്കപ്പെടുന്നു. സൗകര്യംപോലെ ഇരിപ്പിടത്തിൽ ഇരിക്കുക. അരക്കെട്ട്, കഴുത്ത് പൂർണ്ണമായും നേരേ, കണ്ണുകൾ അടഞ്ഞ്, ശ്രദ്ധ ജനനേന്ദ്രിയത്തിൽ കേന്ദ്രീകരിച്ച്, ശ്വാസം പിടിച്ചുകൊണ്ട്,

അതിനെ മുകളിലേക്ക് വലിയ്ക്കുക. എത്ര സമയം സൗകര്യപൂർവ്വം പിടിച്ചുനിൽക്കാമോ അത്രയും സമയം കഴിഞ്ഞ് ശ്വാസം വിട്ടുകൊണ്ട് ജനനേന്ദ്രിയം അയച്ചുവിടുക. ഇത് വജ്രോളി മുദ്രയുടെ ഒരു വട്ടം പൂർത്തിയായി. കുറഞ്ഞത് 20 മുതൽ 25 തവണ. ഈ മുദ്ര അഭ്യസിക്കണം. നമ്മൾ മൂത്രമൊഴിക്കുമ്പോൾ ശിശ്നത്തിന്റെ മാംസപേശികൾ അയച്ചുവിടുന്നു എന്നാൽ ഈ മുദ്രയിൽ അതിനു വിപരീതമായി സങ്കോചിപ്പിക്കുന്നു.

പ്രയോജനം : ശുക്ലപുഷ്ടിയുണ്ടാക്കുന്നു. നമ്മുടെ ഇഷ്ടത്തിനനുസരിച്ച് സ്ഖലനം നടത്താൻ കഴിയുന്നു.

✪✪✪✪✪

15. യോഗ കൊണ്ട് ചെന്നിക്കുത്ത് (മൈഗ്രേൻ) ഭേദമാക്കാം

ഇന്നത്തെ പിരിമുറുക്കമുള്ള ജീവിതത്തിൽ ചെന്നിക്കുത്ത് (migrane) ഒരു വലിയ രോഗമായി വരുകയാണ്. എന്നാൽ നമ്മെ പരിഭ്രമിപ്പിക്കുന്ന ഈ രോഗം ചികിത്സ ഇല്ലാത്തതല്ല; യോഗയിൽ ഇതിന്റെ ചികിത്സയ്ക്കുള്ളവഴി യുണ്ട്.

നമ്മൾ ശാന്തരായിരിക്കുന്നതിനനുസരിച്ച് നമ്മുടെ സ്നായുക്കളും കുറഞ്ഞ സമ്മർദ്ദത്തിലായിരിക്കും, അപ്പോൾ കൂടുതൽ പഠിക്കാനും നമ്മുടെ പ്രവർത്തികൾ കൂടുതൽ ഉത്തമമായിരിക്കാനും സാധിക്കും. നമ്മിൽ അച്ചട ക്കമില്ലെങ്കിൽ നമ്മുടെ മാനസിക സമതുലനം തെറ്റിപ്പോകാനിടയുണ്ട്.

ഇന്നത്തെ പരക്കംപായുന്ന ജീവിതത്തിൽ ചെന്നിക്കുത്ത് ഒരു സാധാ രണ അസുഖത്തിന്റെ രൂപത്തിൽ കുടികൊണ്ടിരിക്കുകയാണ്. ദൈനംദിന ജീവിതത്തിലെ പ്രവൃത്തിമണ്ഡലത്തിൽ നിന്നുണ്ടാകുന്ന മാനസിക മുറു ക്കമാണിതിന് കാരണം. അതുകൊണ്ട് നാം നമ്മുടെ ദിനചര്യയെ വിശ്ലേഷണം ചെയ്യണം. ജീവിതത്തിന്റെ ഓരോ പ്രവർത്തനരംഗത്തും മാനസിക പിരിമു റുക്കം മാറിമാറിയായിരിക്കും.

സ്ത്രീകളിലും പലപ്പോഴും ഈ അസുഖം കണ്ടുവരുന്നു. ഇതിന്റെ മുഖ്യ ലക്ഷണങ്ങൾ ചർദ്ദിയും, വീണ്ടും വീണ്ടുമുള്ള തലചുറ്റലും കാഴ്ചക്കുറവുമാണ്. ചിലപ്പോൾ ഏതെങ്കിലും കാര്യത്തിൽ തടസ്സമുണ്ടായാൽ മസ്തിഷ്ക്കത്തിന്റെ സ്നായുക്കളിൽ മുറുക്കമുണ്ടാകുന്നു. ഈ മുറുക്കംകൊണ്ട് ചെന്നിക്കുത്ത് അല്ലെങ്കിൽ തലയുടെ ഒരു വശത്തുള്ള വേദന ആരംഭിക്കുന്നു. മറ്റുകാരണങ്ങൾ കൊണ്ടും ഇതുണ്ടാകാം. ഉദാ: മലബന്ധം, ഉയർന്ന രക്തസമ്മർദ്ദം, ചിട്ടയില്ലാത്ത ആർത്തവം, ദഹന ക്കുറവ്, ആഹാരകാര്യത്തിൽ നിഷ്ഠയില്ലതിരിക്കുക, ആവശ്യമായഉറക്കം ഇല്ലാതിരിക്കുക, അമിതാധ്വാനം മുതലായവ. തലവേദനയുള്ള രോഗികളിൽ ഉദ്ദേശം 60 ശതമാനവും ചെന്നിക്കുത്തുകൊണ്ട് കഷ്ടപ്പെടുന്നവരാണ്, നഗ രങ്ങളിൽ ഇവരുടെ സംഖ്യ കൂടുതലുമാണ്.

സ്നായുക്കളുടെ മുറുക്കത്തിനുള്ള ചികിത്സ ചെയ്യുന്നതിന് മനുഷ്യമ നസിനെ മനസിലാക്കണം. ഭാരതത്തിലെ യോഗയിൽ പതംജലിയുടെ അഭി പ്രായത്തിൽ അഞ്ച് മനസ്ഥിതികൾ ഉണ്ട് - ക്ഷിപ്തം അതായത് അത്യന്തം ശാന്തമല്ലാത്ത, മൂഢം അതായത് ജഡം, വിക്ഷിപ്തം, അതായത് അല്പം ഏകാഗ്രതയുള്ള, നിരുദ്ധം അതായത് അബോധാവസ്ഥ.

മനസിൽ മുറുക്കവും, വൈകാരികമായ മാനസിക സംഘട്ടനവും ചിന്തയും വരുമ്പോൾ ആ മനസ്ഥിതി ക്ഷിപ്തം എന്ന് പറയുന്നു. മുറുക്കം

കൊണ്ട് നിഷ്ക്രിയർ അഥവാ ജഡമാകുന്നവരുടെ മനസ് മൂഢസ്ഥിതിയി ലാണ്. ഓരോ മനസ്ഥിതിയും മൂന്ന് ഗുണങ്ങളിൽ ഒന്നിന്റെ സ്വാധീനത്തി ലാണ്. ക്ഷിപ്തസ്ഥിതിയിൽ മനസ് രജോഗുണത്തിന്റെ അധിനതയിലാണു ള്ളത്. മുറുക്കമുള്ള അവസ്ഥയിൽ കൂടി നിരന്തരം പ്രവൃത്തിയിൽ മുഴുകി യിരിക്കുന്നു. മൂഢസ്ഥിതി തമോഗുണ പ്രധാനമാണ്. അപ്പോൾ മനസ് കാമം, കോപം മുതലായവയിൽ ലയിച്ചിരിക്കുന്നു. മൂന്നാമത്തെ സ്ഥിതി വിക്ഷി പ്തം. ഇതിൽ മനസ് കുറെയൊക്കെ ചിലപ്പോൾ ധ്യാനാവസ്ഥയിലാണ്. ഈ സ്ഥിതികളുടെ ഇടയ്ക്കുള്ള സ്ഥിതി ഒരു ഉദാഹരണം കൊണ്ട് മനസിലാ ക്കാവുന്നതാണ്. പിതാവ് പറയുന്നത് മകൻ അനുസരിക്കുന്നില്ല. മകൻ ക്ഷിപ്താവസ്ഥയിലാണെങ്കിൽ അവനെ നിയന്ത്രിക്കാൻ ശ്രമിച്ചാൽ അവന് കോപം വരും. മൂഢസ്ഥിതിയിലാണെങ്കിൽ അവനിൽ പ്രതികരണം ഒന്നും കാണുകില്ല. വിക്ഷിപ്ത സ്ഥിതിയിലാണെങ്കിൽ കേൾക്കാത്ത ഭാവത്തിൽ പോകുമായിരിക്കും. സാധാരണ അവസ്ഥയിൽ കേട്ടത് അതേപടി പാലി ക്കും ചിലപ്പോൾ തോന്നിയപോലെ ചെയ്യും. നാലാമത്തെ അവസ്ഥ ഏകാ ഗ്രത എന്ന് പറയുന്നു. തന്റെ പ്രവൃത്തിയിൽ ഗാഢമായ് അഭിരുചിയുള്ളവ രിലാണ് ഇത് കണ്ടുവരിക.

അഞ്ചാമത്തെ സ്ഥിതി നിരുദ്ധം. ഇത് ധ്യാനാവസ്ഥയിലുള്ള സ്ഥിതി യാണ്. ഇതിൽ ലയിച്ചുകഴിഞ്ഞാൽ നാലുപാടും നടക്കുന്നതിനെപ്പറ്റി യാതൊരു വിവരവുമുണ്ടാകില്ല. ആന്തരികമായ ആദ്ധ്യാത്മിക ആനന്ദം കൈവരിക്കാൻ കഴിയുന്നു.

ചിലപ്പോളെല്ലാം സാധാരണ കാരണങ്ങളാൽ ഉദാ: മാനസിക പിരിമുറു ക്കം, ക്ഷീണം, ജലദോഷം, പനി ആദിയായവ, തലവേദന വരാവുന്നതാ ണ്. തലയുടെ ഒരു വശത്തുമാത്രം തുടർച്ചയായി വേദനയുള്ളതിനെയാണ് മൈഗ്രേൻ എന്ന് പറയുന്നത്. ഇത് 10, 15 വയസുമുതൽ ആരംഭിക്കുന്നു. ഇതിൽ നിന്ന് മോചനം നേടാൻ യോഗ സഹായകരമാകും. ചില യോഗാ സനങ്ങൾ 20 മുതൽ 30 മിനിട്ട് വരെ ചെയ്യണം.

1. ധ്യാനം : ആദ്യം പത്മാസനത്തിൽ ഇരിക്കുക രണ്ടുകൈകളും ജ്ഞാന

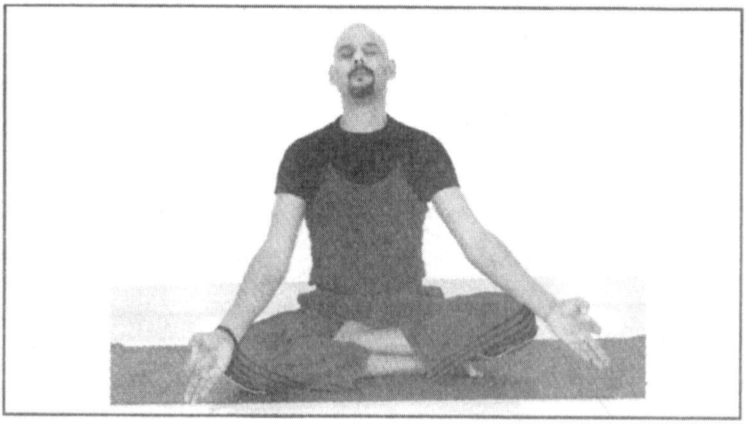

മുദ്രയിൽ. കണ്ണുകൾ അടഞ്ഞ്, കഴുത്ത് അരക്കെട്ട് പൂർണ്ണമായും നേരേ, മനസ് പൂർണ്ണമായും ശാന്തമായിരിക്കണം. ശ്വാസ, പ്രശ്വാസ, പ്രശ്വസന ആസനത്തിലും ഇരിക്കണം.

2. ചന്ദ്രഭേദി പ്രാണായാമം : പത്മാസനത്തിൽ ഇരിക്കുക. കഴുത്ത്, അരക്കെട്ട് എന്നിവ പൂർണ്ണമായും നേരേയായിരിക്കണം. വലത്തുകൈയുടെ പെരുവിരൽ കൊണ്ട് മൂക്കിന്റെ വലത്തെ ദ്വാരം അടയ്ക്കണം എന്നിട്ട്

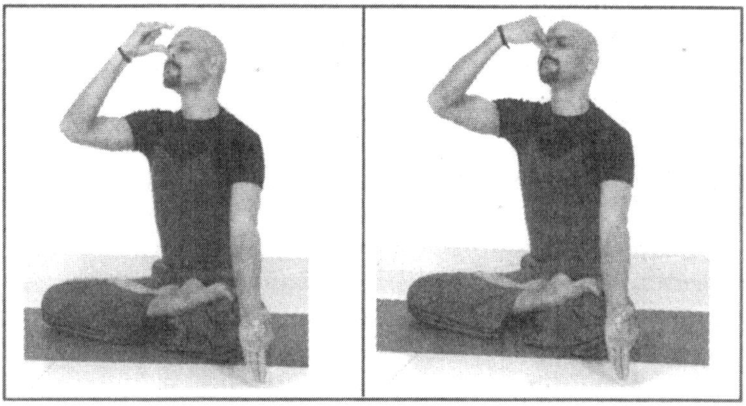

ഇടത്തെ ദ്വാരത്തിൽ കൂടി ശ്വസിച്ച് വലത്തെ കൈയുടെ രണ്ടുവിരലുകൾ കൊണ്ട് മൂക്കിന്റെ ഇടത്തെ ദ്വാരത്തിൽ കൂടി ശ്വാസം വെളിയിലേക്ക് വിടുക. ഈ ആസനം 12–15 തവണ ചെയ്യുക. (ആസ്തമയും, കുറഞ്ഞ രക്തസമ്മർദ്ദ മുള്ളതുമായ രോഗികൾ ഈ ആസനം ചെയ്യരുത്.)

3. സുപ്തപവനമുക്ത ആസനം : ഈ ആസനത്തിന്റെ അഭ്യാസം കൊണ്ട് അപാനവായു ശരീരത്തിൽ നിന്ന് വെളിയിലാക്കപ്പെടുന്ന അതുകൊണ്ട് ഇത് സുപ്തപവനമുക്താസനം എന്ന് പറയപ്പെടുന്നു. വായു ശരീരത്തിൽനിന്ന് മുക്തമാക്കപ്പെടുന്നതിൽ സുപ്തപവനമുക്താസനം.

രീതി : മലർന്നു കിടക്കുക. രണ്ടു കാലുകളും മുന്നിലേക്ക് വിരിക്കുക

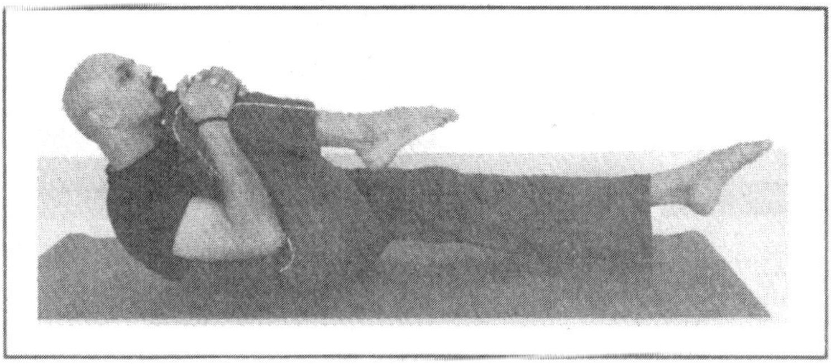

അതിനുശേഷം വലത്തേക്കാൽ നേരേമുകളിലേക്ക് ഉയർത്തുക. ഉയർത്തിയ കാൽ മുട്ടിൽവച്ച് മടക്കി കൈയിലെ 10 വിരലുകളും പരസ്പരം

കോർത്തുപിടിച്ച് മടക്കിയ കാൽമുട്ട് പിടിക്കണം. അതിനുശേഷം കാൽമുട്ട് താഴോട്ടമർത്തി, നെഞ്ചോടു ചേർക്കണം. അതിനുശേഷം കഴുത്ത് മുകളിലേക്കുയർത്തി മൂക്ക് കാൽമുട്ടിനോടു ചേർക്കുക. വലത്തെകാൽ നില ത്തുനിന്നും അല്പം ഉയർന്നിരിക്കണമെന്ന കാര്യത്തിൽ ശ്രദ്ധിക്കുക. ശ്വാസം പിടിച്ച് എത്രനേരം ഈ സ്ഥിതിയിൽ കഴിയാൻ സാധിക്കുമോ അത്രയും നേരം ഇരുന്നശേഷം ആസനം മതിയാക്കി ആദ്യം കഴുത്തും പിന്നീട് തലയും നിലത്ത് മുട്ടിച്ച് ഇതേരീതിയിൽ മുട്ടിന്റെ സ്ഥിതിയിൽ മാറ്റം വരുത്തി ഈ ആസനം തുടരുക. രണ്ടുവശങ്ങളിലും കൂടി മൂന്നുമൂന്നു പ്രാവശ്യം ചെയ്യുക.

പ്രയോജനം : ഉദരത്തിലെ വായു ഇല്ലാതായി വയറിന്റെ കട്ടികുറയു ന്നു. മലബന്ധം മാറുന്നു. വയറിന്റെ കൊഴുപ്പും വണ്ണവും ഇല്ലാതാക്കുന്നു. കുടലിൽ തടഞ്ഞുകിടക്കുന്ന വായു ഗുദത്തിൽ കൂടി എളുപ്പത്തിൽ വെളി യിലേക്ക് പോകുന്നു. ഈ ആസനത്തിന്റെ അഭ്യാസം കൊണ്ട് കാൽമുട്ടുക ളുടെ വേദനയും, സന്ധിവാത രോഗവും മാറുന്നു. ഈ ആസനം ശ്വാസ കോശങ്ങളേയും ഹൃദയത്തേയും ബാധിക്കുന്ന രോഗങ്ങളെ മാറ്റുന്നു. പ്രസ വത്തിനുശേഷം രണ്ടുമാസം വരെ സ്ത്രീകൾ ഈ ആസനം നിത്യവും അഭ്യ സിച്ചാൽ അവരുടെ വയറ് വലുതാകുകയില്ല.

കുറിപ്പ് : ഉയർന്ന രക്ത സമ്മർദ്ദമുള്ളവരും, ഹൃദ്രോഗികളും അര ക്കെട്ടിന്വേദനയുള്ളവരും, കഴുത്തുവേദനയുള്ളവരും ഇതഭ്യസിക്കരുത്. ഈ ആസനത്തിന്റെ അഭ്യാസം ഒരു കാൽകൊണ്ട് ചെയ്യാൻ അഭ്യസ്ഥനാകു മ്പോൾ രണ്ടു കാലുകളും ഒന്നിച്ച്വച്ച് ഇത് അഭ്യസിക്കാം.

4. വജ്രാസനം - ഈ ആസനത്തിന്റെ സ്വാധീനം നമ്മുടെ ശരീരത്തിന്റെ വജ്രനാഡിയിലാണ് വരുന്നത്. അഭ്യാസംകൊണ്ട് വജ്രംപോലെ കാഠിന്യം

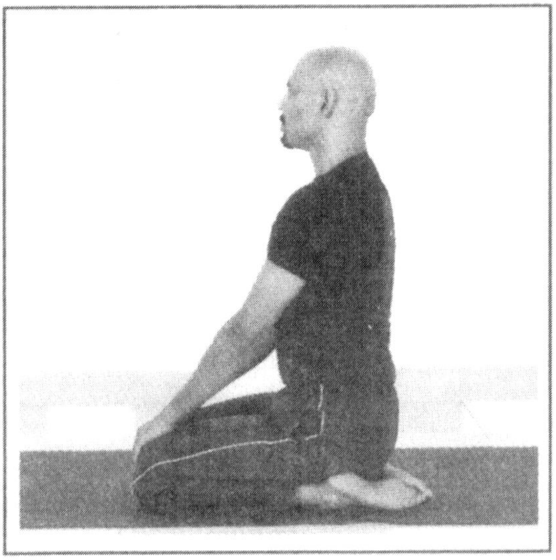

നേടാൻ കഴിയും. അതുകൊണ്ട് യോഗികൾ ഇതിനെ വജ്രാസനമെന്ന് പേര് നൽകി ഈ ആസനത്തിലിരുന്ന് മുസ്ലീങ്ങളും ബൗദ്ധരും പൂജയും ധ്യാനവും ചെയ്യുന്നു.

രീതി : രണ്ടു കാലുകളും പുറകോട്ട് മടക്കി, മുട്ടിന്മേൽ ഇരിക്കുക. ഉള്ളംകാലുകൾ മലർത്തിയിരിക്കണം. രണ്ടു കാലുകളുടേയും പെരുവിരലുകൾ അന്യോന്യം ചേർന്നിരിക്കണം. പൃഷ്ഠം ഉപ്പൂറ്റികളുടെ മുകളിൽ ഉറപ്പിക്കുക. രണ്ടു കൈകളും തുടകൾക്ക് മുകളിൽ ആയിരിക്കണം. അരക്കെട്ട്, കഴുത്ത്, നെഞ്ച് പൂർണ്ണമായും നേരേയായിരിക്കണം. ശ്വാസം സാധാരണഗതിയിലായിരിക്കണം. ശക്തി, സമയം ഇവയ്ക്കനുസരിച്ച് ഈ ആസനം ചെയ്യുക. ആരംഭത്തിൽ കുറഞ്ഞത് 2 മിനിട്ടുവരെ ഇങ്ങനെ ഇരിക്കാം. അഭ്യസ്ഥനായശേഷം സമയം നീട്ടാൻ കഴിയും.

പ്രയോജനം : വാതം, ദഹനക്കേട്, മലബന്ധം ഇവ വേരോടെ നശിപ്പിക്കപ്പെടുന്നു. അധികം ഉറങ്ങുന്നവർക്കും ഇത് ഗുണപ്രദമാണ്. വിദ്യാർത്ഥികൾക്കും, രാത്രിയിൽ അധികസമയം ഉറക്കമിളച്ച് ജോലിചെയ്യുന്നവർക്കും ഈ ആസനം കൊണ്ട് പ്രയോജനമുണ്ടാകും. നാഡികൾ ഊർദ്ധഗാമികളായിതീരുന്നു. അതുകൊണ്ട് ആഹാരം എളുപ്പം ദഹിക്കുന്നു. ഗർഭാവസ്ഥയിൽ ഈ ആസനം ചെയ്യുന്ന സ്ത്രീകൾക്ക് സുഖപ്രസവം ഉണ്ടാകുന്നു. ജനനേന്ദ്രിയ വ്യൂഹത്തിൽ രക്തത്തിന്റെ നിയന്ത്രണമില്ലാത്തതുകൊണ്ട് പുരുഷന്മാരിലുണ്ടാകുന്ന hydrocele രോഗവും ഈ ആസനം ഇല്ലാതാക്കുന്നു.

കുറിപ്പ് : സന്ധിവാതമുള്ളവർ ഇത് അഭ്യസിക്കാൻ പാടില്ല.

ശ്രദ്ധിക്കേണ്ടത് : പുതുതായി ആസനം അഭ്യസിക്കുന്നവർക്ക് കാലിന്റെ ഉപ്പൂറ്റി, കാൽവണ്ണകൾ എന്നിവിടങ്ങളിൽ വേദനയുണ്ടാകാനിടയുണ്ട്. ആസനത്തിന്റെ അഭ്യാസം പൂർത്തിയാക്കിയശേഷം കാലുകൾ ഇളക്കി രക്തസംക്രമണം കൂട്ടണം. ആഹാരത്തിനുശേഷവും ചെയ്യാവുന്ന ഒരേ ഒരു യോഗാസനമാണിത്.

5. ***യോഗമുദ്ര*** **-** കുണ്ഡലിനീ ശക്തിയെ ഉത്തേജിപ്പിക്കാൻ ഈ ആസനം സഹായകമാകുന്നു. ഈ ആസനത്തിൽകൂടി ആത്മാവും പരമാ

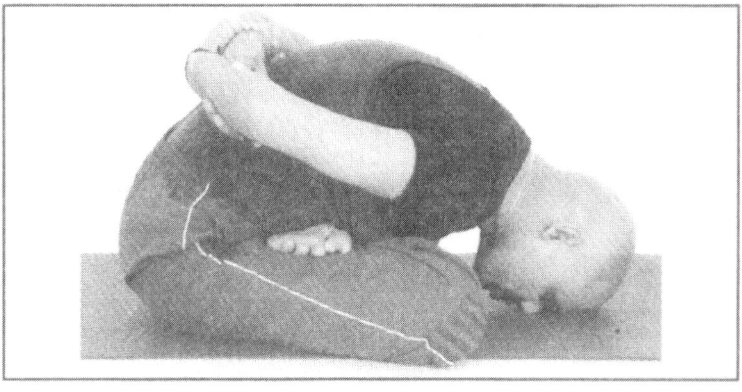

ത്മാവുമായി ഒന്നിക്കാൻ സാധിക്കുമെന്നും പറയപ്പെടുന്നു. യോഗികൾ ഇതിന് യോഗമുദ്രയെന്ന നാമം നൽകി.

രീതി : നിലത്ത് രണ്ടുകാൽകളും നേരേ വിടർത്തി ഇരിക്കുക അതിനു ശേഷം വലത്തുകാൽമടക്കി ഇടത്തു കാലിന്റെ മേൽ വയ്ക്കുക. ഇടത്തു കാൽ മടക്കി വലത്തേ കാലിന്റെ തുടയിൽ വച്ച് പത്മാസത്തിൽ ഇരിക്കുക. ഇപ്പോൾ വലത്തു കൈകൊണ്ട് ഇടതുകൈയുടെ മുട്ടും ഇടത്തുകൈകൊണ്ട് വലത്തു കൈയുടെ മുട്ടും പിടിക്കുക. കഴുത്ത്, പുറം, അരക്കെട്ട് പൂർണ്ണമായും നേരേയായിരിക്കണം. ആഴമുള്ള ദീർഘശ്വാസമെടുത്ത് പിന്നീട് ശ്വാസം വിട്ടുകൊണ്ട് സാവധാനം അരവരെയുള്ള ഭാഗം കുനിച്ചുകൊണ്ട് നെറ്റിയും താടിയും നിലത്ത് മുട്ടിക്കണം. കുനിയുമ്പോൾ ശ്വാസം സാധാരണ നിലയിലായിരിക്കണം. പ്രയാസം കൂടാതെ ഈ നിലയിൽ എത്രസമയം കഴിയാൻ സാധിക്കുന്നുവോ അത്രയും സമയം ഇരുന്നശേഷം സാവധാനം പൂർവ്വസ്ഥിതിയിൽവരുക. ഇത് ഈ ആസനത്തിന്റെ ഒരുവട്ടമാണ്. കുറഞ്ഞത് മൂന്ന് പ്രാവശ്യം ഇത് ആവർത്തിക്കുക.

പ്രയോജനം : നെഞ്ച്, ശ്വാസം, തൊണ്ട സംബന്ധിച്ച രോഗങ്ങൾ മാറിക്കിട്ടുന്നു. മുഖത്ത് രക്തപ്രസാദവും, കാന്തിയും വർദ്ധിക്കുന്നു. മുഴുവൻ ശരീരത്തിനും സൗഷ്ഠവവും, അയവും ലഭിക്കുന്നു. കണ്ണുകളുടെ പ്രകാശം കൂടുന്നു. നെറ്റി ഭൂമിയിൽ മുട്ടിക്കുന്നതുകൊണ്ട് ആജ്ഞാ ചക്രമായ നെറ്റിയുടെ ഒത്തനടുക്ക് വിശേഷിച്ച് പ്രഭാവം ഉണ്ടാകുന്നു. അതുകൊണ്ട് ധ്യാനാവസ്ഥയിലാകാൻ കഴിയുന്നു. മാനസിക രോഗങ്ങൾ, പിരിമുറുക്കം, പാർക്കിൻസൺ രോഗം മുതലായവയിൽ നിന്ന് മുക്തിനേടാൻ കഴിയുന്നു. ഈ ആസനംകൊണ്ട് ധ്യാനം, ചൈതന്യം, ആനന്ദം, ഏകാഗ്രത, ഇവ സ്വാഭാവികമായി പ്രാപ്തമാകുന്നു. ദഹനക്കേട്, മലബന്ധം, വയറ്റിലെ ഗ്യാസ്, പ്രമേഹം, അമിതവണ്ണം ഇവ ഇല്ലാതാകുന്നു.

ശ്രദ്ധിക്കേണ്ടത് : ഉയർന്ന രക്തസമ്മർദ്ദം ഉള്ളവർ, ഇടുപ്പുവേദനയുള്ളവർ, ഹൃദ്രോഗികൾ, കണ്ണുകൾക്ക് വളരെയേറെ രോഗം ബാധിച്ചവർ, ഗർഭിണികൾ ഇവർ അഭ്യസിക്കരുത്.

6. ***ശശാങ്കാസനം :*** ശശാങ്കം അതായത് മുയൽ ഈ ആസനത്തിൽ നമ്മുടെ ശരീരാകൃതി ശശാങ്കം അതായത് മുയൽപോലെ ആകുന്നതുകൊണ്ട് ഇതിന്റെ പേര് ശശാങ്കാസനം എന്ന് വെച്ചിട്ടുണ്ട്.

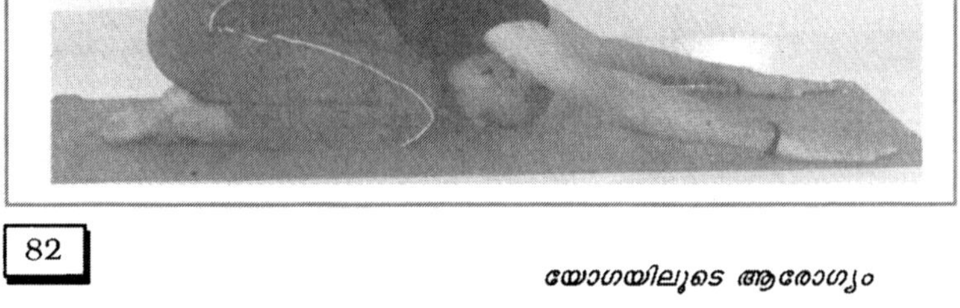

രീതി : നിലത്ത് വജ്രാസനത്തിലിരിക്കുക. നീണ്ട ആഴമുള്ള ശ്വാസം എടുക്കുക. അതോടൊപ്പം രണ്ടു കൈകളും മുകളിലേക്കുയർത്തി നീട്ടിപ്പി ടിക്കുക. കൈപ്പത്തികൾ തുറന്നതും നേരേ മുമ്പിലേക്ക് മായിരിക്കണം. ശ്വാസം വെളിയിലേക്ക് വിട്ട് അര വരെയുള്ള ഭാഗം താഴേക്ക് മടക്കി രണ്ട് കൈകളുടേയും കൈപ്പത്തികൾ നിലത്തുറപ്പിക്കുക. പിന്നീട് നെറ്റി നിലത്ത് മുട്ടിക്കുക. കുനിഞ്ഞിരിക്കുന്നതിനാൽ ശ്വാസഗതി സാധാരണ നിലയിലാ യിരിക്കും കഴിവിനും സമയത്തിനുമനുസരിച്ച് ഈ ആസനത്തിൽ ഒരു വട്ടം കഴിഞ്ഞു. 5 പ്രാവശ്യമെങ്കിലും ഈ ആസനം ചെയ്യണം.

പ്രയോജനം : മനസ് ശാന്തമാക്കാൻ ഈ ആസനം വളരെ ഗുണപ്രദ മാണ്. ഏകാഗ്രതയ്ക്കും, ദൃഢനിശ്ചയത്തിനും, കോപം നിയന്ത്രിക്കുന്നതി ലും, മാനസിക സമതുലനത്തിലും ബുദ്ധിയുടെ വളർച്ചയിലും അനുയോജ്യ ചിന്താവീക്ഷണത്തിലും ഇത് സഹായകമാകുന്നു. ഇതുകൊണ്ട് ആസ്തമാ, ഹൃദ്രോഗം, ശ്വാസകോശ സംബന്ധിച്ചരോഗങ്ങൾ, ശ്വാസരോഗങ്ങൾ ഇവ മാറുന്നു. ഇത് നട്ടെല്ലിനും വളരെ പ്രയോജനം ചെയ്യുന്നു. മുഖത്തിൽ പ്രസ രിപ്പും കാന്തിയും തേജസും വർദ്ധിക്കുന്നു. സ്ത്രീകൾക്ക് ഈ ആസനം വിശേഷിച്ച് പ്രയോജനം ചെയ്യുന്നു. ശശാങ്കാസനം നമ്മുടെ ശരീരത്തിന്റെ എല്ലാ ഭാഗങ്ങളുടേയും ക്ഷീണം അകറ്റുന്നു.

ശ്രദ്ധിക്കേണ്ടത് : സ്ലിപ് ഡിസ്ക് ഉള്ളവർ, ഗർഭിണികൾ, സന്ധിവാത രോഗികൾ ഏതെങ്കിലും യോഗാചര്യന്റെ നിർദ്ദേശപ്രകാരം മാത്രമെ ഈ ആസനം അഭ്യസിക്കാവൂ.

7. ***ശവാസന രീതി :*** ശവാസനം 'ശിവാസനം' അതായത് മംഗളകര മായ ആസനമാണ്. ഈ ആസനത്തിൽ നമ്മുടെ ശരീരത്തിന്റെ ആകാരം ശവംപോലെ അതായത് മരിച്ചുപോയ വ്യക്തികളുടെ ശരീരം പോലെയാ കുന്നു. അതുകൊണ്ട് യോഗികൾ ഈ ആസനത്തിന് ശവാസനം എന്ന് പേര് കൊടുത്തിരിക്കുന്നു.

രീതി : മലർന്ന് കിടക്കുക. എല്ലാ അംഗങ്ങളും മാംസപേശികളും അയ

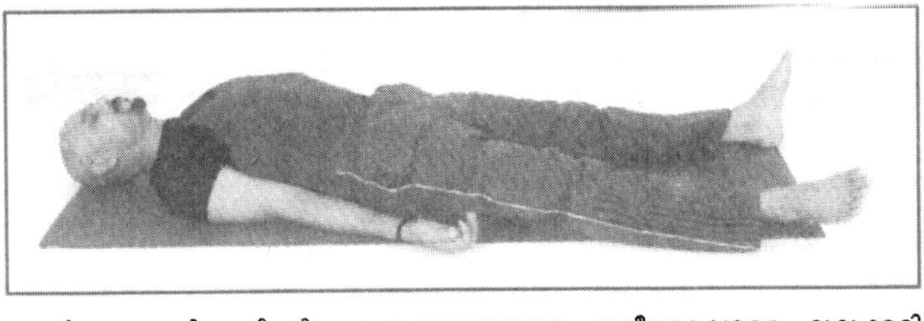

ച്ചുവിടുക. ശരീരത്തിന്റെ ഓരോ അവയവവും ശരീരകോശവും മുറുക്കമി ല്ലാതായിക്കണം. മനസിൽനിന്നും മസ്തിഷ്ക്കത്തിൽ നിന്നും വിചാരങ്ങളെ അകറ്റി സാവധാനം ശ്വാസോച്ഛ്വാസം ചെയ്യുക. ശ്വാസം എത്രമാത്രം ആഴ മുള്ളതും ശാന്തവും ശരീരം എത്രയ്ക്ക് അയവുള്ളതും ആയിരിക്കുമോ അത്രയും വേഗത്തിൽ പ്രയോജനം സിദ്ധിക്കും. ശ്വാസോച്ഛ്വാസം ചെയ്യു

മ്പോൾ ശരീരം മുഴുവനും മുറുക്കമില്ലാതെയാണെന്ന വിചാരം മനസ്സിലുണ്ടായിരിക്കണം. 10 മിനിട്ടെങ്കിലും ഈ ആസനം ദിവസേന ചെയ്യണം.

പ്രയോജനം : ജർജരമായ ശരീരത്തിലും ഈ ആസനത്തിന്റെ അഭ്യാസംകൊണ്ട് പുതിയ ജീവനും ചേതനയുമുണ്ടാകും. ശവാസനത്തിൽ സ്നായുക്കളുടെ കഠോരതയും, മസ്തിഷ്ക്കത്തിന്റെ സ്ഥിരമില്ലയ്മയും, അസ്വസ്ഥതയും മാറുന്നു. ശരീരത്തിന്റേയും മനസിന്റേയും ദോഷം മാറുന്നു. മനസിനും മസ്തിഷ്ക്കത്തിനും ഉയർന്ന രക്തസമ്മർദ്ദമുള്ളവർക്കും ഹൃദ്രോഗികൾക്കും ഇത് ഒറ്റമൂലിയാണ്.ശ്വസനേന്ദ്രിയങ്ങൾക്ക് വിശ്രമം ലഭിക്കുന്നു. മാനസികമായ മുറുക്കം, കോപം, ഉറക്കമില്ലായ്മ, ഭ്രാന്ത്, ഇതിൽനിന്നും മോചനം ലഭിക്കുന്നു. ശരീരത്തിന്റെ സ്ഥിരതയും മനസിന്റെ സുഖാനുഭൂതിയും കൊണ്ട് ഈ ആസനം അന്വർത്ഥ നാമമാണ്. ഇത് വെറുമൊരാസനമല്ല യോഗ സാധനയുടെ അടിസ്ഥാനമാണ്. ഇതിന്റെ സഹായം കൊണ്ട് ദീർഘകാലം തുടർച്ചയായി ആനന്ദത്തോടെ, അറിവോടെ പരിശീലനം ചെയ്യാൻ കഴിയുന്നു. ഉറക്കമില്ലായ്മയിൽനിന്ന് മോചനം ലഭിക്കുന്നു.

കുറിപ്പ് : ഈ ആസനം ചെയ്യുമ്പോൾ ഉറങ്ങുന്നതും പെട്ടെന്ന് എഴുന്നേൽക്കുന്നതും പാടില്ലാത്താകുന്നു.

ശ്രദ്ധിക്കേണ്ടത് : യോഗയിലെ ഈ ആസനം ശരീരം, പ്രാണൻ, മനസ് ഇവയിലെല്ലാം അഭൂതപൂർവ്വമായ ശക്തിയും, ചുറുചുറുക്കും, ചൈതന്യവും നൽകുന്നു.

ഈ ആസനം എല്ലാവർക്കും ചെയ്യാൻ കഴിയും. ഇത് അവസാനമായി ചെയ്യുക. ഉറക്കമില്ലായ്മയ്ക്ക് ഇത് ഗുണകരമാണ്. മുകളിൽ പറഞ്ഞ ആസനം പതിവായി ചെയ്യുന്നതുകൊണ്ട് ചെന്നിക്കുത്ത് കൂടാതെ മാനസിക മുറുക്കത്തിൽ നിന്നും കൂടി മോചനം ലഭിക്കാൻ കഴിയുന്നു. ഇതു കൂടാതെ നല്ലകാര്യങ്ങൾ കാണുക. സമയമുണ്ടാക്കി വിശ്രമമെടുക്കുക, ശാന്തി നൽകുന്ന സംഗീതത്തിന്റെ ആനന്ദം ആസ്വദിക്കുക, പ്രഭാതത്തിലേയും പ്രദോഷത്തിലേയും പ്രകൃതിരമണീയത കൺകുളിരെ കാണുക ഇതെല്ലാം സ്നായുക്കൾക്ക് ശാന്തിനൽകുന്നവയാണ്.

രാത്രിയിലെ ആഹാരം 8നും 9നും ഇടയ്ക്ക് കഴിച്ചിരിക്കണം. ആഹാരത്തിനുശേഷം കുറഞ്ഞതു രണ്ടു മണിക്കൂർ കഴിഞ്ഞുമാത്രമെ ഉറങ്ങാവൂ. എന്തെന്നാൽ നമ്മുടെ ശരീരത്തിൽ 70 ശതമാനം വെള്ളമാണ്, അതുകൊണ്ട് ദഹിക്കുന്നെതെളുപ്പം നടക്കുന്നു. മാനസിക പിരിമുറുക്കത്തിൽനിന്നും വെളിയിൽ വരാനുള്ള വിവേകം, വൈരാഗ്യം, ഷട്സമ്പത്ത്, മുമുക്ഷുസ്ഥിതി ഇവ നാലും വികസിപ്പിച്ചെടുക്കണം. ശമം, ദമം, തിതിക്ഷ, ഉപരതി, ശ്രദ്ധ, സമാധാനം ഈ ആറു ഗുണങ്ങളുടെ സംയുക്തരൂപമായ അവയോടു മുഖ്യമായും ബന്ധപ്പെട്ടവരാണ്. ഇതിൽ മസ്തിഷ്ക്കത്തിന് ശാന്തിയും ഇന്ദ്രിയങ്ങളുടെ സംയമനവും സമഭാവവും ഉൾക്കൊള്ളുന്നു.

കുറിപ്പ് :

ആസനം പരിശീലിക്കുന്നതിന് മുമ്പ് ചില അടിസ്ഥാനപരമായ നിയമങ്ങൾ പാലിക്കേണ്ടതാവശ്യമാണ്.

1. ചോക്കലേറ്റ്, മദ്യം, പാൽക്കട്ടി, ലസ്സി, കപ്പലണ്ടി, തയിര്, മാംസം, വാഴപ്പഴം, കിസ്മിസ്, സോയാ ബീൻസ് ഇവ ഉപയോഗിക്കരുത്.
2. എന്നിലാണ് ലോകത്തിലെ എല്ലാ ഉത്തരവാദിത്വം നിക്ഷിപ്തമായിരിക്കുന്നതെന്ന് വിചാരിക്കുന്നതു ഉചിതമല്ല.
3. ചെയ്യേണ്ട കാര്യങ്ങൾ മനസിരുത്തി ദൃഢനിശ്ചയത്തോടെ ചെയ്യണം.
4. ഏതു കാര്യവും ശരിയായ പദ്ധതിയിൽ കൂടി നടപ്പാക്കുക.
5. എല്ലാം ഒന്നിച്ച് ചെയ്യാൻ ശ്രമിക്കരുത്.
6. ശരിയായ പോയിന്റോഫ് വ്യൂ സ്വീകരിക്കണം.
7. വിശ്രമം പരിശീലിക്കണം.

മുറുക്കം, ചെറിയമുറിവ്, മലബന്ധം, മദ്യപാനം ഇവ തലവേദനയുണ്ടാക്കുന്നു. ഇതിനുള്ള ചികിത്സയ്ക്കുള്ള ഉപായങ്ങൾ താഴെ കൊടുത്തിരിക്കുന്നു.

1. ഉള്ളം കാലുകളിൽ ഒരു മിനിട്ടുനേരം ശക്തിയായി വെള്ളം അടിക്കുക.
2. തലയിൽ തണുത്ത വെള്ളം ഒഴിക്കുക.
3. ദിവസം തോറും കുറഞ്ഞത് 12 മുതൽ 14 വരെ ഗ്ലാസ് വെള്ളം കുടിക്കുക.
4. ആഴ്ചയിൽ ഒരിക്കൽ ഉപവാസം അനുഷ്ഠിക്കുക.
5. കാരറ്റ്, പാവയ്ക്ക, തേങ്ങ, ഇവയും നെല്ലിക്കയുടെ നീരും കഴിയ്ക്കുക.
6. സാലഡ്, മുളപ്പിച്ച പയറുവർഗ്ഗങ്ങൾ, പഴങ്ങൾ ഇവ കഴിക്കുക.

16. എല്ലാറ്റിന്റേയും അടിസ്ഥാനം എകാഗ്രത

മധ്യകാലത്ത് ഒഴികെ ഭാരതസമുദായം കാമശാസ്ത്രത്തെ പൂർണ്ണമായും രഹസ്യമായി സൂക്ഷിച്ചിട്ടില്ല. ഈ വിഷയത്തെപ്പറ്റി തുറന്ന ചർച്ചകൾ നടത്തപ്പെട്ടിട്ടുണ്ട്. കാമം എന്നപദം വേദന, ആശയക്കുഴപ്പം, ദുരന്തം, തെറ്റിദ്ധാരണ, മാനസികാസ്വാസ്ഥ്യം തുടങ്ങിയ നിരവധി മനുഷ്യവികാരങ്ങളെ ഉൾകൊള്ളുന്നു.

ഭാര്യാഭർത്താക്കന്മാരുടെ ശാരീരികവും മാനസികവുമായ സംതൃപ്തിയാണ് വിവാഹ ജീവിതത്തിന്റെ വിജയത്തിന് അടിസ്ഥാനം രണ്ടിലും തൃപ്തി ഇല്ലെങ്കിൽ വിവാഹമെന്ന വണ്ടി ജീവിതത്തിന്റെ പാളം തെറ്റിപോകാനിടയുണ്ട്. യോഗശാസ്ത്രം വളരെ പുരാതനവും മനുഷ്യജീവിതത്തിന്റെ ഓരോ അംശത്തേയും വിവക്ഷിക്കുന്നതുമാണ്. യോഗയും കാമശാസ്ത്രവും രണ്ടും മനുഷ്യനെ ജീവിതത്തിലെ ആനന്ദത്തിലേക്ക് നയിക്കുന്നവയാണ്. രണ്ടിന്റേയും അന്തിമലക്ഷ്യവും ഒന്നുതന്നെയാണ്– മനുഷ്യന് ഏറ്റവും മികച്ച അസാധാരണമായ സുഖവും ശാന്തിയും നൽകുക.

മനുഷ്യന്റെ ഇച്ഛയും തന്റെ ജീവിതം സുഖമയവും, ആനന്ദത്തോടു കൂടിയതും ചിരയൗവനമുള്ളതുമാകണമെന്നാണ്. വിവാഹം കഴിഞ്ഞ് 8 ഓ 10 ഓ വർഷങ്ങൾക്ക്ശേഷം അല്ലെങ്കിൽ 35 വയസിനുശേഷം പുരുഷന്മാരിൽ ലൈംഗിക വികാരങ്ങളിൽ വിരക്തി വരാൻ തുടങ്ങുന്നു. ലൈംഗികശക്തിയുടെ കുറവു സഹിച്ചുകൊണ്ട് തന്റെ ലൈംഗിക ജീവിതത്തിന്റെ വണ്ടി ഒരുതരത്തിൽ മുന്നോട്ടു തള്ളിനീക്കുന്നു. തൽഫലമായി വിവാഹ ബന്ധത്തിന്റെ ദുർബ്ബലമായ നൂൽ ക്രമേണ പൊട്ടാൻ തുടങ്ങുന്നു. സ്ത്രീ അന്യപുരുഷനുമായി അടുത്ത് ശരീരികാവശ്യങ്ങൾക്ക് സംതൃപ്തിനേടുന്നു. ജീവിത ചര്യയിൽ അല്പം കൂടി ശ്രദ്ധയും വിചിന്തനവും യോഗാഭ്യാസവും മുഖേന തന്റെ ലൈംഗിക ബന്ധം മധുരതരമാക്കാനാവുന്നതും 60 വയസു വരെ നല്ല ലൈംഗിക ശക്തി നേടാനും സാധ്യമാണ്.

1. വജ്രോളിമുദ്ര – സുഖാസനത്തിലോ പത്മാസനത്തിലോ ഇരിക്കുക ഏത് ധ്യാനമുദ്രയും സ്വീകരിക്കാൻ മുഴുവൻ ശ്രദ്ധയും ശ്വാസത്തിൽ കേന്ദ്രീകരിക്കുക. ആഴമുള്ള ദീർഘശ്വാസം എടുത്ത് അടക്കിപ്പിടിക്കുക. മൂത്രമാർഗ്ഗത്തിലുള്ള പേശികളെ ചുരുക്കുക. (മൂത്രമൊഴിക്കുന്നതിന് വിപരീത രീതിയിൽ ചെയ്യുക) അതായത് മൂത്രം പോകാതെ തടയാൻ ശ്രമിക്കുക. എത്രത്തോളം ശ്വാസം പിടിച്ചുനിർത്താമോ അത്രയും സമയം ഇരുന്ന് പതുക്കെ ശ്വാസം വിടുക. അതോടുകൂടി ജനനേന്ദ്രിയവ്യൂഹത്തിലെ പേശികളെ അയച്ചുവിടുകയും ചെയ്യുക. ഈ മുദ്ര ഒരുവട്ടം പൂർത്തിയായി. സമയത്തിനും

കഴിവിനുമനുസരിച്ച് 10 പ്രാവശ്യം അഭ്യസിക്കണം. പുതിയതായി അഭ്യസിക്കുന്നയാൾ എളുപ്പമുള്ള രീതി അഭ്യസിക്കാം. മൂത്രമൊഴിക്കുമ്പോൾ ജനനേന്ദ്രിയത്തെ അകത്തേക്ക് വലിച്ചുപിടിക്കുക; മൂത്രമൊഴിക്കുമ്പോൾ ചെയ്യുന്നതിന് വിപരീതമായി.

പ്രയോജനം – വജ്രോളി മുദ്ര ശീഘ്രസ്ഖലനത്തിനെ ഇല്ലാതാക്കുന്നു. ശുക്ലപുഷ്ടിയുണ്ടാക്കുന്നു. ഷണ്ഡത്വം അകറ്റുന്നു. എത്രനേരം വേണമെങ്കിലും സ്ഖലനമുണ്ടാക്കാതെ നിയന്ത്രിക്കാനും കഴിയുന്നു.

2. വാതായനാസനം രീതി – ലോകപ്രസിദ്ധനായ യോഗ ഗുരു വാതായനൻ ഈ ആസനത്തിലിരിക്കുമായിരുന്നു അതുകൊണ്ട് ഇതിന്റെ പേര് വാതായനാസനം എന്ന് വയ്ക്കപ്പെട്ടു.

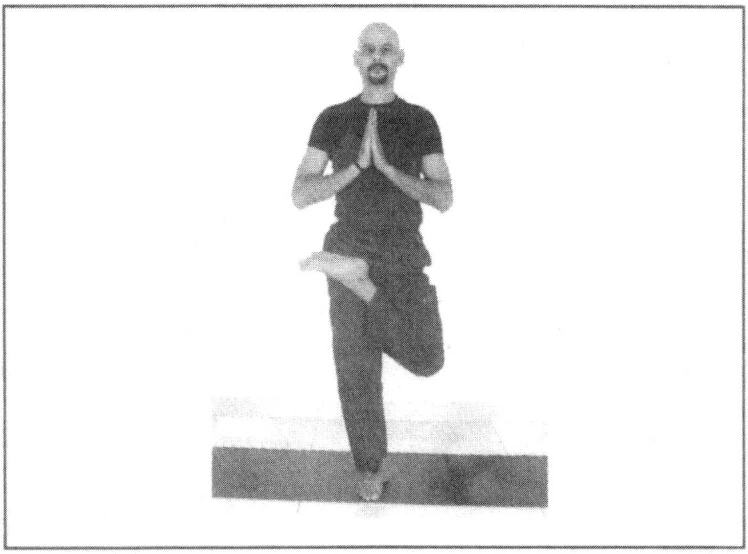

രീതി – നിലത്ത് താലാസനത്തിൽ നില്ക്കുക. രണ്ടു കാലുകളുടേയും മുട്ടുകളും, കൈപ്പത്തികളും പരസ്പരം ചേർന്നിരിക്കണം. ഇനി സാവധാനം വലത്തെ കാൽ, കാൽമുട്ടിന്റെ ഭാഗത്തുവച്ച് മടക്കി അതിന്റെ ഉപ്പൂറ്റി ഇടത്തെ കാലിന്റെ തുടയുടെ ഉല്പത്തിസ്ഥാനത്ത് വയ്ക്കുക. രണ്ടുകൈകളും കൂപ്പുന്ന മുദ്രയിൽ ചേർക്കുക. സാവധാനം മടക്കിയമുട്ട് ഇടത്തെ കാലിന്റെ ഉപ്പൂറ്റിയുടെ അടുത്ത് നിലത്ത് ഒന്നിച്ചു ചേർക്കാൻ ശ്രമിക്കുക. അരക്കെട്ട്, കഴുത്ത് പൂർണ്ണമായും നേരേ, ശ്വാസം സാധാരണ രീതിയിൽ, ദൃഷ്ടി മുമ്പിലുമായിരിക്കണം. ശക്തിയ്ക്കനുസരിച്ച് സൗകര്യംപോലെ നില്ക്കാമോ, അത്രയും നേരം നിന്ന് അതിനുശേഷം പൂർവ്വസ്ഥിതിയിൽ വരുക. മറ്റേകാലുകൊണ്ടും ഈ ആസനത്തിന്റെ അഭ്യാസം തുടരുക. ആദ്യമെല്ലാം രണ്ടു കാലുകൾകൊണ്ടും രണ്ടു പ്രാവശ്യം വീതം പരിശീലിക്കുക.

പ്രയോജനം – ഈ ആസനത്തിന്റെ അഭ്യാസം കൊണ്ട് കാലിന്റെ മാംസപേശികൾ ദൃഢമാകുന്നു.സമതുലനത്തിന്റെ കഴിവു കൂട്ടുന്നു. നടുവുവേദനയും, കഴുത്തു വേദനയും, ഹെർണിയാ, നട്ടെല്ലിന്റെ എല്ലാ രോഗങ്ങളും മാറ്റുന്നു. ശുക്ലദോഷം മാറ്റുന്നു. ശീഘ്രസ്ഖലനത്തിന്റെ ദോഷങ്ങളകറ്റുന്നു. കാലുകൾ മടങ്ങിയിരിക്കുന്നതുകൊണ്ട് രക്തപ്രവാഹം തിരിഞ്ഞാണുള്ളത്. അതുകൊണ്ട് കാലിൽ വിയർപ്പുവരുന്നതും മരവിപ്പുണ്ടാകുന്നതുമായ പ്രശ്നം പരിഹരിക്കപ്പെടുന്നു. ഈ ആസനം മനസിന് സ്ഥിരതയും ഏകാഗ്രതയും കൂട്ടാൻ സഹായകമാണ്.

കുറിപ്പ് – യോഗയിലെ പ്രയാസമുള്ള ആസനങ്ങളിലൊന്നാണ്. അവയവങ്ങൾ മടക്കുമ്പോൾ ധൃതിവയ്ക്കാൻ പാടില്ല. സ്ഥിരതയോടെ പരിശീലിക്കണം. സന്ധിവാതരോഗി, സ്ത്രീകൾ, പെൺകുട്ടികൾ, ഗർഭിണികൾ ഈ ആസനം പരിശീലിക്കരുത്. ഒരു യോഗാചാര്യന്റെ നിർദ്ദേശപ്രകാരം ചെയ്യുന്നത് ഉത്തമം.

3. സർവ്വാംഗാസനം – ഈ ആസനത്തിൽ നമ്മുടെ ശരീരത്തിന്റെ എല്ലാ അവയവങ്ങൾക്കും വ്യായാമം ലഭിക്കുന്നു. അതുകൊണ്ട് നമ്മുടെ യോഗികൾ ഇതിന് സർവ്വാംഗാസനമെന്ന് പേര്.

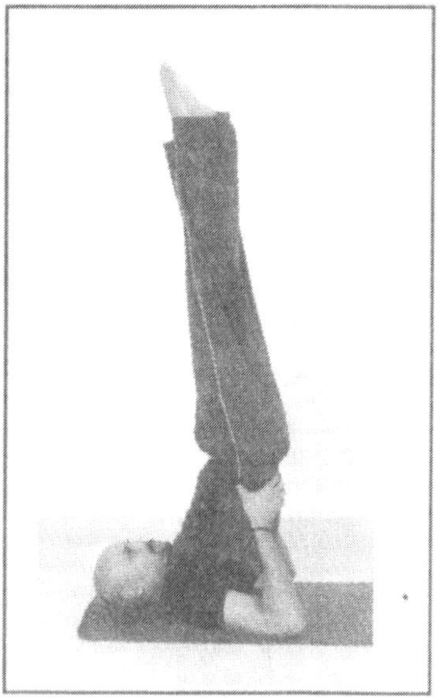

രീതി – നിലത്ത് മലർന്നുകിടക്കുക. രണ്ടു കാലുകളും ഒരുമിച്ച് ചേർത്ത് അരക്കെട്ട്വരെയുള്ളഭാഗം മുകളിലേക്കുയർത്തുക രണ്ടു കൈകളും കൊണ്ട് അരയ്ക്ക് പിടിക്കുക. കാൽവണ്ണകൾ വലിച്ച്നീട്ടി, തുടകളും കാലുകളും പൂർണ്ണമായും നേരേ പിടിക്കുക. തുടകളും കാൽമുട്ടുകളും വടിപോലെ നേരേയായിരിക്കണമെന്ന് ശ്രദ്ധിക്കണം. താടി (ചിബുകം) കണ്ഠകൂപത്തോടുചേർന്നിരിക്കണം. കാലുകൾ 90 ° യിൽ ആയിരിക്കണം. സാധാരണ രീതിയിലുള്ള ശ്വാസോച്ഛ്വാസമായിരിക്കണം. എത്രത്തോളം വിഷമം കൂടാതെ ഇങ്ങനെയിരിക്കാമോ അത്രയും നേരം ഇരുന്ന് അതിനുശേഷം കൈകളുടെ സഹായത്താൽ ക്രമേണ പഴയ സ്ഥിതിയിലേക്ക് വരുക. പൂർവ്വസ്ഥിതിയിലേക്ക് പെട്ടെന്നുതന്നെ വരാതിരിക്കാൻ ശ്രദ്ധിക്കുക. ഈ ആസനത്തിന്റെ ഒരുവട്ടം പൂർത്തിയായി. ഇത് ഒരു പ്രാവശ്യം അഭ്യസിച്ചാൽ മതി. ആസനം പൂർത്തിയാക്കിയശേഷം അല്പസമയം ശവാസനത്തിൽ കഴിയുക.

പ്രയോജനം–സർവ്വാംഗാസനമെന്ന പേരുകൊണ്ടുതന്നെ നമ്മുടെ ശരീരത്തിന്റെ എല്ലാ അവയവങ്ങൾക്കും വ്യായാമം തരുന്ന ഒന്നാണെന്ന് മനസിലാക്കാം. ഈ ആസനം രക്തത്തിന്റെ ശുദ്ധിയ്ക്കും, മസ്തിഷ്ക്കത്തി

ന്റേയും ഹൃദയത്തിന്റേയും ശ്വാസകോശങ്ങളുടേയും ശക്തിക്ക് വളരെ ഗുണപ്രദമാണ്. ഈ ആസനം ചെയ്യുന്നതുകൊണ്ട് രക്തസംക്രമണം മസ്തിഷ്ക്കത്തിൽ നടക്കുന്നു അതിനാൽ ഞരമ്പുകൾക്ക് ശക്തി ലഭിക്കുന്നു. കണ്ണിന്റെ തേജസ് കൂട്ടുന്നു. കണ്ണുകൾ, കഴുത്ത് ഹൃദയം ഇവയുടെ രോഗങ്ങൾ മാറുന്നു. ചർമ്മരോഗവും ശരിയാകുന്നു. സംഗീതോപാസന ചെയ്യുന്നവർക്കും ഈ ആസനം കൊണ്ട് സ്വരം ഇമ്പമുള്ളതാക്കുന്നു. കാലുകളിൽ കൂടുതൽ ചൂടോ,തണുപ്പോ അനുഭവപ്പെടുന്നവരും ഈ ആസനം തീർച്ചയായും അഭ്യസിക്കണം. തലമുടി വെളുക്കുന്നതും (നര) മുടികൊഴിയുന്നതും തുടങ്ങിയവ മാറുന്നു. വാർദ്ധക്യത്തെ അതിജീവിക്കാൻ സാധിക്കുന്നു. മുഖകാന്തി കൂടുന്നു.

ശ്രദ്ധിക്കേണ്ടത് – കഴുത്തുവേദന, slipdisc, ഉയർന്നരക്തസമ്മർദ്ദം, ഹൃദ്രോഗം, കണ്ണുകൾക്ക് കാഴ്ചക്കുറവ്, ഞരമ്പുരോഗം ഉള്ളവരും ഗർഭിണികളും ഈ ആസനം അഭ്യസിക്കരുത്. ഇത് യോഗയിലെ ഒരു പ്രയാസമുള്ള ആസനമായതുകൊണ്ട് ഏതെങ്കിലും യോഗാചാര്യന്റെ സാന്നിധ്യത്തിൽമാത്രം വേണം ചെയ്യാൻ.

4. ഹലാസനം – ഈ ആസനം അഭ്യസിക്കുമ്പോൾ നമ്മുടെ ശരീരം കലപ്പ (ഹലം) പോലെയാകുന്നതുകൊണ്ട് യോഗികൾ ഇതിന് ഹലാസനം എന്ന് പേര്നൽകി.

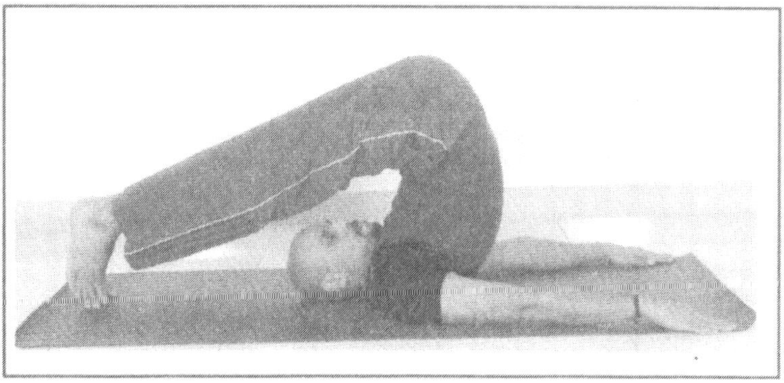

രീതി – ആദ്യം നിലത്ത് മലർന്നുകിടക്കുക. കാൽമുട്ടുകൾ മടക്കാതെ രണ്ടു കാലുകളും ഒരുമിച്ച് സാവധാനം പൂർണ്ണമായും മുകളിൽവരെ പൊക്കണം. അതിനുശേഷം പൃഷ്ഠത്തോടുകൂടി അരയും കാലുകളും ഉയർത്തുക. കാൽകൾ തലയുടെ നേരേ പുറകിൽ കൊണ്ടുചെല്ലുക. കാലിന്റെ പെരുവിരലുകളും വിരലുകളും നിലത്ത് മുട്ടിക്കുക. ഈ പ്രക്രിയയിൽ കാൽമുട്ടുകൾ മടങ്ങാൻ പാടില്ല. ശ്വാസോച്ഛ്വാസം സാധാരണരീതിയിലായിരിക്കണം. എത്രനേരം ഈ രീതിയിലിരിക്കാമോ, അത്രയുംനേരം ഇരുന്ന് സാവധാനം കാൽകൾ ഉയർത്തി നേരേയാക്കി നിലത്ത് പൂർവ്വസ്ഥിതിയിൽ കൊണ്ടുവരിക. പുതിയതായി അഭ്യസിക്കുന്നവർ കുറഞ്ഞത് 10 സെക്കൻഡുകൾ ഈ

ആസനത്തിൽ കഴിയാൻ ശ്രമിക്കണം. പരിശീലനം കിട്ടിക്കഴിഞ്ഞാൽ 2–3 മിനിട്ട് കഴിയാം. ഇത് ഒരു പ്രാവശ്യം അഭ്യസിച്ചാൽമതി. ആസനം പൂർത്തിയാക്കി, ശവാസനത്തിൽ അല്പനേരം അഭ്യസിക്കുക.

പ്രയോജനം – പ്രമേഹം, കരൾ, പ്ലീഹ, വയറിലെ രോഗങ്ങൾ ഇവകൾക്ക് വളരെ ഗുണകരമാണ്. നട്ടെല്ലിന് ബലവും അയവും ലഭിക്കുന്നു. മുടിക്കും, മുഖത്തെ രക്തപ്രസാദത്തിനും, കണ്ണുകളുടെ രോഗങ്ങൾക്കും ഇതൊരു സിദ്ധൗഷധമാണ്. നവയൗവനം വളരെ നാൾ കാത്തുസൂക്ഷിക്കുവാനും ഈ ആസനം നന്നാണ്. Thyroid, Para thyroid... ഗ്രന്ഥികളുടെ പ്രവർത്തനവൈദഗ്ധ്യം കൂടുന്നു. ഈ ആസനംകൊണ്ട് ആസ്തമാ, ശ്വാസസംബന്ധിച്ച രോഗങ്ങൾ, ക്ഷയം, സ്ത്രീകളുടെ എല്ലാ രോഗങ്ങൾക്കും ഗുണം ലഭിക്കുന്നു.

ശ്രദ്ധിക്കേണ്ടത് – കഴുത്ത് വേദനയുള്ളവർ, ഹൃദ്രോഗികൾ, ഉയർന്ന രക്തസമ്മർദ്ദമുള്ളവർ, ഹെർണിയാരോഗികൾ, ഇതഭ്യസിക്കരുത്. ഇത് യോഗയിലെ അല്പം പ്രയാസമുള്ള ആസനമായതുകൊണ്ട് ഏതെങ്കിലും യോഗാചാര്യന്റെ സാന്നിധ്യത്തിൽ ചെയ്യുന്നതാണുത്തമം.

5. ധനുരാസനം – ഈ ആസനം ചെയ്യുമ്പോൾ ശരീരത്തിന്റെ ആകാരം വില്ലുപോലാകുന്നതുകൊണ്ട് യോഗികൾ ഇതിന് ധനുരാസനമെന്ന് പേര് നൽകി.

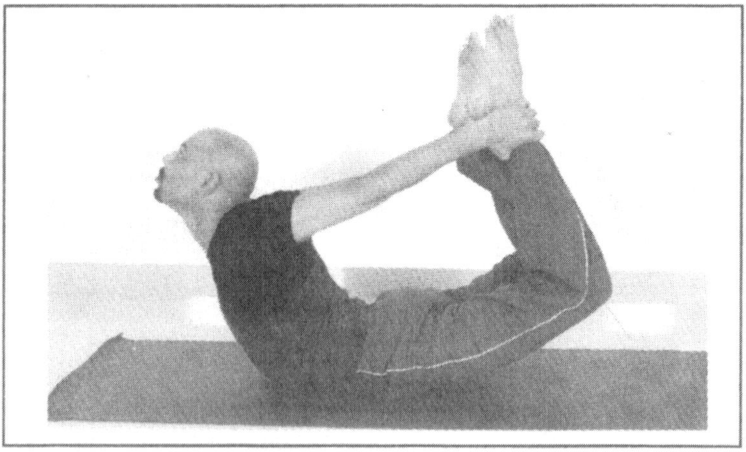

രീതി – കമഴ്ന്ന് കിടക്കുക. മുട്ടുവരെ കാലുകൾ മടക്കുക. രണ്ടു കൈകൾകൊണ്ടും കണ്ണങ്കാൽ പിടിക്കുക. കാലുകൾ വെളിയിലേക്കാക്കിക്കൊണ്ട് ശ്വാസം വിട്ടുകൊണ്ട് മുട്ടുകൾ മുകളിലേക്കുയർത്തുക. ശരീരം വില്ലുപോലെ ആക്കുക. വയറ് നിലത്തുമുട്ടിച്ചുകൊണ്ട് ശ്വാസം പിടിച്ചുകൊണ്ട് ശരീരം മുകളിലേക്ക് എത്രയ്ക്ക് വിരിച്ച് പിടിക്കാമോ അത്രയും സമയം ഇരിക്കുക. ശ്വാസം വിടേണ്ടിവരുമ്പോൾ പൂർവ്വസ്ഥിതിയിലേക്ക്

വരുമ്പോൾ ആസനത്തിന്റെ ഒരുവട്ടം കഴിഞ്ഞു. കുറഞ്ഞത് 3 മുതൽ 5 വരെ വട്ടം അഭ്യസിക്കണം.

പ്രയോജനം – ഈ ആസനത്തിന്റെ അഭ്യാസം കൊണ്ട് മലബന്ധം, ദഹനക്കേട്, ഗ്യാസ്, അജീർണ്ണത്തിന്റെ അസുഖം മാറുന്നു. അരക്കെട്ട് ഒതുങ്ങിയതും നെഞ്ച് വിരിഞ്ഞതുമായിരിക്കുന്നു. ഇതുകൊണ്ട് നമ്മുടെ കഴുത്ത്, കൈകൾ, ചുമലുകൾ ഇവകൾക്ക് നല്ല വ്യായാമം കിട്ടുന്നു. ശ്വാസം സംബന്ധിച്ചുള്ള രോഗങ്ങൾക്കുള്ള സിദ്ധൗഷധമാണ് ഈ ആസനം. നമ്മുടെ ഹൃദയത്തേയും ഇത് ബലവത്താക്കുന്നു. സ്ത്രീകളുടെ ആർത്തവവും ഗർഭാശയവും സംബന്ധിച്ചുള്ള രോഗങ്ങൾ, വന്ധ്യത്വം ഇവ അകറ്റുന്നു. കരൾ, പാൻക്രിയാസ് ഗ്ലാൻഡിനെ പോഷിപ്പിക്കുന്നു അരക്കെട്ടിലെ 33 കശേരുഖണ്ഡങ്ങൾക്ക് ഗുണം ചെയ്യുന്നു.

ശ്രദ്ധിക്കേണ്ടത് – ഹൃദ്രോഗി, ഉയർന്ന രക്തസമ്മർദ്ദമുള്ളവർ, അൾസർ, ഹേർനിയാ രോഗികൾ, ഗർഭിണികൾ ഇത് അഭ്യസിക്കാൻ പാടില്ല.

ലൈംഗികശക്തിയുടെ വളർച്ചയ്ക്കുള്ള ആഹാരം

1. പച്ചത്തേങ്ങാ വെള്ളം കുടിക്കുന്നതുകൊണ്ട് ബീജത്തിന് പുഷ്ടിയുണ്ടാകുന്നു.
2. ദിവസേന ഒരു പഴം പാലിലടിച്ച് കഴിക്കണം
3. കിളിപ്പിർച്ച ഗോതമ്പ് ദിവസേന കഴിക്കണം.
4. സബർജല്ലി കഴിക്കണം. ഇതിലുള്ള വിറ്റാമിൻ E ലൈംഗികശക്തിയിൽ പുതിയ ഉണർവുണ്ടാക്കുന്നു.
5. Seafood കഴിക്കണം. ഇതിൽ അയഡിൻ നിറയെ ഉണ്ട്. ലൈംഗികാസക്തി വർദ്ധിപ്പിക്കുന്നതിന് ഇത് ഉത്തമമാണ്.
6. ബ്രോക്കോലിയയും മുട്ടക്കോസും സെലിനിയം ഉള്ളതുകൊണ്ട് ലൈംഗികശക്തിയ്ക്കും സന്താനോത്പത്തി ശക്തിക്കും സഹായകമാണ്.
7. ഉണങ്ങിയ സിംഘാടയുടെ (water chestnut) അരച്ചമാവ് 20 ഗ്രാം കഴിക്കുന്നത് ലൈംഗികാസക്തി വർദ്ധിപ്പിക്കുന്നു.
8. സംഭോഗത്തിനുശേഷം 50 ഗ്രാം ശർക്കര കഴിക്കുന്നത് ശരീരക്ഷിണം മാറ്റാൻ നല്ലതാണ്.
9. ദിവസേന രാവിലെ വെറും വയറ്റിൽ 2 ആപ്പിൾ കഴിച്ച് പാലുകുടിക്കണം. ലൈംഗികസംബന്ധമായ എല്ലാ രോഗങ്ങളും അകറ്റപ്പെടുന്നു.
10. വെറും വയറ്റിൽ വെള്ളുള്ളിയുടെ രണ്ടല്ലികൾ കഴിക്കുന്നത് ബീജത്തിന് പുഷ്ടികരമാണ്.

✪✪✪✪✪

17. ജലയോഗ, സ്വരയോഗ, താലിയോഗ, ഹാസ്യയോഗ കൊണ്ട് രോഗവിമോചനം

യോഗചികിത്സയുടെ മുഖ്യഭാഗങ്ങളാണ് ആസനങ്ങളും, പ്രാണായാമവും ധ്യാനവും. ജീവിതമാകുന്ന വണ്ടിയുടെ മുമ്പോട്ടുള്ള ഗമനത്തിന് യോഗ അത്യന്താപേക്ഷിതമാണ്. യോഗ ചെയ്യുന്നതുപോലും ഫാഷൻ ആക്കിയിരിക്കുകയാണ് ആളുകൾ. എന്നാൽ പരക്കം പാച്ചിലിന്റെ ഈ ജീവിത ചര്യയിൽ ശാരീരികാധ്വാനം അത്യാവശ്യമാണ് എന്നത് ഒരു സത്യമാണ്. വിദഗ്ധന്മാരുടെ അഭിപ്രായം യോഗയെ ഫാഷനായിട്ടല്ല ജീവിതചര്യയുടെ ഒരു ഭാഗമാക്കണമെന്നാണ്.

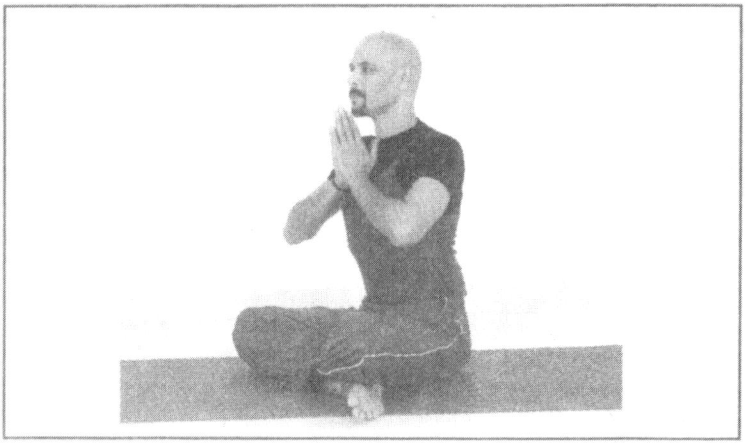

കുട്ടികൾ, യുവാക്കൾ, പ്രായമുള്ളവർ, രോഗികൾ രോഗമില്ലാത്തവർ, സ്ത്രീപുരുഷന്മാർ എല്ലാവർക്കും ഒരുപോലെ ഒരു അത്ഭുത മരുന്നാണ് യോഗ. ജലയോഗ, സ്വരയോഗ, താലിയോഗയും ഹാസ്യയോഗയും കൊണ്ട് ആജീവനാന്തം രോഗമില്ലാതെ എങ്ങനെ കഴിയാമെന്ന് വിവരിക്കുന്നു.

1. ജലയോഗ – ജലയോഗയിൽ പ്രഭാതത്തിൽ ജലം സേവിക്കണം. പ്രഭാതമെന്ന് പറയുന്നത് സൂര്യൻ ഉദിച്ചുവരുന്ന ആ സമയത്തെയാണ്. രാത്രിയുടെ അന്ധകാരം കുറഞ്ഞുവരുന്നു. ഉഷാപാനത്തിനായി രാത്രിയിൽ ഉറങ്ങാൻ പോകുമ്പോൾ ഒരു ചെമ്പുപാത്രത്തിൽ വെള്ളം നിറച്ച് അടച്ചുവയ്ക്കണം. രാവിലെ ഉറങ്ങി എഴുന്നേറ്റ ഉടൻതന്നെ ഈ വെള്ളം കുടിയ്ക്കാവുന്നത്ര കുടിയ്ക്കണം. ക്രമേണ അഭ്യസ്ഥനാകുമ്പോൾ കുറഞ്ഞത് ഒരു ഗ്ലാസ് മുതൽ കൂടിയത് 5 ഗ്ലാസ് വരെ കുടിക്കണം. ജലം ഇരുന്ന് കുടിക്കണം.

പ്രയോജനം – ഉഷാ പാനംകൊണ്ട് പ്രഭാതകൃത്യങ്ങൾ ഭംഗിയായി നടക്കുന്നു. മലബന്ധം ഇല്ലാതാകുന്നു. രാത്രിമുതൽ വയറ്റിലുള്ള ചൂട് ശാന്തമാകുന്നു. ആരോഗ്യശാസ്ത്രപ്രകാരം ഓരോ മനുഷ്യനും എല്ലാകാലാവസ്ഥകളിലും ദിവസേന 10 മുതൽ 15 ഗ്രാസ് വെള്ളം കുടിക്കണം. ജലയോഗം കൊണ്ട് നമ്മുടെ ആമാശയത്തിന്റെ ശുദ്ധീകരണമാണ് നടക്കുന്നത്. ദഹനേന്ദ്രിയ സമൂഹങ്ങളിലേക്കുള്ള രക്തസംക്രമണം വർദ്ധിക്കുന്നു. അതുകൊണ്ട് വയറിന്റെ പ്രതിരോധകശക്തി വർദ്ധിക്കുന്നു. ശരീരത്തിന്റെ ശീതോഷ്ണസ്ഥിതി സ്ഥിരമാക്കി നിലനിർത്തുന്നു. വെള്ളം വൃക്കകളുടെ പ്രവർത്തന വൈദഗ്ധ്യം കൂട്ടുന്നു. ശരീരത്തിലെ പിത്തം ഇല്ലാതാക്കുന്ന അവയവങ്ങൾ വൃക്കകൾ, ശ്വാസകോശങ്ങൾ, ചർമ്മം, ദഹനേന്ദ്രിയ സമൂഹങ്ങളിൽ ആവശ്യമായ പ്രവർത്തികൾ ജലം കൊണ്ട് പ്രവർത്തന വൈദഗ്ധ്യം നേടുന്നു. ആവശ്യത്തിനുള്ള ജലപാനം കൊണ്ട് വിയർപ്പ്, മൂത്രം, മലം, ഇവ വിസർജ്ജിക്കപ്പെടുന്നു. ആയുർവ്വേദത്തിൽ ഉഷാപാനത്തെ അമൃതപാനമായി കണക്കാക്കുന്നു.

2. സ്വരയോഗ – സ്വരയോഗ അതായത് സ്വരശാസ്ത്രം. സ്വരോദയ ശാസ്ത്രത്തിന്റെ അർത്ഥം ശ്വാസോച്ഛ്വാസത്തിന്റെ അറിവാണ്. മൂക്കിന്റെ വലത്തെ ദ്വാരത്തിൽ കൂടി ശ്വാസം പിടിക്കുമ്പോൾ അതിനെ സൂര്യസ്വരം അഥവാ പിംഗളനാഡി എന്ന് പറയുന്നു. മൂക്കിന്റെ ഇടത്തെ ദ്വാരത്തിൽ കൂടി ശ്വസിക്കുമ്പോൾ അതിനെ ചന്ദ്രസ്വരം അഥവാ സുഷ്മനാനാഡി എന്ന് പറയുന്നു.

ആരോഗ്യവും സ്വരയോഗയും

1. കുളിക്കുമ്പോൾ സൂര്യസ്വരം അതായത് വലത്തെ ദ്വാരത്തിൽ കൂടിയാണ് ശ്വസിക്കുന്നതെങ്കിൽ ആസ്തമാ, ശീതപ്രകൃതി, ജലദോഷം, ചുമ ഇവയാൽ കഷ്ടപ്പെടുന്നവർക്ക് അത് ഗുണപ്രദമാണ്.

2. മലബന്ധമുള്ളവർ സൂര്യസ്വരത്തിൽ ശ്വസിച്ചാൽ മലബന്ധത്തിൽ നിന്ന് മോചനം നേടാൻ സാധിക്കും.

3. ജ്വരമുള്ളപ്പോൾ ചന്ദ്രസ്വരത്തിൽ ശ്വസിക്കുന്നതുത്തമമാണ്. പനി ക്രമേണ കുറയും.

4. ആഹാരം കഴിക്കുമ്പോൾ മൂക്കിന്റെ വലത്തെ ദ്വാരത്തിൽ കൂടിയാണ് ശ്വസിക്കുന്നതെങ്കിൽ ആഹാരം ദഹിക്കുന്നതിൽ എളുപ്പമുണ്ടാകുകയും ആജീവനാന്തം ഗ്യാസ്, മലബന്ധം ഇവയിൽ നിന്ന് മുക്തി നേടാനും കഴിയും.

5. രാത്രിയിൽ ഉറങ്ങാൻ പ്രയാസമുള്ളവർ ഇടതുവശം ചരിഞ്ഞ് കിടന്ന് മൂക്കിന്റെ വലത്തെ ദ്വാരത്തിൽ കൂടി ശ്വസിച്ചാൽ കുറച്ചുസമയത്തിനകം നല്ല ഗാഢമായ ഉറക്കം ലഭിക്കും.

6. സംഭോഗ സമയത്ത് പുരുഷൻ സൂര്യസ്വരവും സ്ത്രീ ചന്ദ്രസ്വരവും പരിശീലിച്ചാൽ രണ്ടുപേർക്കും ആനന്ദമുണ്ടാകുന്നതുകൂടാതെ സ്ത്രീയുടെ ഗർഭധാരണത്തിലും സഹായകമാകും.

7. ഇന്റർവ്യൂ, വ്യാപാരചർച്ചകൾ മുതലായ വളരെ സുപ്രധാന കാര്യങ്ങൾക്കായി വീട്ടിലിരുന്നു യാത്രയാകുമ്പോൾ സൂര്യസ്വരം പരിശീലിക്കുകയും വലത്തു കാൽവച്ച് ഇറങ്ങുകയും ചെയ്താൽ ഉദ്ദേശിച്ചകാര്യം സാധിക്കും.

8. ആജീവനാന്തം രോഗമില്ലാത്തവനായും പൂർണ്ണ ആരോഗ്യവാനായും ഇരിക്കണമെങ്കിൽ രാത്രിയിൽ സൂര്യസ്വരവും പകൽ ചന്ദ്രസ്വരവും പരിശീലിക്കണം.

സ്വന്തം ഇഷ്ടപ്രകാരം സ്വരം മാറ്റാനുള്ള വഴി

1. ഓടുമ്പോഴും വ്യായാമം ചെയ്യുമ്പോഴും സ്വരം സ്വേച്ഛയായി മാറുന്നു.
2. ഏതു സ്വരം പരിശീലിക്കണമോ അതിനു വിപരീതമായുള്ള വശത്ത് തിരിഞ്ഞ് കിടന്ന് ഗാഢമായ ശ്വാസമെടുത്തുറങ്ങുക. കുറെ സമയത്തിനുള്ളിൽ സ്വരം മാറുന്നു.
3. ഏത് ദ്വാരത്തിൽ കൂടി ശ്വാസോച്ഛ്വാസം ചെയ്യണമോ അതിനെ തുറന്നു വച്ച് മറ്റേ ദ്വാരം ശുദ്ധമായ പഞ്ഞികൊണ്ട് തിരി ഉണ്ടാക്കി അടയ്ക്കുക.

ഏതു സ്വരമാണോ പരിശീലിക്കേണ്ടത് അതിന് വിപരീതമായ സ്വരം നിറുത്തുക.

3. താലിയോഗ– അക്യുപ്രഷർ, ജിൻഷിൻ ദോ, സുജോക് ചികിത്സാരീതി ഇവകൾ അനുസരിച്ച് നമ്മുടെ കൈകളിൽ എല്ലാ രോഗങ്ങളേയും ശരിയാക്കുന്ന ബിന്ദുക്കൾ ഉണ്ട്. ഇവ അമർത്തിയാൽ വളരെ സുഖം കിട്ടും. താലിയോഗ ഇതിന്റെ ഒരു രീതിയാണ്. ഭജനയോ ഏതെങ്കിലും പാട്ടോപാടുമ്പോൾ കൈകൾ കൊണ്ട് താളം കൊട്ടുന്നരീതി നൂറ്റാണ്ടുകൾ മുമ്പേ ഉണ്ടായിരുന്നു. കാഴ്ചക്കാർ കയ്യടിച്ചാണ് സന്തോഷം പ്രകടിപ്പിക്കുന്നത്. സന്തോഷപ്രകടനം നടത്തുന്ന കൈയ്യടി ആരോഗ്യവാനാക്കാനും കഴിവുള്ളതാണ്.

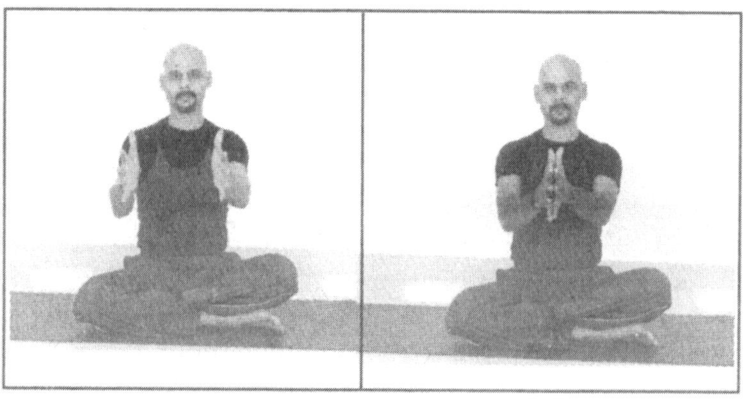

ഇരുകൈത്തലങ്ങളും പരസ്പരം ശക്തിയായി അടിയ്ക്കുന്നതാണ് കൈയ്യടി. അങ്ങനെ ചെയ്യുമ്പോൾ നമ്മുടെ കൈത്തലങ്ങളുടെ എല്ലാ ബിന്ദുക്കളും ക്രിയാശീലരാകുന്നു. കൂടാതെ രോഗത്തിൽ നിന്നും ഗുണവും ലഭിക്കുന്നു. ദേവാലയങ്ങളിലാണ് താലിയോഗയുടെ ഏറ്റവും ഉത്തമമായ ഉദാഹരണങ്ങൾ: താലിയോഗ അഭ്യസിക്കുന്നതിന്റെ ഫലമായി വിശേഷപ്രകാരത്തിലുള്ള സൂക്ഷ്മമായവീചികൾ പുറപ്പെടുന്നു. അത് ചുറ്റുപാടെല്ലാം ആനന്ദം കൊണ്ട് നിറയ്ക്കുന്നു. നമ്മുടെ ശരീരത്തിലെ രക്തകണങ്ങൾക്ക് ശക്തി ലഭിക്കുന്നു. നമ്മുടെ പ്രതിരോധ ശക്തി വർദ്ധിക്കുന്നു. മലബന്ധം, ദഹനക്കേട് മുതലായ അസുഖമുള്ളവരും വിശപ്പ് ഇല്ലാതെ കഷ്ടപ്പെടുന്നവരും തന്റെ വലത്തുകൈയ്യുടെ 4 വിരലുകളെ ഇടത്തെ കൈയ്യുടെ കൈപ്പത്തിയിൽ അടിച്ച് രാവിലെ 5 മിനിട്ട് പരിശീലിക്കണം. കൈകൊട്ടുമ്പോഴുള്ള ശബ്ദം ഒരുപോലെയായിരിക്കുന്ന കാര്യത്തിൽ ശ്രദ്ധിക്കണം കുറെ ദിവസങ്ങൾ അഭ്യസിച്ചാൽ കാലക്രമേണ ഈ രോഗത്തിൽ നിന്ന് മോചനം നേടാൻ സാധിക്കും. നടുവുവേദന, സന്ധികൾക്കുള്ളവേദന, സന്ധിരോഗം, കഴുത്തുവലിയുള്ളവർ രണ്ടു കൈകളും ചേർത്ത് 10 മിനിട്ട് ഉച്ചത്തിൽ താലിയോഗ അഭ്യസിച്ചാൽ രോഗങ്ങളിൽ നിന്ന് അവർക്ക് മോചനം നേടാം. കൈപ്പത്തി കൈപ്പത്തിയിലും വിരലുകൾ വിരലുകളിലും പതിക്കണമെന്നുള്ളത് ശ്രദ്ധിക്കേണ്ടതാണ്. കുറെ സമയം അഭ്യസിച്ചുകഴിഞ്ഞാൽ ഈ രോഗങ്ങളിൽ നിന്നെല്ലാം മോചനം നേടാം.

കുറഞ്ഞ രക്തസമ്മർദ്ദമുള്ളവർക്ക് താലിയോഗം ഒരു സിദ്ധൗഷധമാണ്. നേരേ എഴുന്നേറ്റ് നിന്ന് രണ്ടു കൈകളും മുമ്പിൽ കൂടി കൈയ്യടിച്ച് താഴെ മുതൽ മുകളിലേക്ക് കൊണ്ടുപോയി വൃത്താകൃതിയിൽ ചുറ്റണം. താഴെ മുതൽ മുകളിൽ വരെ കൈകൾ ചുറ്റിക്കൊണ്ടിരിക്കുന്നതിൽ ശ്രദ്ധിക്കണം. ഈ തരത്തിലുള്ള പരിശീലനം കൊണ്ട് ശരീരത്തിന് ഊർജ്ജം ലഭിക്കുന്നു. രക്തസമ്മർദ്ദം സാധാരണ നിലയിലാക്കാനും കഴിയുന്നു. താലിയോഗകൊണ്ട് ശ്വാസകോശങ്ങൾക്കും ഹൃദയത്തിനും ബലം ലഭിക്കുന്നു. ലോകം മുഴുവനും താലീയോഗയുടെ ഉത്തമ ഉദാഹരണം കിന്നരന്മാരാണ്. ഇവർക്ക് ഒരിക്കലും ഹൃദ്രോഗത്തിനും ഉയർന്ന രക്തസമ്മർദ്ദത്തിനും ഇരയാകുകയില്ല. താലിയോഗയുടെ പരിശീലനം കൊണ്ട് നാം സ്വതവേ ധ്യാനാവസ്ഥയിലെത്തിച്ചേരുന്നു. തത്ഫലമായി മാനസിക സമ്മർദ്ദം, ഏകാഗ്രത കിട്ടാതെയുള്ള അസ്വസ്ഥതയിൽ നിന്ന് മോചനം നേടുന്നു.

4. ഹാസ്യ യോഗം : മനുഷ്യന്റെ ആത്മസന്തുഷ്ടിയും ശാരീരിക ആരോഗ്യവും ബുദ്ധിസ്ഥിരതയും അളക്കുവാനുള്ള ഒരേ ഒരു അളവുകോലാണ് ഉള്ളത്. അത് മുഖത്തുള്ള പ്രസന്നതയാണ്. പ്രസന്നചിത്തരായവർ അധികകാലം ജീവിക്കുന്നു. ലോകത്തിൽ ചിരി അതായത് ഹാസ്യയോഗം ഇന്റർനേൽ എപ്രോവിക്സ് അഥവാ ഇന്നർ ജോഗിങ്ങ് എന്ന പേരിൽ അറിയപ്പെടുന്നു. ഭാരതത്തിൽ യോഗികൾ യോഗയിൽ ഹാസ്യയോഗയുടെ പ്രാധാന്യം ഏകദേശം 6000 വർഷങ്ങൾക്ക് മുമ്പ് തന്നെ അറിഞ്ഞിരുന്നു. ഹാസ്യയോഗ നമ്മുടെ ആരോഗ്യത്തെ എത്രമാത്രം സ്വാധീനിക്കുന്നു എന്നത്

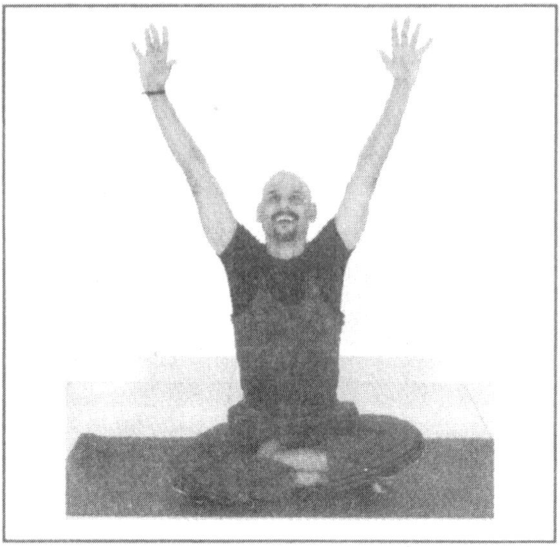

ആളുകൾ അറിഞ്ഞാൽ ഡാക്ടർമാരുടേയും വൈദ്യന്മാരുടേയും ജോലി പകുതിയായികുറഞ്ഞേനെ.

ചിരി ആരോഗ്യത്തിന്റെ ഏറ്റവും നല്ല ടോണിക്കാണ്. തുറന്ന് ചിരിച്ചാൽ രക്ത സംക്രമണം നല്ലതുപോലെയാകുന്നു, ദഹനേന്ദ്രിയങ്ങൾ ശരിയായി ജോലിചെയ്യുന്നു. നമ്മുടെ ഇമ്മ്യൂൺ സിസ്റ്റം ബലവത്താക്കുന്നു. ശ്വാസോച്ഛ്വാസം ശരിയായ രീതിയിലാകുന്നു. ഗവേഷണങ്ങൾ ചിരി നമ്മുടെ 600 മാംസപേശികൾക്ക് ഒരേ സമയം വ്യായാമം നൽകുന്നെന്ന് തെളിയിച്ചിട്ടുണ്ട്.

✪✪✪✪✪

18. നടുവുവേദനയ്ക്കുള്ള ആസനങ്ങൾ

അധികം പേർക്കും നടുവുവേദന ഒരു കീറാമുട്ടിയാണ്. Spine Society of India റിപ്പോർട്ടനുസരിച്ച് ഭാരതത്തിൽ 10 മുതൽ 15 ശതമാനം ആളുകൾ നടുവുവേദനകൊണ്ട് കഷ്ടപ്പെടുന്നവരാണ്. അതിന്റെ അർത്ഥം ദേശത്തെ ഏതാണ്ട് 15 കോടി ആളുകൾ ഈ രോഗത്തിന്റെ അസഹനീയ വേദനയുടെ തീച്ചൂളയിൽ നീറുന്നവരാണ്. അല്പം കടന്നാലോചിച്ചാൽ, ആയിരമായിരം വർഷങ്ങൾക്കുമുമ്പ് ഭാരതത്തിലെ ഋഷികളും മുനികളും യോഗാചാര്യന്മാരും ആസനം കൊണ്ടും പ്രാണായാമം കൊണ്ടും ഈ ഭയങ്കര രോഗത്തിന്റെ പ്രതിവിധി കണ്ടുപിടിച്ചിരുന്നു എന്നത് മനസിലാക്കാം.

മധ്യവയസിലും വൃദ്ധാവസ്ഥയിലും സ്ത്രീപുരുഷന്മാർ നടുവുവേദന എന്ന രോഗത്തിന് ഇരയാകുന്നു. ഈ രോഗത്തിന്റെ കാര്യത്തിൽ മുൻകരുതലാണ് ചികിത്സയേക്കാൾ ഭേദം എന്നത് സ്വീകരിച്ചാൽ വളരെക്കാലം ഈ രോഗങ്ങളിൽ നിന്ന് രക്ഷപ്രാപിക്കാൻ കഴിയും. ആധുനിക ജീവിത രീതിയുടെ ഫലമായ നടുവുവേദന എന്ന രോഗം, ശരീരത്തെ അവഗണിക്കുക, ചിന്തകൊണ്ടുള്ള ആധി അതൃധ്വാനം ഇരിക്കുന്നതിലും നിൽക്കുന്നതിലും ഉറങ്ങുന്നതിലും ജോലി ചെയ്യുന്നതിലുമുള്ള ശരിയായ രീതി സ്വീകരിക്കാതിരിക്കുക, കഴുത്തിന്റേയും അരക്കെട്ടിന്റേയും ദുരുപയോഗം തുടങ്ങിയ നിരവധി പ്രശ്നങ്ങൾ ഉണ്ടാക്കുന്നു. നട്ടെല്ലാണ് നമ്മുടെ അസ്ഥിപഞ്ജരത്തിന് മുഖ്യമായി സഹായകമാകുന്നത്. ഏതെങ്കിലും കാരണം കൊണ്ട് നട്ടെല്ലിന് ഏതെങ്കിലും തകരാറ് പറ്റിയാൽ നടുവുവേദന, കഴുത്തുവേദന, സൈറ്റിക്ക മുതലായ അസുഖങ്ങൾ വരുന്നു. ശാരീരിക കാരണങ്ങൾ കൂടാതെ നടുവുവേദനയ്ക്ക് മാനസിക കാരണങ്ങളും ഉണ്ട്. കൂടുതലായും സ്ത്രീകൾക്ക് ഗർഭാവസ്ഥയിലും ആർത്തവകാലങ്ങളിൽ ഹോർമോണിന്റെ മാറ്റങ്ങൾ കൊണ്ടുള്ള കാരണം കൊണ്ടുമാണ് നടുവുവേദനയുണ്ടാകുന്നത്. പുറംവേദനയ്ക്കുള്ള പ്രധാനം കാരണം നമ്മുടെ ശയ്യയാണ്. യോഗാഭ്യാസം കൊണ്ടും ജാഗ്രതയുടെ അടിസ്ഥാനത്തിലും ഈ ഭയങ്കരരോഗത്തിൽനിന്ന് രക്ഷനേടുന്നതിനും ആജീവനാന്തം സുഖവും ആനന്ദവും കൈവരിക്കുന്നതിനുമായ മാർഗ്ഗങ്ങൾ ഈ ലേഖനത്തിൽ വിവരിക്കുന്നു.

നമ്മുടെ ഋഷികളാണ് യോഗ കണ്ടുപിടിച്ചതും പ്രചരിപ്പിച്ചതും. എന്നാൽ ശാസ്ത്രീയ അംഗീകാരം ലഭിച്ചതിന് ശേഷമാണ് ആധുനിക സമൂഹം ഇത് സ്വീകരിയ്ക്കാനാരംഭിച്ചത്. ശരീരത്തിൽ മാത്രമല്ല മനസിലും യോഗയുടെ സ്വാധീനമുണ്ടെന്നകാര്യം പ്രാധാന്യമർഹിക്കുന്നു. യോഗയുടെ ആസനത്തിന്റെ സ്വാധീനം ശരീരശാസ്ത്രത്തിലാണുള്ളത്. ആസനങ്ങൾ ചെയ്യു

ന്നതുകൊണ്ട് മാംസപേശികൾ അയവുള്ളതാക്കപ്പെടുന്നു. കൂടാതെ സ്നായു മണ്ഡലങ്ങളേയും ഗ്രന്ഥികളേയും അത് സ്വാധീനിക്കുന്നു. താഴെ കൊടുത്തിരിക്കുന്ന ആസനങ്ങൾ ചെയ്താൽ നടുവുവേദന എന്ന രോഗത്തിൽ നിന്ന് മോചനം നേടി ദീർഘകാലം ജീവിക്കാൻ കഴിയും.

1. ഭുജംഗാസനം
2. ഉഷ്ട്രാസനം
3. ശലഭാസനം
4. മയൂരാസനം
5. നൗകാസനം
6. മത്സ്യാസനം
7. സുപ്തവജ്രാസനം
8. വക്രാസനം
9. നാഭി ദർശനാസനം
10. ധ്യാനം

*1. **ഭുജംഗാസനം** :* ഈ ആസനത്തിൽ ശരീരത്തിന്റെ ആകാരം ഫണം വിടർത്തിയ സർപ്പത്തിനെപ്പോലെയായതുകൊണ്ട് യോഗികൾ ഇതിന് ഭുജംഗാസനം എന്ന പേര് നൽകുന്നു.

രീതി *:* കമഴ്ന്ന് കിടക്കുക. ഉപ്പൂറ്റി, പാദങ്ങൾ, തുടകൾ ചേർന്നിരിക്ക

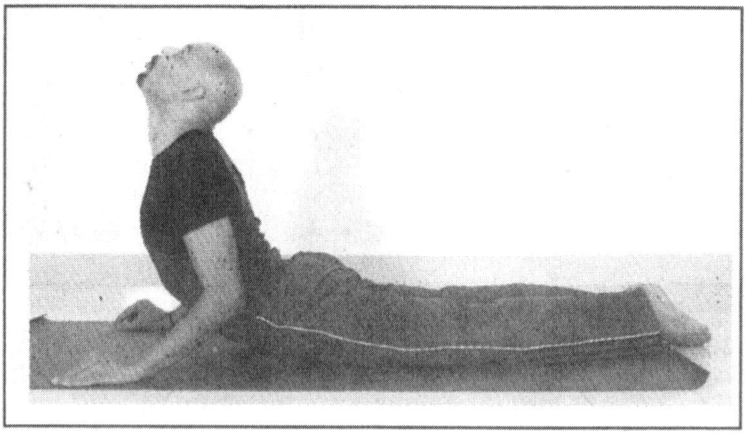

ണം. പാദങ്ങൾ വെളിയിലേക്ക് നീട്ടിവലിച്ച് പിടിക്കുക, രണ്ടു കൈകളും തോളുകളുടെ വശത്തായിവയ്ക്കുക. കണങ്കാലുകൾ നിലത്ത് സ്പർശിച്ചിരിക്കണം. അരവരെയുള്ള ഭാഗം കൈകൊണ്ടുതാങ്ങി സാവധാനം മുകളിലേക്ക് ഉയർത്തുക. രണ്ടു കണങ്കാലുകളും അല്പം മടങ്ങിയപോലെയിരിക്കും, കഴുത്ത് പുറകിലേക്ക്. കുറേനേരം ഈ അവസ്ഥയിൽ കഴിക്കുക.

ശ്വാസം സാധാരണനിലയിലായിരിക്കണമെന്ന കാര്യത്തിൽ ശ്രദ്ധിക്കണം. കഴിവിൽ കൂടുതൽ സമയം ഇരിക്കാൻ പാടില്ല. സാവധാനം പഴയ അവസ്ഥയിലേക്ക് വരിക. 5 പ്രാവശ്യമെങ്കിലും ഈ ആസനം ആവർത്തിക്കുക.

പ്രയോജനം : നടുവ് വേദന, കഴുത്തുവേദന, സയിറ്റിക്ക. മുതലായ രോഗങ്ങളിൽ നിന്ന് മോചനം ലഭിക്കുന്നു, റ്റൊൺസിൽസ്, തൈറോയിഡ് ഗ്രന്ഥികൾ ആരോഗ്യം പ്രാപിക്കുന്നു. വയറ്റിലേയും കരളിലേയും അസുഖങ്ങൾ മാറുന്നു. പുറം, നെഞ്ച്, ഹൃദയം, കഴുത്ത്, ചുമലുകൾ ഇവയുടെ മാംസപേശികൾ ബലം പ്രാപിക്കുന്നു. കരളിന്റെ പ്രവർത്തനം ശരിയാകുന്നു. ഈ ആസനം പ്രമേഹത്തിന് സിദ്ധൗഷധമാണ്. സ്ത്രീകളുടെ ഗർഭാശയത്തിനും ഓവറിയ്ക്കും ബലം നൽകുന്നു. നട്ടെല്ലിന് വലിച്ചിൽ കുറയുന്നു. സ്ത്രീകളുടെ ആർത്തവസമ്പന്ധമായ ദോഷങ്ങൾക്കും ഗർഭാശയ ദോഷങ്ങൾക്കും കുറവുണ്ടായി ഗർഭാധാരണത്തിൽ സഹായിക്കുന്നു.

ശ്രദ്ധിക്കേണ്ടത് : ഹെർണിയാ, അൾസർ, ഹൃദയം ഇവയുടെ രോഗികൾ ഈ ആസനം പരിശീലിക്കരുത്. ഗർഭിണികൾ യോഗഗുരുവിന്റെ സാന്നിദ്ധ്യത്തിൽ മാത്രമെ ഈ ആസനം പരിശീലിക്കാവൂ.

2. ശലഭാസനം : നമ്മുടെ ശരീരത്തിന്റെ ആകാരം ആസനം ചെയ്യുമ്പോൾ ശലഭം അഥവാ വെട്ടുക്കിളിപോലെയാകുന്നതുകൊണ്ടാണ് ഇതിനെ ശലഭാസനം എന്ന് പറയുന്നത്.

രീതി : നിലത്ത് കമഴ്ന്ന് കിടക്കുക. രണ്ടുകൈകളും തുടകളുടെ ഇട

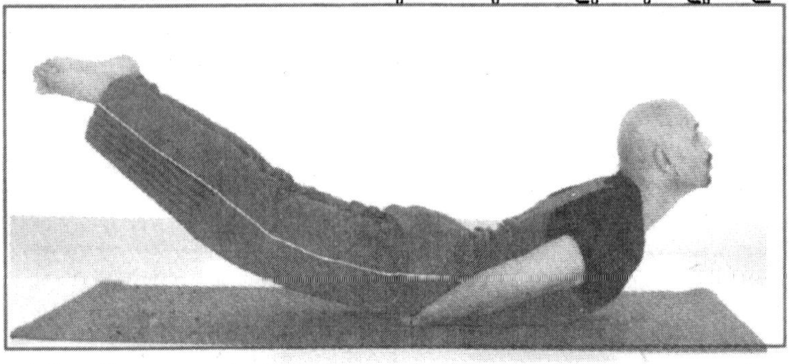

യിൽ വയ്ക്കുക. താടി നിലത്ത് തൊടണം. രണ്ടുകാൽകളുടേയും കാൽപാദങ്ങളും വലിച്ച് നീട്ടി ചേർന്നിരിക്കണം. ശ്വാസം വലിച്ച് അരക്കെട്ടിന്റെ മുകളിലത്തേതും താഴെയ്ക്കുള്ളതുമായ ഭാഗം, ഉയർത്തുന്നതോടുകൂടി ചുമലുകളും കഴുത്തും തലയും ഉയർത്തുക. ശരീരത്തിന്റെ മുഴുവൻ ഭാരവും കൈകളിലായിരിക്കണം. തുടകളും എത്രയും സാധിക്കുമോ അത്രയ്ക്ക് ഉയർത്താൻ ശ്രമിക്കണം. ശ്വാസം പിടിച്ച് എത്രനേരം ഈ ആസനത്തിലിരിക്കാൻ സാധിക്കുമോ അത്രയും സമയം കഴിഞ്ഞ് ശ്വാസം പതുക്കെ പതുക്കെ വിട്ടുകൊണ്ട് പൂർവ്വസ്ഥിതിയിൽ വരുമ്പോൾ ആസനത്തിന്റെ. ഒരുവട്ടം പൂർത്തിയായി. ഇത് 3 മുതൽ 5 പ്രാവശ്യം അഭ്യസിക്കണം.

പ്രയോജനം : ഈ ആസനത്തിന്റെ പരിശീലനംകൊണ്ട് നാഭി അതിന്റെ സ്ഥാനത്തുതന്നെ നിലകൊള്ളുന്നു. അതുകൊണ്ട് നാഭി നിരങ്ങുന്ന ദോഷം ഉണ്ടാകുന്നില്ല. നെഞ്ച്, ചുമലുകൾ, വീതിയുള്ളതും ബലമുള്ളതുമായിരിക്കുന്നു. പാചനേന്ദ്രിയങ്ങളേയും ഇത് ബലമുള്ളതാക്കുന്നു. നമ്മുടെ Lower Back ബലമേറിയതാക്കുന്നു. സ്ത്രീകളുടെ ആർത്തവ സംബന്ധമായ ദോഷങ്ങളും, ഗർഭാശയദോഷങ്ങളും മാറ്റി ഗർഭധാരണത്തിൽ സഹായിക്കുന്നു. കുടൽ, വൃക്ക, പാൻക്രിയാസ് ഗ്ലാന്റുകൾ ഇവയ്ക്ക് കൂടുതൽ പ്രവർത്തന വൈദഗ്ധ്യവും നൽകുന്നു. ശുക്ലദോഷം മാറ്റുന്നു.

ശ്രദ്ധിക്കേണ്ടത് : ഹൃദ്രോഗി, ഉയർന്ന രക്ത സമ്മർദ്ദരോഗി, അൾസർ, ഹെർണിയാരോഗികൾ ഇത് അഭ്യസിക്കരുത്.

കുറിപ്പ് : ഇത് യോഗയുടെ പ്രയാസമുള്ള ആസനമാണ്. പരിശീലിക്കുമ്പോൾ ധൃതിപിടിക്കരുത്.

3. ചക്രാസനം : ഈ ആസനം ചെയ്യുമ്പോൾ ശരീരത്തിന്റെ ആകാരം ചക്രം അതായത് വണ്ടിയുടെ വീൽപോലെയാണ്. അത്കൊണ്ട് ഇതിനെ ചക്രാസനമെന്ന് പറയുന്നു.

രീതി : നിലത്ത് മലർന്ന് കിടക്കുക. രണ്ടുകാൽകളും പൃഷ്ഠത്തോടു ചേർത്ത്വയ്ക്കുക. രണ്ടു കാലുകൾക്കും നടുവിൽ അല്പം ദൂരം ഉണ്ടായിരിക്കണം. കൈകൾ കൈമുട്ടുകളേയും മണിബന്ധങ്ങളേയും ചുറ്റി കൈത്തലങ്ങൾകൊണ്ട് തലയുടെ രണ്ടു വശങ്ങളിലും അമർത്തുക. ഇപ്പോൾ അരക്കെട്ട് അല്പം ഉയർത്തി മുട്ടുകൾ നിലത്തേക്ക് വളയ്ക്കുക. തലപുറകിലേക്ക് തിരിച്ച് നിലത്ത് രണ്ടു കൈകളും കാലിന്റേയും സഹായംകൊണ്ട് ബലമായി ശരീരം മുകളിലേക്ക് ഉയർത്തുക. കൈയും കാലും സമതുലനം ചെയ്ത് ശരീരഭാഗം ചക്രത്തിന്റെ പരിധിപോലെ വൃത്താകൃതിയിലാക്കുക. കാലും നെഞ്ചും നേരേവിരിഞ്ഞിരിക്കണം. സാധിക്കുമെങ്കിൽ കാലിന് പകരം കാലിന്റെ കാൽവണ്ണയിൽ മുഴുവൻ ശരീരം മുകളിലേക്ക് ഉയർത്തിവയ്ക്കുക. ഈ നിലയിൽ എത്രസമയം കഴിയ്ക്കാമോ അത്രയും സമയം ഇരിക്കാൻ ശ്രദ്ധിക്കുക. കുറഞ്ഞത് 3 പ്രാവശ്യമെങ്കിലും അഭ്യസിക്കണം. ശ്വാസം സാധാരണ ഗതിയിലായിരിക്കണം.

പ്രയോജനം : ഈ ആസനത്തിന്റെ സ്വാധീനം നട്ടെല്ലിനാണുണ്ടാകുന്നത്. ശരീരം അതുകൊണ്ട് അയവുള്ളതാക്കപ്പെടുന്നു. റബർപോലെ വഴങ്ങുന്നു. നൃത്തം ചെയ്യുന്ന കലാകാരന്മാർക്ക് ഇത് ഒരു അനുഗ്രഹമാണ്. യൗവനശക്തിയും, കാന്തിയും ബലവും ഈ ആസനം തരുന്നു. കൈകളുടെ വിറയൽ, തലവേദന, വയറ്, പുറം, അരക്കെട്ട് ഇവയുടെ എല്ലാ അസുഖങ്ങളും മാറുന്നു. കൈത്തലം, കാൽവണ്ണ, മുട്ടുകൾ, തുട, അരക്കെട്ട്, മണിബന്ധം, കൈത്തലങ്ങൾ ഇവകൾ ബലമുള്ളതും ദൃഢമുള്ളതുമാക്കപ്പെടുന്നു. ശരീരവും നട്ടെല്ലും കടുപ്പമുള്ളതായിരുന്നാൽ യൗവനത്തിലും വാർദ്ധക്യത്തിന്റെ ഫലമാണ് ലഭിക്കുന്നത്. അതുകൊണ്ട് വൃദ്ധനും ഇത് അഭ്യസിച്ചാൽ യൗവനത്തിന്റെ അനുഭവം ഉണ്ടാകാൻ സാധ്യതയുണ്ട്.

ശ്രദ്ധിക്കേണ്ടത് : ഹൃദ്രോഗി, ഉയർന്ന രക്തസമ്മർദ്ദമുള്ളവർ, മണിബന്ധം ബലഹീനരായവർ, ഗർഭിണികൾ, സ്ത്രീകൾ ആർത്തവസമയത്തും ഈ ആസനം അഭ്യസിക്കാൻ പാടില്ല, ഇത് യോഗയുടെ പ്രയാസമുള്ള ഒരു ആസനമായതുകൊണ്ട് ഒരു യോഗാചാര്യന്റെ സാന്നിദ്ധ്യത്തിൽ ചെയ്യണം.

കുറിപ്പ് :

1. എഴുന്നേറ്റ് നിന്ന് രണ്ടു കാലുകളിലും ഭാരം കൊടുക്കുക, അധികം മാർദ്ദവമുള്ള മെത്തയിൽ ഉറങ്ങരുത്.
2. ഏതെങ്കിലും ദീവാനിൽ കട്ടികുറഞ്ഞ മെത്തയോ, ഷീറ്റ് വിരിച്ച് ഉറങ്ങണം.
3. സംഭോഗസമയം ശരിയായ ടെക്നിക്ക് പാലിക്കണം
4. ഹൈഹീൽഡ് ചെരുപ്പുകൾ, ഷൂസ് ഉപയോഗിച്ചാൽ പുറം വേദനയുണ്ടാകും.
5. സ്കൂട്ടർ, മോട്ടോർസൈക്കിൾ, കാർ ഇവ നേരേ ഇരുന്ന് ഓടിക്കുക.
6. കമഴ്ന്ന് കിടന്നുറങ്ങിയാൽ അരക്കെട്ടിന് സുഖം കിട്ടുകയില്ല. അതുകൊണ്ട് കഴിയുന്നത്ര മലർന്ന് കിടന്നുറങ്ങണം.
7. അധികം വേദനയുള്ളപ്പോൾ പരിശ്രമം ചെയ്യാൻ പാടില്ല.
8. കൂടുതൽ വേദനയുള്ളവർ ചൂടുവെള്ളത്തിന്റെ ബാഗ്കൊണ്ട് ചൂട്പിടിച്ചാൽ നല്ലത്.
9. കമ്പ്യൂട്ടർ, ആഫീസിലും, ഇരുന്ന് ജോലിചെയ്യുന്നവരും ഫുട്ട്റെസ്റ്റ് ഉപയോഗിക്കണം.
10. കുറേനേരം ഇടവിട്ട് നില്ക്കുന്നതും നല്ലതാണ്

ദിവസേന 10 മിനിട്ട് ധ്യാനിക്കണം. സ്വയം സഹിക്കാനും വേദന മറക്കാനും ശ്രമിക്കണം.

19. ആഫീസിലും യോഗ

അല്പനേരം ദൃഢനിശ്ചയത്തോടെ ആഫീസിനുള്ളിൽതന്നെയിരുന്ന് യോഗയിലെ കുറെ ക്രിയകൾ ചെയ്താൽ ആയുസ്സുമുഴുവനും രോഗമില്ലാതെ കഴിച്ചുകൂട്ടുവാൻ സാധിക്കും. അറിവിനതിരില്ല, അത് സമുദ്രത്തേക്കാട്ടിലും ഗഹനമാണ്. ആഫീസിലെ യോഗയിൽ കൂടി ഹൃദയം, ശ്വാസകോശങ്ങൾ, പുറം, അരക്കെട്ട്, വയറ്, കൈകൾ, കൈത്തലങ്ങൾ ആരോഗ്യമുള്ളതായി വയ്ക്കാൻ എങ്ങനെ കഴിയുമെന്ന് നോക്കാം. ഇതുകൊണ്ട് നമ്മുടെ പ്രവർത്തനവൈദഗ്ധ്യം കൂടുന്നതു കൂടാതെ ശരീരത്തിന് ചുറുചുറുക്കും ഉണ്ടാകുന്നു. ജീവിതം, സമുദായം, രാഷ്ട്രം ഇവയെപ്പറ്റിയുള്ള നമ്മുടെ വീക്ഷണം അനുകൂലമായതാകുന്നു. സമ്പൂർണ്ണശരീരത്തിലെ മാംസപേശികൾക്കും എല്ലുകൾക്കും ബലം പ്രദാനം ചെയ്ത് ആജീവനാന്തം രോഗമില്ലാതെയിരിക്കാൻ സഹായിക്കുന്നു. യോഗയോടുകൂടി പ്രഭാതത്തിൽ ഉണരുന്നതു മുതൽ രാത്രി ഉറങ്ങുന്നതുവരെ പ്രകൃതിനിയമങ്ങൾ നമ്മൾ അനുസരിച്ച് ദിനചര്യ ക്രമീകരിച്ചാൽ ദേശത്തിലെ എല്ലാവരും പൂർണ്ണ ആരോഗ്യത്തോടെ ഈ രാഷ്ട്രത്തിനെ പുരോഗതിയിലേക്ക് നയിക്കുമെന്നത് അനതിവിദൂരഭാവിയിൽ സഫലമാകും.

***(A)* ഹൃദയത്തേയും ശ്വാസകോശങ്ങളേയും ബലവത്താക്കുന്ന ക്രിയകൾ–**

(1) ഹൃദയസ്തംഭനക്രിയ – ആഫീസിലോ വീട്ടിലോ ഒരു കസേരയിൽ

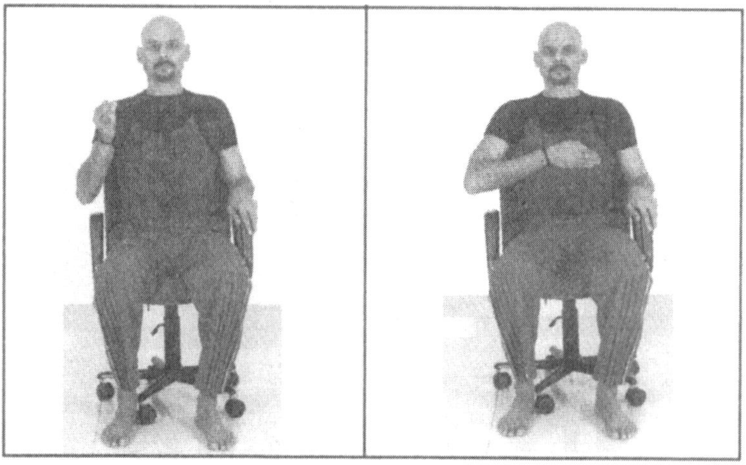

ഇരിക്കുക. ഇടതുകൈ കസേരയുടെ കൈപിടിയിൽ അല്ലെങ്കിൽ മടിയിൽ വയ്ക്കുക. അരക്കെട്ട്, കഴുത്ത്, പൂർണ്ണമായും നേരേയായിരിക്കണം. മുഖവും കണ്ണുകളും ശരീരവും പിരിമുറുക്കമില്ലാതെയിരിക്കണം. വലതുകൈയുടെ അഞ്ചു വിരലുകളും ഒന്നിച്ച് ഒരു കപ്പുപോലാക്കി തന്റെ നെഞ്ചിൽ ഇടത്തു ഭാഗത്ത് അതായത് ഹൃദയമുള്ളഭാഗം പതുക്കെ പതുക്കെ തലോടുക. ഇത് അമ്പത് പ്രാവശ്യം ചെയ്യുക.

പ്രയോജനം – ഇങ്ങനെ ചെയ്യുന്നതുകൊണ്ട് ഹൃദയത്തിന് മസാജ് ലഭിക്കുന്നു. ഹൃദയത്തിന്റെ ബലം കൂടുകയും ശരീരത്തിന്റെ ചെറിയ അസുഖങ്ങൾ മാറിക്കിട്ടുകയും ചെയ്യുന്നു.

(2) ശ്വാസകോശങ്ങൾക്ക് വികാസം നൽകുന്ന ക്രിയ – ഒരു പ്രാവശ്യം

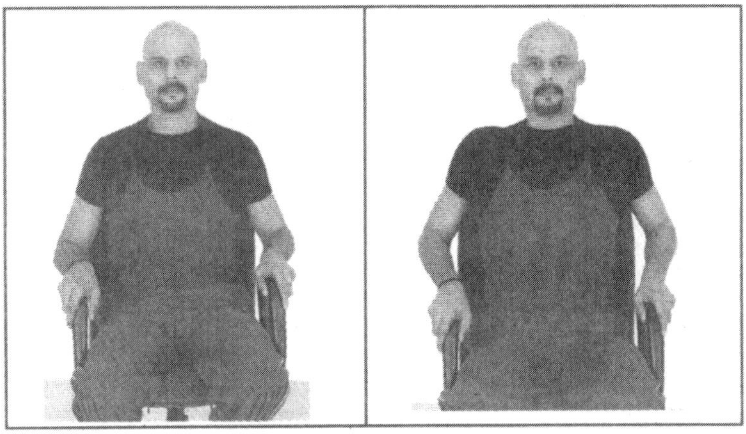

ശ്വാസം എടുക്കുമ്പോൾ 500 ക്യൂബിക്ക് സെന്റിമീറ്റർ വായു ശ്വാസകോശങ്ങളിൽ നിറയുന്നു. എന്നാൽ ശ്വാസകോശവികാസക്രിയകൊണ്ട് ഒരു പ്രാവശ്യം ശ്വാസം എടുക്കുമ്പോൾ 3000 ക്യൂബിക്ക് സെന്റിമീറ്റർ വായു നിറയുന്നു. ഈ ക്രിയയിൽ ആദ്യത്തെ ക്രിയയിലെപോലെതന്നെ കസേരയിൽ ഇരിക്കുക. മൂക്കിൽ കൂടി ശ്വാസം എടുക്കുക; നെഞ്ച് വികസിപ്പിക്കുക. കഴിവനുസരിച്ച് ശ്വാസം പിടിച്ചുനിർത്തുക. ശബ്ദമില്ലാതെ മൂക്കിൽ കൂടി സാവധാനം ശ്വാസം വിടുക. ഇത് 10 മുതൽ 15 പ്രാവശ്യം ചെയ്യണം. ഇത് ചെയ്യുമ്പോൾ കണ്ണുകൾ അടഞ്ഞും നമ്മൾ അനുകൂലമായ ഊർജ്ജം ശ്വാസം മുഖേന എടുക്കുകയാണെന്നും വിപരീതാത്മകമായ ഊർജ്ജം ശ്വാസം മുഖേന പുറത്തുവിടുകയാണെന്നും ഉള്ള വിചാരം മനസിൽ ഉണ്ടായിരിക്കണം. ഈ ഭാവനയോടെ ഈ ക്രിയ ചെയ്താൽ അധികം പ്രയോജനം ഉണ്ടായിരിക്കും.

കുറിപ്പ് – ഹൃദ്രോഗികളും ഉയർന്ന രക്തസമ്മർദ്ദമുള്ളവരും ശ്വാസം പിടിച്ചുനിറുത്തരുത്. കഴിയുന്നത്ര ശ്വാസം എടുക്കുക. എന്നാൽ പിടിച്ചു നിർത്താതെ പെട്ടെന്ന് വെളിയിൽ നിശ്വസിക്കുക.

പ്രയോജനം - ഈ ക്രിയകൊണ്ട് നമ്മുടെ ശ്വാസകോശങ്ങൾക്ക് കൂടുതൽ ഓക്സിജൻ ലഭിക്കുന്നു. അതുകൊണ്ട് അതിന്റെ പ്രവർത്തന വൈദഗ്ധ്യം വർദ്ധിക്കുന്നു. അതിന്റെ tissues ബലമുള്ളതാകുന്നു. ആസ്തമ, ക്ഷയം എന്നീ രോഗങ്ങളുള്ളവർക്ക് ഈ ക്രിയ ഒരു സിദ്ധൗഷധമാണ്.

(3) അരക്കെട്ടിന്റെ ശക്തി വികാസത്തിന്റെ ക്രിയകൾ - ഈ ക്രിയയിൽ ഒരു കസേരയിൽ ഇരിക്കണം. കാലുകളും കാൽപാദങ്ങളും

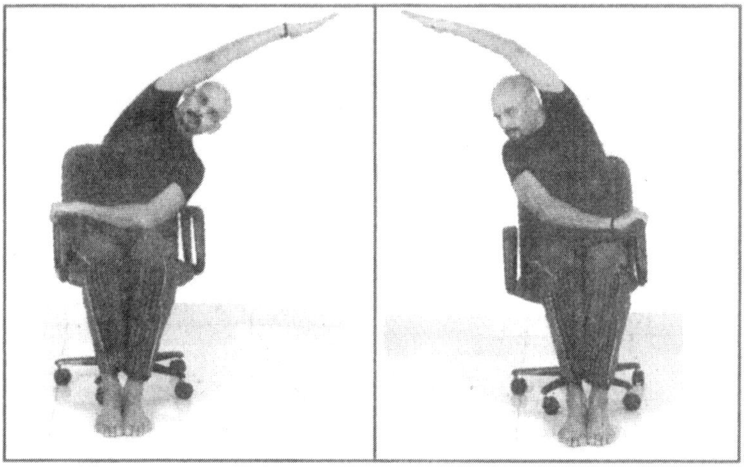

ചേർന്നിരിക്കണം. തന്റെ അരക്കെട്ട്വരെയുള്ള ഭാഗം ഇടത്തേ ഭാഗത്തേക്ക് ചായിക്കുക. തന്റെ കഴുത്തും വലതു കൈയ്യും ഇടതുവശത്തേക്ക് ചായിക്കുക. എന്നിട്ട് ഇടത്തു കൈകൊണ്ട് കസേരയുടെ വലത്തേ കൈ പിടിക്കുന്നു. കുറേനേരം ഈ രീതിയിൽ കഴിഞ്ഞാൽ തുടർന്ന് മറ്റേ വിധത്തിൽ ചെയ്യണം. കണ്ണുകൾ തുറന്നിരിക്കണമെന്ന് ശ്രദ്ധിക്കുക. ഈ ക്രിയകൾ 10 തവണ രണ്ടു വശങ്ങളിലും ചെയ്യുക.

(4) അരക്കെട്ടിന്റെ ശക്തി വികാസത്തിനുള്ള രണ്ടാമത്തെ ക്രിയ - കസേര ഡസ്ക്കിൽ നിന്നും അല്പം പുറകിലേക്ക് നീക്കി കസേരയുടെ അഗ്രഭാഗത്തിരിക്കുക. രണ്ടു കാലുകളുടേയും നടുവിൽ തോളുകൾ തമ്മിലുള്ള അകലം ഉണ്ടായിരിക്കണം. ശ്വാസം നിറച്ച് ഇടത്തെ കൈ വളരെ പതുക്കെ മുകളിലേക്കുയർത്തുക. വലത്തുകൈകൾ രണ്ടു കാലിനുമിടയ്ക്ക് നിലത്ത് സ്പർശിച്ചിരിക്കും. 5 എണ്ണുന്നതുവരെ ഈ മുദ്രയിൽ ഇരിക്കുക. കഴുത്തും കണ്ണുകളും മുകളിലേക്ക് നോക്കിയിരിക്കണം. പതുക്കെ കൈകൾ താഴെയ്ക്ക് കൊണ്ടുവരുക. ഇതുപോലെ ഇത് മറ്റേ വശത്തുകൂടിയും ചെയ്യാം. രണ്ടുവശത്തും കൂടി 10 പ്രാവശ്യം ചെയ്യണം.

പ്രയോജനം - ഈ രണ്ടുക്രിയകളും കൊണ്ട് നിങ്ങളുടെ അരക്കെട്ടിനുള്ള എല്ലാ രോഗങ്ങളും മാറുന്നു. അരക്കെട്ട് ഒതുങ്ങിയതും

സുന്ദരവും ആകുകയും മേദസ് കുറയുകയും ചെയ്യുന്നു.

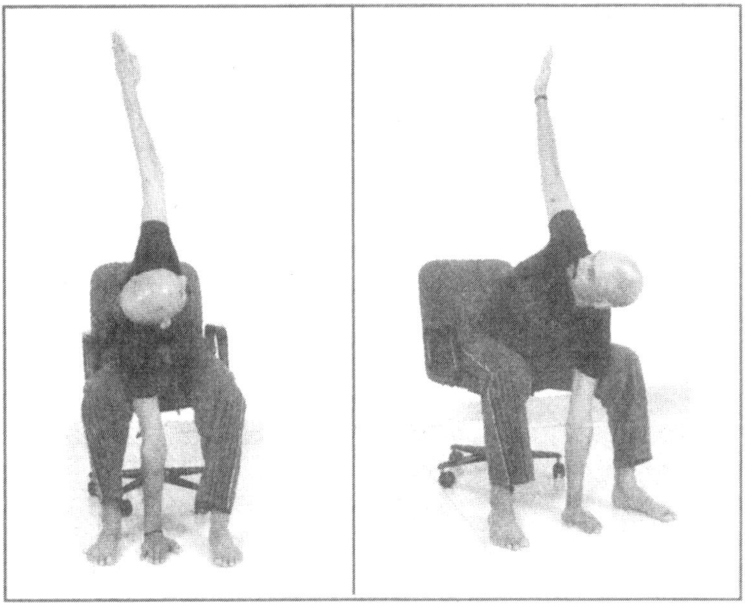

കുറിപ്പ് - ഈ ക്രിയകൾ ചെയ്യുന്നതിന് മൂന്ന്മണിക്കൂർ മുമ്പെങ്കിലും ആഹാരം കഴിച്ചിരിക്കുണം എന്ന കാര്യത്തിൽ ശ്രദ്ധിക്കുക.

(5) വയറ് കുറയ്ക്കാനുള്ള അജഗരി ക്രിയ - ഇതിൽ ഒരു കസേരയിൽ ഇരുന്ന് രണ്ടു കൈകളും കസേരയുടെ കൈപ്പിടികളിൽവച്ച് മൂക്കിന്റെ രണ്ടു ദ്വാരങ്ങളിൽകൂടി ശ്വാസം പിടിച്ച് പതുക്കെ പതുക്കെ പാമ്പിനെപ്പോലെ വയറുവീർപ്പിക്കുക. കഴിവിനനുസരിച്ച് ഈ അവസ്ഥയിൽ

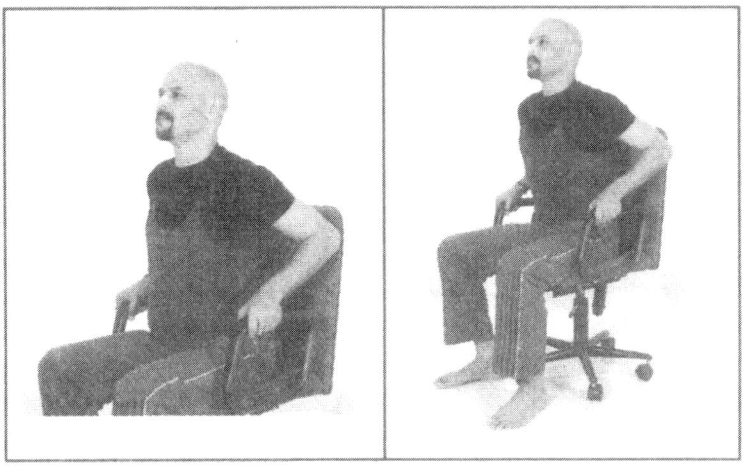

കഴിയുക. പിന്നീട് സാവധാനം ശ്വാസം വിട്ടുകൊണ്ട് തന്റെ വയറിനെ അകത്തേക്ക് വലിച്ച്. വയറ് പുറവുമായി ഒന്നാക്കുന്നതിനുള്ള ശ്രമം ചെയ്യുക. ഇത് കഴിവനുസരിച്ച് വീണ്ടും വീണ്ടും ചെയ്യുക.

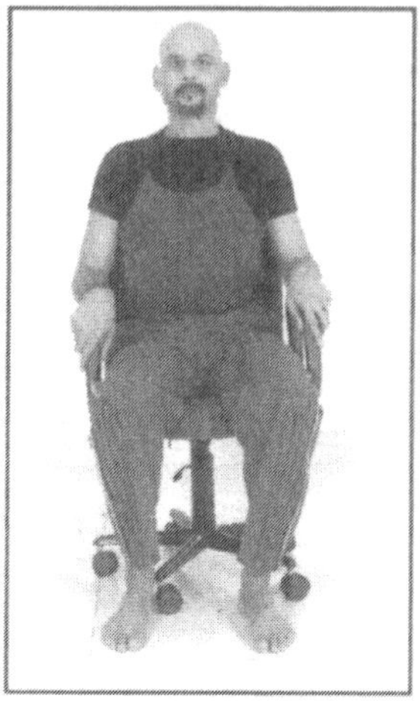

6) പവർ സോൺ – ഈ ക്രിയയിൽ മുകളിൽ പറഞ്ഞ മുദ്രയിൽ ഇരിക്കുക. ശ്വാസം സാമാന്യ രീതിയിൽ എടുത്തുകൊണ്ട് വയറ് അകത്തേക്ക് വലിച്ചുകയറ്റുക. ഈ ക്രിയയുടെ വിശേഷം വയറ് അകത്തേക്ക് വലിച്ചുകയറ്റിയിട്ടുണ്ടെങ്കിലും ശ്വാസം സാമാന്യ രീതിയിലായിരിക്കും. കഴിവനുസരിച്ച് ഈ ക്രിയ പരിശീലിക്കുക എന്നതാണ്. ക്രമേണ അഭ്യസ്തനായികഴിയുമ്പോൾ നടക്കുമ്പോഴും എഴുന്നേൽക്കുമ്പോഴും പഠിക്കുമ്പോഴും നല്ലതുപോലെ ചെയ്യാൻ കഴിയും.

പ്രയോജനം – ഈ ക്രിയകൾകൊണ്ട് വയറ് കുറയ്ക്കാൻ കഴിയും. ശരീരം, മനസ്, ശ്വാസം ഇവയിൽ സമത്വമുണ്ടാകുന്നു. വയറിന്റെ മാംസപേശികളേയും പാൻക്രീയാസ് ഗ്ലാൻഡ്, Pelvic region ഇവ ബലപ്പെടുത്തുന്നു.

കുറിപ്പ് – ഹൃദ്രോഗികൾ, അൾസർ, ഉയർന്ന രക്തസമ്മർദ്ദമുള്ളവർ, ഇത് അഭ്യസിക്കരുത്. ആഹാരത്തിന് മൂന്നുമണിക്കൂറെങ്കിലും കഴിഞ്ഞാൽ മാത്രമെ ഈ ക്രിയകൾ അഭ്യസിക്കാവൂ.

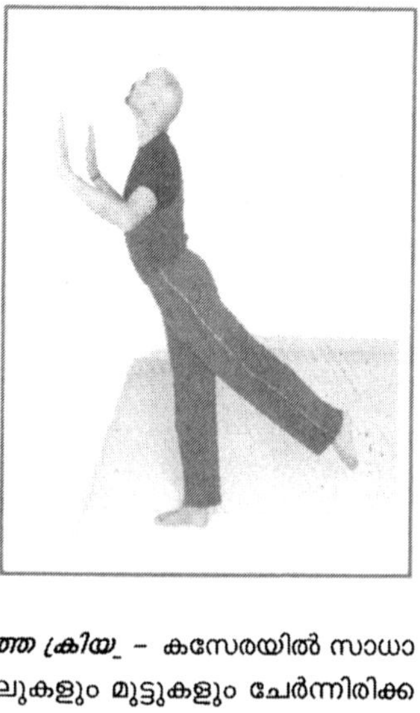

(7) പുറം വികസിക്കാനുള്ള ക്രിയകൾ_ – ആദ്യമായി ഏതെങ്കിലും ഒരു ഭിത്തിയോട് രണ്ടു കൈകളും നെഞ്ചും സ്പർശിക്കുന്ന രീതിയിൽ ചേർന്നു നിൽക്കുക. രണ്ടു കൈകളും ചുമലുകൾക്ക് നേരെ ഭിത്തിയോട് ചേർത്തിരിക്കണം. അരക്കെട്ടും കഴുത്തും നേരേവച്ച് പുറകോട്ട് വലതു കാൽ മുട്ടിൽവച്ച് മടക്കാതെ 30 മുതൽ 45 ഡിഗ്രിവരെ ഉയർത്തുക. മനസിൽ 10 വരെ എണ്ണുക. മറ്റേ കാലുകൊണ്ടും ഇത് ആവർത്തിക്കുക. ശ്വാസം സാമാന്യരീതിയിലായിരിക്കണം. രണ്ടുകാലുകൾകൊണ്ടും കുറഞ്ഞത് 10 തവണവീതം ചെയ്യണം.

(8) പുറം വികസിക്കാനുള്ള രണ്ടാമത്തെ ക്രിയ_ – കസേരയിൽ സാധാരണ ഇരിക്കുന്നതുപോലെ ഇരിക്കുക. കാലുകളും മുട്ടുകളും ചേർന്നിരിക്കണം. വലത്തെ കൈകൊണ്ട് കസേരയുടെ മുമ്പിലത്തെ അറ്റം പിടിക്കണം

– എന്നിട്ട് ഇടത്തു ഭാഗത്തേക്ക് ശരീരം വളച്ച് തോളിന്റെ മുകളിൽ കൂടി പുറകോട്ടു നോക്കുക. ഇടത്തു കൈകൊണ്ട് കസേരയുടെ വലത്തേ അറ്റം പിടിക്കണം. അഞ്ചു വരെ എണ്ണി നിറുത്തുക. മറുഭാഗത്തുനിന്നുകൂടി ഇതു ചെയ്യുക.

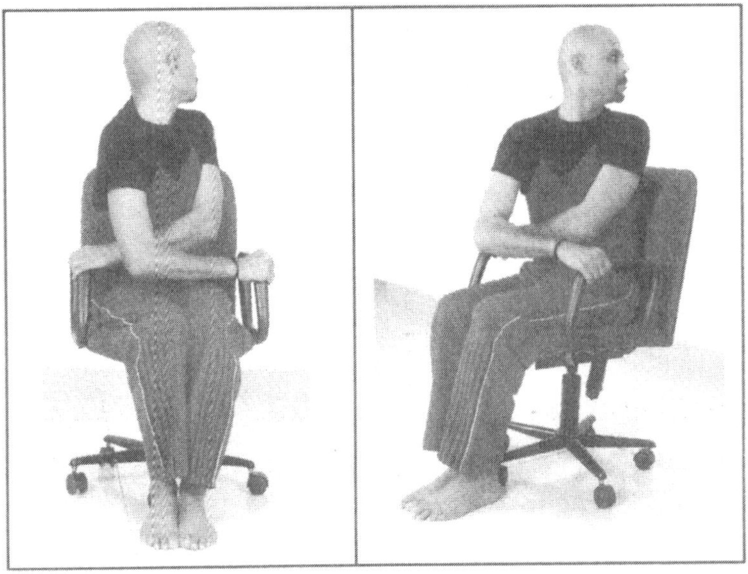

(9) പുറം വികസിക്കാനുള്ള മൂന്നാമത്തെ ക്രിയ_ – ഈ ക്രിയയിൽ കസേരയിൽ സാധാരണ ഇരിക്കുന്നതുപോലെ ഇരിക്കുക. രണ്ടു കാലുകളും ഒന്നിച്ച് ചേർക്കുക. അരക്കെട്ട് പൂർണ്ണമായും നേരേയും, രണ്ടു

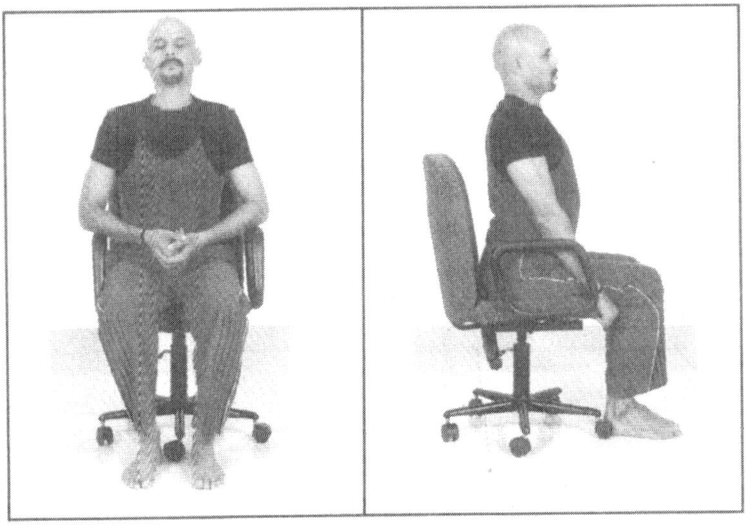

കൈകൾകൊണ്ട് സീറ്റിന്റെ മുൻവശത്തെ അറ്റം പിടിക്കണം. കഴുത്തും തോളുകളേയും മുമ്പോട്ടു കുനിച്ച് കസേരയുടെ രണ്ടു അഗ്രങ്ങളും പിടിച്ച് അരക്കെട്ട്കൊണ്ട് ആർച്ച് ഉണ്ടാക്കിക്കൊണ്ട് കഴുത്തും തലയും നേരേവയ്ക്കുക.

പ്രയോജനം – ഈ ക്രിയകൾ നട്ടെല്ലിനെയാണ് സ്വാധീനിക്കുന്നത്. അരക്കെട്ട്, ഒതുങ്ങിയതും നട്ടെല്ല് അയഞ്ഞതും ആയിത്തീരുന്നു. ഇത് ചെയ്യുന്നത് കൊണ്ട് വാർദ്ധക്യം താമസിച്ചുമാത്രമെ വരുകയുള്ളൂ; പുരുഷന്മാർ, സ്ത്രീകൾ, കുട്ടികൾ, വൃദ്ധന്മാർ എല്ലാവർക്കും രോഗമില്ലാതെയിരിക്കാൻ കഴിയും.

(10) മൗന ക്രിയ – മൗനം കൊണ്ട് എന്തും നേടാമെന്ന് പറയപ്പെടുന്നു. 12 വർഷം മൗനവൃതമനുഷ്ഠിച്ചുകൊണ്ട് ഭഗവാൻ മഹാവീരൻ തപസുചെയ്തു. തന്റെ ശിഷ്യരോടും ആവശ്യമില്ലാതെ സംസാരിക്കരുതെന്ന് ഉപദേശിച്ചു. ആഫീസ് യോഗയിൽ കസേരയിൽ ശാന്തമായിരുന്ന് കണ്ണുകൾ അടച്ച് മൗനക്രിയ അഭ്യസിക്കാൻ കഴിയും. സംസാരിക്കാതെ തന്നെ തന്റെ പ്രവൃത്തികൾ ചെയ്ത് മൗനക്രിയയിൽ കഴിയാം. കുറഞ്ഞത് 30 മിനിട്ട് ദിവസേന ചെയ്യുന്നത് നല്ലതാണ്.

പ്രയോജനം – സ്വയം കണ്ടെത്താൻ മൗനം വളരെ സഹായകരമാണ്. ഷേക്സ്പിയറിന്റെ അഭിപ്രായത്തിൽ മൗനം ആനന്ദത്തിന്റെ ദൂതനാണ്. മൗനം നമ്മൾക്ക് ശക്തി തരുന്നു; ശരീരത്തിലും സംസാരത്തിലും സംയമം ഉണ്ടായിരിക്കണം.

20. താലിയോഗയുടെ പ്രയോജനം

നൂറ്റാണ്ടുകളായി ഭജന അല്ലെങ്കിൽ ഏതെങ്കിലും പാട്ടുപാടുമ്പോൾ കൈകൊട്ടുന്ന സമ്പ്രദായം നിലവിലുണ്ട്. ഏതെങ്കിലും ഒരു സഭയിൽ പ്രേക്ഷകർ കൈകൊട്ടിക്കൊണ്ട് സന്തോഷം പ്രകടിപ്പിക്കുന്നു. ഭൗതിക ജീവിതത്തിന് പ്രാധാന്യം നൽകുന്ന ഇന്നത്തെ സംസ്ക്കാരം വസ്തുക്കൾ പ്രദാനം ചെയ്യുന്നുണ്ടെങ്കിലും ധ്യാനം ഇല്ലാതായി. താലിയോഗ ലോകം മുഴുവൻ എല്ലാത്തിലും വച്ചുത്തമമായ 'സരളമായ യോഗ'യാണ്.

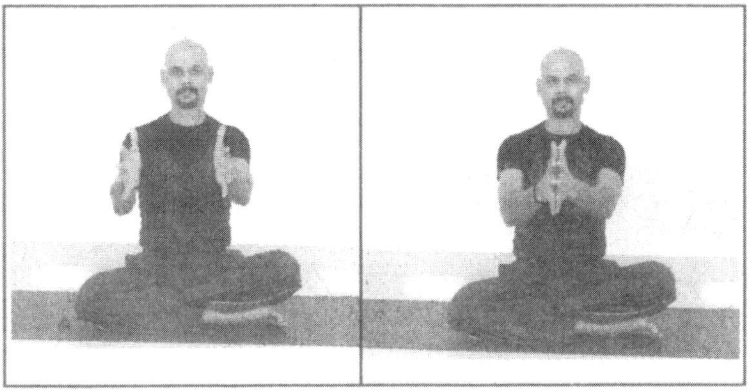

കൈകൊട്ടുന്നതിനായി നമുക്ക് രണ്ടു കൈത്തലങ്ങളും ഒന്ന് മറ്റൊന്നിനുമേൽ ശക്തിയായി അടിക്കേണ്ടതായിട്ടുണ്ട്. അങ്ങനെചെയ്യുമ്പോൾ കൈത്തലത്തിന്റെ എല്ലാ ബിന്ദുക്കളും അമർത്തപ്പെടുന്നു. ക്രമേണ ശരീരത്തിൽ വ്യാപിച്ചിട്ടുള്ള എല്ലാ രോഗങ്ങളും ഭേദമാക്കപ്പെടുന്നു. താലിചികിത്സയുടെ പ്രാധാന്യം ദേവാലയങ്ങളിലാണ് അനുഭവപ്പെടാൻ കഴിയുന്നത്. അവിടെ ചെല്ലുമ്പോൾ മനസിന് അത്ഭുതകരമായ ശാന്തി ലഭിക്കുന്നു. ഭക്തന്മാർ കൈത്താളം ഇട്ടുകൊണ്ട് ഭജനങ്ങളും കീർത്തനങ്ങളും പാടുന്നു. അതിൽനിന്നും വരുന്ന അതിസൂക്ഷ്മങ്ങളായ വീചികൾ പൂർണ്ണ അന്തരീക്ഷം ആനന്ദമയമാക്കുന്നു. തുടർച്ചയായി കൈകൊട്ടുന്നതുകൊണ്ട് രക്തത്തിൽ ശ്വേതരക്താണുകൾ വർദ്ധിക്കുന്നു. തൽഫലമായി ശരീരത്തിന്റെ പ്രതിരോധ ശക്തിയും വർദ്ധിക്കുന്നു. ധ്യാനാവസ്ഥയിലും താലീയോഗ സഹായകമാണെന്ന് കരുതപ്പെടുന്നു. നമ്മൾ ധ്യാനത്തിൽ ഇരിക്കുമ്പോൾ കണ്ണുകൾ അടഞ്ഞിരിക്കുന്നെങ്കിലും കാതുകൾ ചെറിയശബ്ദം കേട്ടാലുടൻതന്നെ ധ്യാനം ഭംഗമാകാനിടയുണ്ട്. എന്നാൽ നമ്മൾ കൈകൊട്ടികൊണ്ടിരിക്കുകയാണെങ്കിൽ നമ്മുടെ ധ്യാനം കൈകൊട്ടുന്നതിന്റെ ശബ്ദവു

മായി ഏകോപിക്കപ്പെട്ടു. വെളിയിലുള്ള വസ്തുക്കളുമായി മനസ്സ് അകലുകയും ധ്യാനം നിരന്തരമായി അഭ്യസിക്കാൻ നമ്മൾക്ക് സാധ്യവും ആയിത്തീരുന്നു.

വായുകോപം (ഗ്യാസ്) മലബന്ധം, ദഹനക്കേട്, മാനസിക പിരിമുറുക്കം, ഏകാഗ്രതകുറവ്, മുണുമുണുപ്പ് തുടങ്ങിയ വയറുമായി ബന്ധപ്പെട്ട അസുഖങ്ങൾ ഉള്ളവർ വലത്തെ കൈയ്യുടെ 4 വിരലുകളും കൊണ്ട് ഇടത്തെ കൈയ്യുടെ കൈപ്പത്തിയിൽ ശക്തിയായി അടിക്കണം. ഇത് രാവിലെയും വൈകുന്നേരവും കുറഞ്ഞത് 5 മിനിട്ടെങ്കിലും ചെയ്യണം. ക്രമേണ ഈ രോഗങ്ങളിൽ നിന്നെല്ലാം നമ്മൾ മുക്തരാകും.

എക്യുപ്രെഷറും സുജോക് ചികിത്സാരീതിയിലും കൈകളുടെ കൈപ്പത്തികളിൽ ശരീരത്തിലെ എല്ലാ ആന്തരിക അവയവങ്ങൾക്കും ഊർജ്ജം ലഭിക്കുന്നു. കൈകൊട്ടുന്നതുമൂലം ഈ പോയിന്റുകളിൽ വീണ്ടും വീണ്ടും, ഊർജ്ജം ലഭിച്ച് തങ്ങളുടെ പ്രവർത്തനം ശരിയായി ചെയ്യുന്നു. അതുകൊണ്ട് ശരീരം അതികവും രോഗമില്ലാത്തവസ്ഥയിലായിത്തീരുന്നു. കൈകൊട്ടുന്നതുകൊണ്ട് ശരീരത്തിലെ കൂടുതലായുള്ള മേദസ്സ് കുറയുന്നു. ശരീരത്തിലെ അസുഖങ്ങൾ ഗുണമാക്കപ്പെടുന്നു. വാതം, പിത്തം, കഫം ഇവയുമായി സമതുലനം ചെയ്യപ്പെടുന്നു.

താഴ്ന്ന രക്തസമ്മർദ്ദമുള്ളവർ കൈകൊട്ടി പെട്ടെന്ന് ഊർജ്ജം നേടാൻ കഴിയുന്നു. കുറഞ്ഞരക്തസമ്മർദ്ദമുള്ള രോഗികൾക്ക് നടക്കാനും ഇരിക്കാനും സംസാരിക്കാനും ശക്തി വളരെ കുറവാണ്. അവർ എഴുനേറ്റുനിന്ന് രണ്ടു കൈകളും കൊട്ടിക്കൊണ്ട് താഴെനിന്ന് മുകളിലേക്ക് വൃത്താകൃതിയിൽ ചുറ്റണം. ദിശ താഴെനിന്ന് മേൽപോട്ടായിരിക്കണം. കുറഞ്ഞ രക്തസമ്മർദ്ദം സാധാരണ നിലയിലാക്കാൻ ഇവ വളരെ ഗുണകരമായ രീതിയാണ്. തുണി വൃത്തിയാക്കാനോ പൊടികളയാനോ തട്ടികൊണ്ട് വൃത്തിയാക്കുന്നതുപോലെ താലിയോഗ കൊണ്ട് നമ്മുടെ ശരീര ശുദ്ധിവരുത്തുന്നു. താലിയോഗകൊണ്ട് ഹൃദയരോഗം, നടുവുവേദന, മുതലായ രോഗങ്ങൾ ഭേദപ്പെടുന്നു. താലി സന്തോഷം പ്രകടിപ്പിക്കുന്നതുപോലെ തന്നെ ആരോഗ്യത്തെ പരിപാലിക്കുകയും ചെയ്യുന്നു.

മനുഷ്യന്റെ ജന്മം മുതലുള്ള ദുഃഖങ്ങളുമായുള്ള സമ്പർക്കം ഒരു ശീലമായിതീരുകയാണ്. ദൈനംദിന ജീവിതത്തിൽ ദുഃഖം അനുഭവിച്ച് ഈ ദുഃഖത്തിനു ആനന്ദമയമായ ഒരു ജീവിതം ഭാവനയ്ക്കതീതമായിത്തീർന്നിരിക്കയാണ്. ഈ ദുഃഖങ്ങളെ മറക്കാൻ താലിയോഗ നിരന്തരം അഭ്യസിച്ച് ആജീവനാന്തം നല്ല ആരോഗ്യം കൈകൊള്ളണം.

✪✪✪✪✪

21. ഹൃദ്രോഗം യമന്റെ രൂപത്തിൽ വരുന്നു

ഈ ലേഖനത്തിലൂടെ 40 വയസുകഴിഞ്ഞ പുരുഷന്മാരോട്, വയസുകൂടുന്തോറും ശരീരത്തിന്റെ പ്രതിരോധ ശക്തിയിൽ കുറവുണ്ടായിക്കൊണ്ടിരിക്കുകയാണെന്നും യോഗ ശരിയായി അഭ്യസിച്ച് ശരീരവും മനസും ആത്മാവും വികസിപ്പിക്കാൻ കഴിയുമെന്നുള്ള കാര്യം വെളിപ്പെടുത്താൻ ശ്രമിക്കുകയാണ്. നിങ്ങൾ ജീവിതത്തിൽ എന്തെങ്കിലും നേടണമെന്നതുകൊണ്ട് അശ്രാന്തപരിശ്രമഫലമായി പല രോഗങ്ങൾക്കുമിരയായി, വാർദ്ധ്യക്യത്തിനുമുമ്പുതന്നെ ഹൃദയരോഗം വന്നല്ലോ എന്ന വിചാരിക്കുകയാണ്. പല ഗവേഷകന്മാരും ഹൃദ്രോഗം 40 വയസോ അതിൽ കൂടുതൽ ആയവർക്കോ മാത്രമെ വരികയുള്ളുവെന്നഭിപ്രായപ്പെടുന്നവരാണ് W.H.O. യുടെ അഭിപ്രായത്തിൽ ഹൃദയാഘാതം സംബന്ധിച്ച 50 ശതമാനം ആളുകളിലും ഹൃദയത്തിന്റെ ധമനികളിൽ കൊളസ്ട്രോളിന്റെ അളവു കൂടിയതാണ് കാരണമായി കാണുന്നത്. ഹൃദയം ഏതാണ്ട് 250 ഗ്രാം മുതൽ 300 ഗ്രാം വരെ ഭാരമുള്ളതും, 12 സെ.മി നീളവും 9 സെ.മി വീതിയുള്ളതുമാണ്. ഇത് ഒരു മിനിട്ടിൽ 72 പ്രാവശ്യം സ്പന്ദിക്കുന്നു. മനുഷ്യ ജീവൻ ഈ ഹൃദയസ്പന്ദനത്തിലാണിരിക്കുന്നത്, ഇതു നിന്നുപോയാൽ ശരീരത്തിലെ എല്ലാ പ്രവർത്തികളും നിന്നുപോകുകയും ജീവിതത്തിന്റെ ലീലകളവസാനിക്കുകയും ചെയ്യുന്നു.

ഹൃദ്രോഗങ്ങൾക്ക് കാരണം

1. വംശപരമ്പര
2. മാനസിക മുറുക്കം
3. മേദസ്
4. പുകവലി
5. ഉയർന്ന രക്തസമ്മർദ്ദം
6. അമിതമായവണ്ണം
7. ശാരീരിക ശ്രമം കൂടാതെയുള്ള ജീവിതം
8. ജീവിതത്തിൽ ആവശ്യത്തിൽ കൂടുതലുള്ള വിശ്രമം
9. പുരുഷന്മാരിൽ രോഗം കൂടുതലായി കണ്ടുവരുന്നു
10. യാന്ത്രികമായ ജീവിതരീതി

ചികിത്സാ ശാസ്ത്രപ്രകാരം ഹൃദയം വളരെ പ്രധാനമായതും കോമളവുമായ അംഗമാണ്. പടിഞ്ഞാറൻ വികസിത രാഷ്ട്രങ്ങളെ അപേക്ഷിച്ച് ഭാരതം പോലുള്ള ദരിദ്ര രാജ്യത്തിലെ സസ്യാഹാരം കഴിയ്ക്കുന്നവർക്ക്

ഈ രോഗമുണ്ടാകുന്നത് വളരെ ദുർലഭമായാണ് ഇരിക്കേണ്ടത്. എന്നാൽ ദൗർഭാഗ്യവശാൽ ഈ സിദ്ധാന്തം തെറ്റായിട്ടാണ് കാണപ്പെടുന്നത്. ഒരു കണക്കനുസരിച്ച് നമ്മുടെ ദേശത്തെ ഉദ്ദേശം 10 ശതമാനം ജനസംഖ്യ ഏതെങ്കിലും വിധത്തിൽ ഹൃദ്രോഗംകൊണ്ട് കഷ്ടപ്പെടുന്നവരാണ്. യഥാർത്ഥത്തിൽ യോഗയുടെ നിയമേനയുള്ള അഭ്യാസംകൊണ്ട് ശരീരത്തിന്റെ മാംസപേശികളും അസ്ഥികളും നന്നാകുകയും ഹൃദയം, ശ്വാസകോശം മുതലായ മുഖ്യ അവയവങ്ങൾ കൂടുതൽ ബലമുള്ളതും ആകപ്പെടുന്നു. യോഗയിലെ ചില മുദ്രകളും, ആസനങ്ങളും, പ്രാണായാമവും രോഗികൾക്ക് വളരെ ഗുണകരമാണ്. രോഗമില്ലാത്തവർ ഇത് നിരന്തരം അഭ്യസിച്ചാൽ ആജീവനാന്തം ഹൃദയം സംബന്ധിച്ചുള്ള രോഗത്തിൽ നിന്നും മോചനം നേടാം.

(1) അപാനമുദ്ര : പെരുവിരലിൽ നിന്നും മൂന്നാമത്തേതും (നടുവിരൽ) നാലാമത്തേതും (മോതിരവിരൽ) വിരലുകളുടെ അഗ്രങ്ങൾ പെരുവിരലിന്റെ അഗ്രവുമായി ചേർക്കുന്നതാണ് അപാനമുദ്ര. ഈ മുദ്രയുടെ അഭ്യാസം രണ്ടു കൈകളും കൊണ്ട് ദിവസേന 10 മിനിട്ടുനേരം ചെയ്യണം. സമയമുള്ളപക്ഷം കൂടുതൽ സമയം അഭ്യസിക്കാവുന്നതുമാണ്.

പ്രയോജനം : ഹൃദ്രോഗത്തിന്റെ സിദ്ധൗഷധമായ ഈ മുദ്ര പ്രമേഹം,

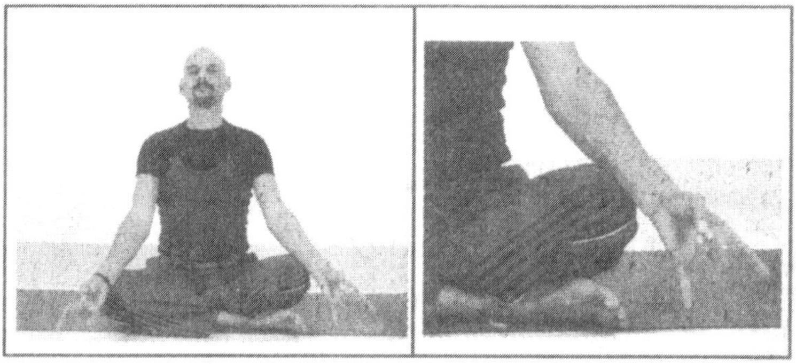

ഉയർന്ന രക്തസമ്മർദ്ദം, തലവേദന, മനസ്സമാധാനമില്ലായ്മ ഇവയേയും ഗുണപ്പെടുത്തുന്നു.

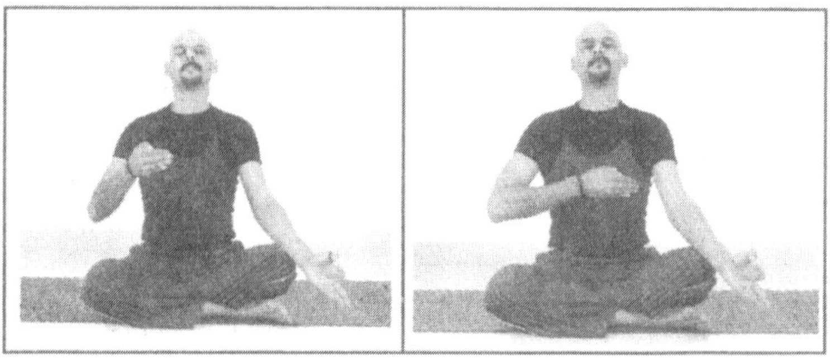

2. ഹൃദയസ്തംഭന ക്രിയ : ആഫീസിലോ വീട്ടിലോ പിരിമുറുക്കമില്ലാതെ സുഖാസനത്തിലിരിക്കുക. ഇടത്തുകൈ തുടയിൽ അഥവാ മടിയിൽ വയ്ക്കുക. അരക്കെട്ട് , കഴുത്ത് പൂർണ്ണമായും നേരേയായിരിക്കണം. മുഖവും, ശരീരവും പിരിമുറുക്കമില്ലാതെയിരിക്കണം. വലതുകൈയ്യുടെ അഞ്ചു വിരലുകളും ഒന്നിച്ച് ഒരു കപ്പുപോലാക്കി തന്റെ നെഞ്ചിൽ ഇടത്തുഭാഗത്ത് അതായത് ഹൃദയമുള്ള ഭാഗം പതുക്കെ പതുക്കെ തലോടുക. കുറഞ്ഞപക്ഷം ഇത് അമ്പത് പ്രാവശ്യം ചെയ്യുക.

പ്രയോജനം : ഇങ്ങനെ ചെയ്യുന്നത് കൊണ്ട് നമ്മുടെ ഹൃദയത്തി മസാജ് ലഭിക്കുന്നു. ബലം കിട്ടുന്നു. അതിന്റെ പ്രവർത്തന വൈദഗ്ധ്യം കൂടുതലാകും.

3. ശവാസന രീതി : ശവാസനം 'ശിവാസനം' അതായത് മംഗളകരമായ ആസനമാണ്. ഈ ആസനത്തിൽ നമ്മുടെ ശരീരത്തിന്റെ ആകാരം ശവംപോലെ അതായത് മരിച്ചുപോയ വ്യക്തികളുടെ ശരീരം പോലെയാകുന്നു. അതുകൊണ്ട് യോഗികൾ ഈ ആസനത്തിന് ശവാസനം എന്ന് പേര് കൊടുത്തിരിക്കുന്നു.

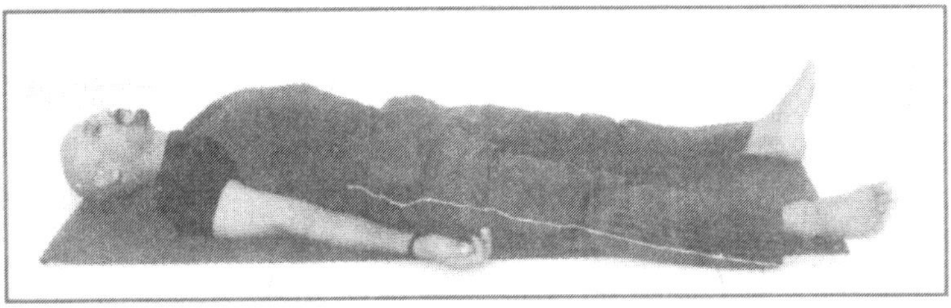

രീതി : മലർന്ന് കിടക്കുക. എല്ലാ അംഗങ്ങളും മാംസപേശികളും അയച്ചുവിടുക. ശരീരത്തിന്റെ ഓരോ അവയവവും ശരീരകോശവും മുറുക്കമില്ലാതായിക്കണം. മനസിൽനിന്നും മസ്തിഷ്ക്കത്തിൽ നിന്നും വിചാരങ്ങളെ അകറ്റി സാവധാനം ശ്വാസോച്ഛ്വാസം ചെയ്യുക. ശ്വാസം എത്രമാത്രം ആഴമുള്ളതും ശാന്തവും ശരീരം എത്രയ്ക്ക് അയവുള്ളതും ആയിരിക്കുമോ അത്രയും വേഗത്തിൽ പ്രയോജനം സിദ്ധിക്കും. ശ്വാസോച്ഛ്വാസം ചെയ്യുമ്പോൾ ശരീരം മുഴുവനും മുറുക്കമില്ലാതെയാണെന്ന വിചാരം മനസ്സിലുണ്ടായിരിക്കണം. 10 മിനിട്ടെങ്കിലും ഈ ആസനം ദിവസേന ചെയ്യണം.

പ്രയോജനം : ജർജരമായ ശരീരത്തിലും ഈ ആസനത്തിന്റെ അഭ്യാസംകൊണ്ട് പുതിയ ജീവനും ചേതനയുമുണ്ടാകും. ശവാസനത്തിൽ സ്നായുക്കളുടെ കഠോരതയും, മസ്തിഷ്ക്കത്തിന്റെ സ്ഥിരമില്ലയ്മയും, അസ്വസ്ഥതയും മാറുന്നു. ശരീരത്തിന്റെയും മനസിന്റേയും ദോഷം മാറുന്നു. മനസിനും മസ്തിഷ്ക്കത്തിനും ഉയർന്ന രക്തസമ്മർദ്ദമുള്ളവർക്കും ഹൃദ്രോഗികൾക്കും ഇത് ഒറ്റമൂലിയാണ്.ശ്വസനേന്ദ്രിയങ്ങൾക്ക് വിശ്രമം ലഭിക്കുന്നു. മാനസികമായ മുറുക്കം, കോപം, ഉറക്കമില്ലായ്മ, ഭ്രാന്ത്, ഇതിൽനിന്നും മോചനം ലഭിക്കുന്നു. ശരീരത്തിന്റെ സ്ഥിരതയും മനസിന്റെ സുഖാനുഭൂ

തിയും കൊണ്ട് ഈ ആസനം അന്വർത്ഥ നാമമാണ്. ഇത് വെറുമൊരാസന മല്ല യോഗ സാധനയുടെ അടിസ്ഥാനമാണ്. ഇതിന്റെ സഹായം കൊണ്ട് ദീർഘകാലം തുടർച്ചയായി ആനന്ദത്തോടെ, അറിവോടെ പരിശീലനം ചെയ്യാൻ കഴിയുന്നു. ഉറക്കമില്ലായ്മയിൽനിന്ന് മോചനം ലഭിക്കുന്നു.

കുറിപ്പ് : ഈ ആസനം ചെയ്യുമ്പോൾ ഉറങ്ങുന്നതും പെട്ടെന്ന് എഴു ന്നേൽക്കുന്നതും പാടില്ലാത്താകുന്നു.

ശ്രദ്ധിക്കേണ്ടത് : യോഗയിലെ ഈ ആസനം ശരീരം, പ്രാണൻ, മനസ് ഇവയിലെല്ലാം അഭൂതപൂർവ്വമായ ശക്തിയും, ചുറുചുറുക്കും, ചൈതന്യവും നൽകുന്നു.

4. ഹാസ്യയോഗയുടെ പരിശീലനം : ആദ്യമായി സാധാരണ രീതി യിൽ ഇരിക്കുക. നിന്നുകൊണ്ടും ഇത് അഭ്യസിക്കാവുന്നതാണ്. ഇതിൽ പൊട്ടിച്ചിരിച്ചുകൊണ്ട് വാതുറന്ന് മുഴുവൻ ശബ്ദത്തോടെ തുടർച്ചയായി ചിരിച്ച് കഴിവനുസരിച്ച് കൃത്രിമ ചിരി ചിരിക്കാം.

പ്രയോജനം : നമ്മൾ ചിരിക്കുമ്പോൾ ശ്വാസകോശങ്ങളിൽ കൂടുതൽ ഓക്സിജൻ (പ്രാണവായു) ലഭിക്കുന്നു. ശ്വാസസംബന്ധമായ ഏറ്റവും പഴ കിയ രോഗത്തിൽ നിന്നും മോചനം കിട്ടുന്നു. ഇമ്മ്യൂൺ സിസ്റ്റത്തിന്റെ കില്ലർ സെൽസും, ടി സെൽസും മെച്ചപ്പെടുത്തുന്നു.

ഹൃദയത്തിലുള്ള രക്തം രക്തവാഹിനികളിൽ Endothalium എന്നതിനെ കുറയ്ക്കുന്നു. ചിരിക്കുന്നതുകൊണ്ട് രക്തസമ്മർദ്ദവും ഹൃദയസ്പന്ദനവും ക്രമീകരിക്കപ്പെടുന്നു.

5. ശശാങ്കാസനം : ശശാങ്കം അതായത് മുയൽ ഈ ആസനത്തിൽ നമ്മുടെ ശരീരാകൃതി ശശാങ്കം അതായത് മുയൽപോലെ ആകുന്നതുകൊണ്ട് ഇതിന്റെ പേര് ശശാങ്കാസനം എന്ന് വെച്ചിട്ടുണ്ട്.

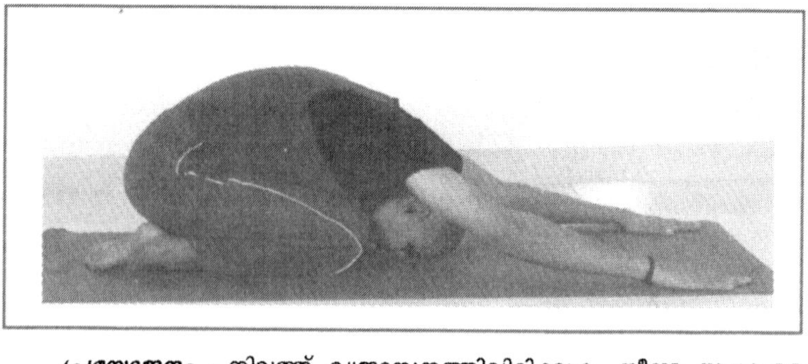

പ്രയോജനം : നിലത്ത് വജ്രാസനത്തിലിരിക്കുക. നീണ്ട ആഴമുള്ള ശ്വാസം എടുക്കുക. അതോടൊപ്പം രണ്ടു കൈകളും മുകളിലേക്കുയർത്തി നീട്ടിപ്പിടിക്കുക. കൈപ്പത്തികൾ തുറന്നതും നേരേ മുമ്പിലേക്ക്മായിരി ക്കണം. ശ്വാസം വെളിയിലേക്ക് വിട്ട് അര വരെയുള്ള ഭാഗം താഴേക്ക് മടക്കി

രണ്ട് കൈകളുടേയും കൈപ്പത്തികൾ നിലത്തുറപ്പിക്കുക. പിന്നീട് നെറ്റി നിലത്ത് മുട്ടിക്കുക. കുനിഞ്ഞിരിക്കുന്നതിനാൽ ശ്വാസഗതി സാധാരണ നിലയിലായിരിക്കും കഴിവിനും സമയത്തിനുമനുസരിച്ച് ഈ ആസനത്തിൽ ഒരു വട്ടം കഴിഞ്ഞു. 5 പ്രാവശ്യമെങ്കിലും ഈ ആസനം ചെയ്യണം.

പ്രയോജനം : മനസ് ശാന്തമാക്കാൻ ഈ ആസനം വളരെ ഗുണപ്രദമാണ്. ഏകാഗ്രതയ്ക്കും, ദൃഢനിശ്ചയത്തിനും, കോപം നിയന്ത്രിക്കുന്നതിലും, മാനസിക സമതുലനത്തിലും ബുദ്ധിയുടെ വളർച്ചയിലും അനുയോജ്യ ചിന്താവീക്ഷണത്തിലും ഇത് സഹായകമാകുന്നു. ഇതുകൊണ്ട് ആസ്തമാ, ഹൃദ്രോഗം, ശ്വാസകോശ സംബന്ധിച്ചരോഗങ്ങൾ, ശ്വാസരോഗങ്ങൾ ഇവ മാറുന്നു. ഇത് നട്ടെല്ലിനും വളരെ പ്രയോജനം ചെയ്യുന്നു. മുഖത്തിൽ പ്രസരിപ്പും കാന്തിയും തേജസും വർദ്ധിക്കുന്നു. സ്ത്രീകൾക്ക് ഈ ആസനം വിശേഷിച്ച് പ്രയോജനം ചെയ്യുന്നു. ശശാങ്കാസനം നമ്മുടെ ശരീരത്തിന്റെ എല്ലാ ഭാഗങ്ങളുടേയും ക്ഷീണം അകറ്റുന്നു.

ശ്രദ്ധിക്കേണ്ടത് : സ്ലിപ് ഡിസ്ക് ഉള്ളവർ, ഗർഭിണികൾ, സന്ധിവാത രോഗികൾ ഏതെങ്കിലും യോഗാചര്യന്റെ നിർദ്ദേശപ്രകാരം മാത്രമെ ഈ ആസനം അഭ്യസിക്കാവൂ.

6. വിലയേറിയ ഒരു ഉപദേശം : വെളുത്തുള്ളിയിൽ കൊളസ്ട്രോളിന്റെ അളവ് കുറയ്ക്കാനുള്ള വിശേഷ ശക്തിയുണ്ട്. അത് യൗവനകാലം നീട്ടുന്നു. 40 വയസായ ഒരാൾ 40 ദിവസം വെളുത്തുള്ളിയുടെ രണ്ട് അല്ലികൾ വീതം രാവിലെ വെറും വയറ്റിൽ കഴിച്ചാൽ ജീവിതകാലം മുഴുവനും ഹൃദ്രോഗം, ഉയർന്നരക്തസമ്മർദ്ദം ഇവയിൽ നിന്ന് മോചനം നേടാം.

ആഹാരത്തിൽ വെളുത്തുള്ളി അഭിന്നമായി കരുതുക. ഭൂലോകത്തിൽ അതുകൊണ്ട് ഇതിനെ അമൃതമെന്ന് കരുതപ്പെടുന്നു.

✪✪✪✪✪

22. ജനനേന്ദ്രിയ വ്യൂഹവും യോഗാസനവും

ആധുനിക യുഗത്തിൽ നമ്മുടെ ജീവിതം പൂർണ്ണമായും യന്ത്രങ്ങളെയാണ് ആശ്രയിച്ചിരിക്കുന്നത്. നമ്മുടെ ആഹാര, ജീവിതരീതികൾ ആകപ്പാടെ മാറിയിരിക്കുന്നു. ആഹാരത്തിലുള്ള അനേക രാസവസ്തുക്കളുടെ ഉപയോഗം കൊണ്ട് ആരോഗ്യം മോശമായിതീരുകയും ജീവിതം ജീവനില്ലാത്തതിന് തുല്യമായിതീർന്നിരിക്കുകയുമാണ്. സമൂഹത്തിൽ ആളുകൾ രക്തസമ്മർദ്ദം, സന്ധിവാതം, ആസ്തമാ, മലബന്ധം, ജനനേന്ദ്രിയ വ്യൂഹ രോഗങ്ങൾ കൊണ്ട് കഷ്ടപ്പെടുകയാണ്. ഈ പരിതസ്ഥിതിയിൽ മനുഷ്യന്റെ മുമ്പിലുള്ള ഒരേ ഒരു വഴി യോഗയാണ്.

ജോലിത്തിരക്കും സമയം പാലിക്കാനുമുള്ള പ്രവണത മനുഷ്യനെ മലമൂത്ര വിസർജ്ജനത്തേയും ബലമായി അടക്കുവാൻ നിർബ്ബന്ധിതനാക്കുന്നു. എന്നാൽ ഇതിന്റെ ഭവിഷ്യത്തിനെപ്പറ്റി ആരും തന്നെ ശ്രദ്ധിക്കുന്നില്ല. മൂത്രാശയത്തിലെ മാംസപേശികൾ ദുർബ്ബലമാകുന്നു; അതുകൊണ്ട് തുടരെ മൂത്രമൊഴിക്കണമെന്ന് തോന്നുന്നു. ചുമയ്ക്കുകയോ കൂടുതൽ ബലം പ്രയോഗിക്കുകയോ ചെയ്താൽ സ്വയം മൂത്രം പോകുന്നു; സ്ത്രീകൾക്ക് മൂത്രമൊഴിക്കുമ്പോൾ വേദന, നടുവുവേദന, വെള്ളപോക്ക്, ചിട്ടയില്ലാത്ത ആർത്തവം മുതലായ സ്ഥിതികൾ ഉണ്ടാകുന്നു. ചില യോഗാസനങ്ങളും മുദ്രകളും പതിവായി ചെയ്താൽ ഈ പ്രശ്നങ്ങൾക്കൊരുപരിഹാരം കിട്ടും. – വജ്രോളിമുദ്ര, മകരാസനം, ധനുരാസനം മുതലായവ.

ജനനേന്ദ്രീയ വ്യൂഹരോഗികൾക്കായുള്ള ആസനങ്ങൾ

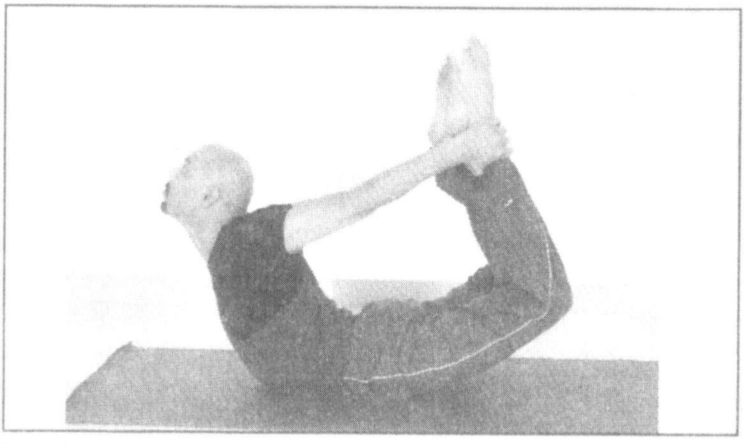

1. ധനുരാസനം : ഈ ആസനം ചെയ്യുമ്പോൾ ശരീരത്തിന്റെ ആകാരം വില്ലുപോലാകുന്നതുകൊണ്ട് യോഗികൾ ഇതിന് ധനുരാസനമെന്ന് പേര് നൽകി.

രീതി : കമഴ്ന്ന് കിടക്കുക. മുട്ടുവരെ കാലുകൾ മടക്കുക. രണ്ടു കൈകൾകൊണ്ടും കണ്ണങ്കാൽ പിടിക്കുക. കാലുകൾ വെളിയിലേക്കാക്കിക്കൊണ്ട് ശ്വാസം വിട്ടുകൊമ്ട് മുട്ടുകളെ മുകളിലേക്കുയർത്തുക. ശരീരം വില്ലുപോലെ ആക്കുക. വയറ് നിലത്തുമുട്ടിച്ചുകൊണ്ട് ശ്വാസം പിടിച്ചുകൊണ്ട് ശരീരം മുകളിലേക്ക് എത്രയ്ക്ക് വിരിച്ച് പിടിക്കാമോ അത്രയും സമയം ഇരിക്കുക. ശ്വാസം വിടേണ്ടിവരുമ്പോൾ പൂർവ്വസ്ഥിതിയിലേക്ക് വരുമ്പോൾ ആസനത്തിന്റെ ഒരുവട്ടം കഴിഞ്ഞു. കുറഞ്ഞത് 3 മുതൽ 5 വരെ വട്ടം അഭ്യസിക്കണം.

പ്രയോജനം : ഈ ആസനത്തിന്റെ അഭ്യാസം കൊണ്ട് മലബന്ധം, ദഹനക്കേട്, ഗ്യാസ്, അജീർണ്ണത്തിന്റെ അസുഖം മാറുന്നു. ഇതിന്റെ അഭ്യാസം കൊണ്ട്. അരക്കെട്ട് ഒതുങ്ങിയതും നെഞ്ച് വിരിഞ്ഞതുമായിരിക്കുന്നു. ഇതുകൊണ്ട് നമ്മുടെ കഴുത്ത്, കൈകൾ, ചുമലുകൾ ഇവകൾക്ക് നല്ല വ്യായാമം കിട്ടുന്നു. ശ്വാസം സംബന്ധിച്ചുള്ള രോഗങ്ങൾക്കുള്ള സിദ്ധൗഷധമാണ് ഈ ആസനം നമ്മുടെ ഹൃദയത്തേയും ഇത് ബലവത്താക്കുന്നു. സ്ത്രീകളുടെ ആർത്തവവും ഗർഭാശയവും സംബന്ധിച്ചുള്ള രോഗങ്ങൾ, വന്ധ്യത്വം ഇവ അകറ്റുന്നു. കരൾ, പാൻക്രിയാസ് ഗ്ലാൻഡിനെ പോഷിപ്പിക്കുന്നു അരക്കെട്ടിലെ 33 കശേരുഖണ്ഡങ്ങൾക്ക് ഗുണം ചെയ്യുന്നു.

ശ്രദ്ധിക്കേണ്ടത് : ഹൃദ്രോഗികൾ, ഉയർന്ന രക്തസമ്മർദ്ദമുള്ളവർ, അൾസർ, ഹേർനിയാ രോഗികൾ, ഗർഭിണികൾ ഇത് അഭ്യസിക്കാൻ പാടില്ല.

അർദ്ധമത്സ്യേന്ദ്രാസന : യോഗി ഗോരഖ് നാഥന്റെ ഗുരു മത്സ്യേന്ദ്രനാഥൻ ഈ ആസനത്തിൽ ഇരിക്കാറുണ്ടായിരുന്നു. ഇത് ദുഷ്കരമായ ആസനമായതുകൊണ്ട് ഇതിനെ പിന്നീട് ലളിതമായി അർദ്ധമത്സ്യേന്ദ്രാസനമാക്കി

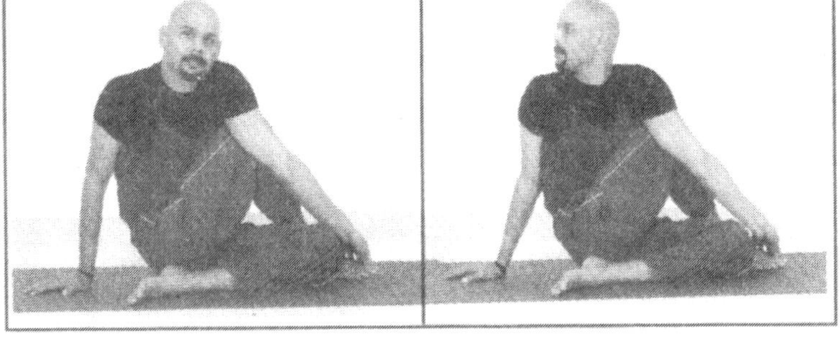

മാറ്റിയിരിക്കുന്നു.

രീതി : നിലത്തിരുന്ന് ഇടത്തെ കാലിന്റെ ഉപ്പൂറ്റി വലത്തുവശത്ത് കൊണ്ടുപോയി പൃഷ്ഠഭാഗത്ത് തൊടത്തക്കവിധത്തിൽ വയ്ക്കുക. അതിനുശേഷം വലതുകാല് ഇടത്തെ കാൽമുട്ടിന്റെ അടുക്കൽ കണംകാലിൽ ഉറപ്പിച്ചുവയ്ക്കുക. പിന്നീട് ഇടത്തുകൈ മുഴുവനും നെഞ്ചിനടുത്ത് കൊണ്ടുവന്ന് കക്ഷത്തിന്റെ ഭാഗം വലത്തുകാൽമുട്ടിന്റെ താഴെ തുടയുടെ മുകളിൽ ഉറപ്പിക്കുക. അതിനുശേഷം വലത്തെ കൈ പുറകിൽ കൂടി അരയ്ക്കു ചുറ്റി നാഭിയെ സ്പർശിക്കാൻ ശ്രമിക്കുക. രണ്ടു തോളുകളും ഒരേ വരയിൽ വരത്തക്കവിധം നട്ടെല്ലിനെ തിരിക്കുക, എത്രയ്ക്ക് തിരിയ്ക്കാൻ കഴിയുമോ അത്രയ്ക്ക് പ്രയോജനം കിട്ടും. കുറെ നേരം ഈ സ്ഥിതിയിൽ കഴിയുക. നിയന്ത്രണം വിട്ടുപോകുന്നസ്ഥിതിയിൽ ആസനം മതിയാക്കുക. ഇതുപോലെ മറ്റേവശത്തുകൂടി കാലും കൈയ്യും മാറ്റി ഈ ആസനം അഭ്യസിക്കുക. രണ്ടുവശത്തും കൂടി കുറഞ്ഞത് ഈരണ്ടു പ്രാവശ്യം ചെയ്യണം. ശ്വാസോച്ഛ്വാസരീതി സാധാരണയുള്ളതുപോലെയായിരിക്കും.

പ്രയോജനം : ഈ ആസനത്തിൽ നട്ടെല്ലിനെ അതിന്റെ അച്ചാണിയിൽ വലത്തോടും ഇടത്തോട്ടും തിരിക്കുന്നതുകൊണ്ട് നാഡീവ്യൂഹങ്ങൾ ശക്തമാക്കപ്പെടുന്നു. പ്രാണവായു, അധോവായു ഇവയ്ക്ക് ഐക്യത ലഭിക്കുന്നു. നട്ടെല്ലിനെ ഉറപ്പുള്ളതും വഴങ്ങുന്നതുമാക്കുന്നു. അരക്കെട്ട്, തോള്, തുട, പാർശ്വം പുറം ഇവകളുടെ മാംസപേശികളെ ഉറപ്പുള്ളതാക്കുന്നു. ഈ ആസനം പ്രമേഹ രോഗികൾക്ക് ഒറ്റമൂലിയാണ്. പാൻക്രിയാസ് ഗ്രന്ഥികളുടെ പ്രവർത്തനക്ഷമത കൂട്ടുന്നു. ശ്വാസകോശങ്ങൾക്കും ഹൃദയത്തിനും ബലം ലഭിക്കുന്നു. ബ്രഹ്മചര്യം പാലിക്കാനും ഇത് സഹായകമാണ്. ഇതിന്റെ അഭ്യാസംകൊണ്ട് കരളും മറ്റ് ഗ്രന്ഥികളും ഉത്തേജിപ്പിക്കപ്പെടുന്നു.

ശ്രദ്ധിക്കേണ്ടത് : അൾസർ, ഹെർണിയാ, സൈറ്റിക്കാ (നടുവുവേദന) സ്ലിപ് ഡിസ്ക് രോഗികളും ഗർഭിണികളും ഇത് അഭ്യസിക്കരുത്. ഈ ആസനത്തിന് മുമ്പ് ശലഭാസനം അഭ്യസിക്കണം അതുകൊണ്ട് മാംസപേശികളിൽ പിരിമുറുക്കം ഇല്ലാതിരിക്കും.

പ്രകൃതി നിയമങ്ങളനുസരിച്ച് സ്വയം ആരോഗ്യമുള്ളതായും നല്ല രീതിയിലും വെയ്ക്കുന്നതാണ് ഉത്തമം. ജനനേന്ദ്രിയ വ്യൂഹം സംബന്ധിമായ രോഗങ്ങൾ വീര്യരോഗങ്ങളിൽ പെടുന്നു. വീര്യരോഗങ്ങൾക്ക് രോഗത്തിനുള്ള ചികിത്സയ്ക്ക്പകരം ആരോഗ്യപ്രദവും വീര്യവർദ്ധകവുമായ ചികിത്സയാണുള്ളത്. അതുകൊണ്ട് ആസനങ്ങൾ, മുദ്രകൾ, പ്രാണായാമം ഇവയുടെ സഹായംകൊണ്ട് ശക്തിനേടണം.

✪✪✪✪✪

23. ആഹാരം ജീവിതത്തിനുവേണ്ടി

ഇന്ന് സ്ത്രീപുരുഷന്മാരിൽ ഏറ്റവും അധികം കാണപ്പെടുന്ന അസുഖമാണ് ഗാസ്റ്റിക് അൾസർ. കൂടെകൂടെ അധോവായുവിടുക, ചിലപ്പോഴെല്ലാം ദുർഗ്ഗന്ധം വമിക്കുന്ന ഗ്യാസും വിടുക, ഏമ്പക്കം വിടുക, വയറ്റിൽ ഗുഡുഗുഡുശബ്ദം ഇവ ഇതിന്റെ മുഖ്യ ലക്ഷണങ്ങളാണ്. പൊതുവെ ദഹനശക്തി നശിച്ചവരും മലബന്ധത്തിനിരയായവരും ഗ്യാസിന്റെ ഉപദ്രവം കൊണ്ട് കഷ്ടപ്പെടുന്നു.

എന്തുകൊണ്ടാണ് ഗ്യാസ് ഉണ്ടാകുന്നത് ?

മനുഷ്യന്റെ ഭാവനയും ഭോജനവും രണ്ടും ഇതിനുത്തരവാദികളാണ്. ജീവിതയാപനത്തിനുള്ള പരക്കംപാച്ചിലിൽ ഭാവനയുടെ ഏറ്റകുറച്ചിലും ചിന്തയും, ആവേശവും സാമൂഹിക വ്യവസ്ഥയോടുള്ള എതിർപ്പും മാനസിക മുറുക്കത്തിനും വയറ്റിൽ അമ്ലത്തിന്റെ അളവിലും ദഹനേന്ദ്രീയങ്ങളിലെ രക്തസംക്രമണത്തിലും, കുടലിന്റെ പ്രവർത്തനത്തിലും സാരമായ പ്രശ്നങ്ങളുണ്ടാകുന്നു. അതുപോലെ, ചിട്ടയില്ലാത്ത ആഹാരരീതിയും, ധൃതി കാരണം ശരിയായി ചവയ്ക്കാതെ ആഹാരം കഴിക്കുക, വറുത്ത, പകുതി വെന്ത, പഴകിയ, ആഹാരസാധനങ്ങളും, ചായ, കാപ്പി, പുകവലി, മദ്യപാനം ഇവ രോഗത്തിന്റെ ശാരീരിക കാരണങ്ങളുമാണ്. വേദനസംഹാരികളായ ഗുളികകൾ അധികം കഴിയ്ക്കുന്നതും ഇതിലൊന്നാണ്.

ഈ രോഗത്തിന്റെ ലക്ഷണം, വയറ്റിൽ കമ്പിപ്പും അസ്വസ്ഥവും അനുഭവപ്പെടുക എന്നതാണ്. കുടലിൽ തകരാറ് കൂടുമ്പോൾ വയറ് വീർത്ത് വയറ്റിൽ അധികം വായു ഉള്ളതുപോലെയുള്ള തോന്നലുണ്ടാകുന്നു. പുളിപ്പുള്ള ഏമ്പക്കവും, നെഞ്ചെരിച്ചിലും, ഹൃദയസ്പന്ദനം കൂട്ടുന്നതും വയറ്റിൽ അസഹ്യമായ വേദനയും കൈകാൽ കോച്ചിപ്പിടിക്കുന്നതും മൂത്രതടസ്സവും ശരീരത്തിൽ പുകച്ചിലനുഭവപ്പെടുന്നതും മറ്റ് ലക്ഷണങ്ങളാണ്.

പ്രകൃതി വിധിയ്ക്കനുസരിച്ചുള്ള ചികിത്സയും ആഹാര രീതിയും കൊണ്ട് ഗ്യാസിന്റെ ചികിത്സ

ഗ്യാസിന്റെ അളവ് കൂടുതലായാൽ രോഗിയ്ക്ക് വല്ലാത്ത അവസ്ഥയെ നേരിടേണ്ടിവരുന്നു. ആദ്യമായി ദിനചര്യ ക്രമീകരിക്കുകയാണ് വേണ്ടത്. ചെമ്പുപാത്രത്തിൽ രാത്രിയിൽ വെള്ളം വെച്ച് അത് രാവിലെ എഴുനേറ്റയുടൻ കുടിക്കണം. കട്ടികുറഞ്ഞ, മസാലയില്ലാത്ത ആഹാരം രണ്ടുനേരം, ഒന്നിച്ച് കൂടുതൽ കഴിയ്ക്കുന്നതിൽ നല്ലത് കുറെശെ പലതവണയായി കഴിയ്ക്കുകയാണ്. പഠാണിപയർ, കടല, രാജമാ, കഴിക്കരുത്. കൂടുതൽ മുളകും

മസാലയും വറുത്ത സാധനങ്ങളും കഴിക്കരുത്. നല്ലവണ്ണം ചവച്ചുവേണം കഴിയ്ക്കുവാൻ. ആഹാരം കഴിച്ചയുടൻ തന്നെ കിടക്കരുത്. തുറസ്സായ സ്ഥലത്ത് നടക്കാൻ പോകുന്നതും, അല്പം വ്യായാമം, പിരിമുറുക്കം കുറയ്ക്കാനുള്ള മനോവിനോദം തരുന്ന പുസ്തകങ്ങൾ വായിക്കുന്നതും, പിരിമുറുക്കമില്ലാത്ത ദിനചര്യയും അളവോടുള്ള സമീകൃതാഹാരം ഇവയെല്ലാം ചികിത്സയിൽപ്പെടുന്നു.

യോഗാഭ്യാസം കൊണ്ട് ഗ്യാസിന്റെ പ്രശ്നത്തിന് പരിഹാരം

മൃഗങ്ങൾ കഴിക്കുന്നതിന് മുമ്പ് ആഹാരം മണത്തുനോക്കുന്നു. അതിനുശേഷമാണ് ആഹാരം കഴിയ്ക്കാൻ വാ തുറക്കുന്നത്. എന്നാൽ മനുഷ്യനാകട്ടെ ആദ്യം വാതുറന്ന് ആഹാരം കഴിക്കുന്നു. നക്കുന്നു ചവയ്ക്കുന്നു, കയ്ച്ചാൽ തുപ്പിക്കളയുന്നു.

ഇതാണോ മനുഷ്യന്റെ ശ്രേഷ്ഠതയുടെ ലക്ഷണം? മനുഷ്യന്റെ ശരീരത്തിന്റെ എല്ലാ വികൃതികൾക്കും കാരണം അവന്റെ വയറാണ്. എല്ലാ രോഗങ്ങളും വയറ്റിൽ നിന്നാണ് വരുന്നത് അതായത് ദഹനേന്ദ്രിയ വ്യൂഹത്തിന്റെ മുഖംമുതൽ ഗുദംവരെ. നമ്മൾ കഴിക്കുന്ന ആഹാരത്തിൽ നിന്ന് രസവും രസത്തിൽ നിന്ന് രക്തം, മാംസം മുതലായവയുടെ നിർമ്മാണവും ഉണ്ടാകുന്നു എന്നാൽ പചനേന്ദ്രിയങ്ങളിൽ ഏതെങ്കിലും ഒന്നിൽ രോഗമുണ്ടായാൽ വയറുമായി ബന്ധപ്പെട്ട എല്ലാ രോഗങ്ങളും ഉണ്ടാകുന്നു.

ശരീരം രോഗമില്ലാതെയിരിക്കാൻ പണ്ടുകാലംമുതലേ യോഗ പരിശീലിച്ചിരുന്നു. യോഗ ഒരു ശാസ്ത്രീയ രീതിയാണ്. ഇത് രോഗമില്ലാതിരിക്കാൻ മാത്രമല്ല രോഗത്തിനുള്ള ചികിത്സയും കൂടിയാണ്. നിരന്തരമായുള്ള യോഗാഭ്യാസം കൊണ്ട് പചനേന്ദ്രിയ വ്യൂഹങ്ങളുടെ രോഗത്തെ സമൂലനാശം വരുത്താൻ സാധിക്കും. യോഗശാസ്ത്രങ്ങളിൽ ഗ്യാസുമായി ബന്ധപ്പെട്ട രോഗങ്ങളിൽ നിന്ന് രക്ഷനേടാൻ പല ആസനങ്ങളും ഉണ്ട്. ഈ ആസനങ്ങളും, പ്രാണായാമവും, മുദ്രകളും നമ്മുടെ പചനേന്ദ്രിയവ്യൂഹം ആരോഗ്യമുള്ളതായും രോഗമില്ലാത്ത സ്ഥിതിയിലും സൂക്ഷിക്കുന്നു.

1. വജ്രാസനം
2. ഉത്താനപാദാസനം
3. സർവ്വാംഗാസനം
4. ഹലാസനം
5. മത്സ്യാസനം
6. പശ്ചിമോത്താസനം
7. ഭുജംഗാസനം
8. ശലഭാസനം
9. മയൂരാസനം
10. അർദ്ധമത്സ്യേന്ദ്രിയാസനം
11. ഭസ്ത്രികാപ്രാണായാമം
12. അഗ്നിസാരക്രിയ

വജ്രാസനം : ഈ ആസനത്തിന്റെ സ്വാധീനം നമ്മുടെ ശരീരത്തിന്റെ വജ്രനാഡിയിലാണ് വരുന്നത്. അഭ്യാസംകൊണ്ട് വജ്രംപോലെ കാഠിന്യം നേടാൻ കഴിയും. അതുകൊണ്ട് യോഗികൾ ഇതിനെ വജ്രാസനമെന്ന് പേര് നൽകി ഈ ആസനത്തിലിരുന്ന് മുസ്ലീങ്ങളും ബൗദ്ധരും പൂജയും ധ്യാനവും ചെയ്യുന്നു.

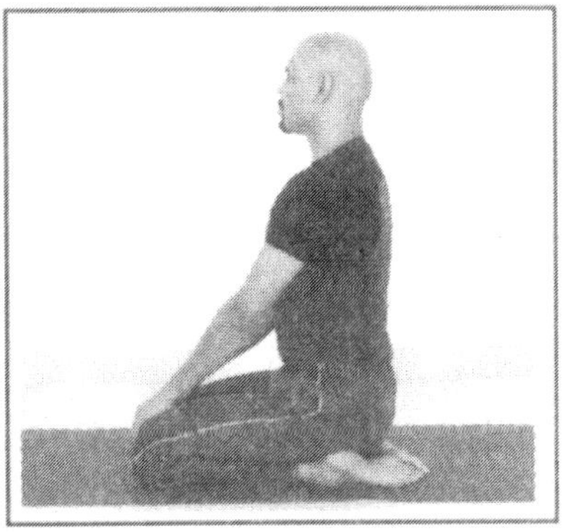

രീതി : രണ്ടു കാലുകളും പുറകോട്ട് മടക്കി, മുട്ടിന്മേൽ ഇരിക്കുക. ഉള്ളംകാലുകൾ മലർത്തിയിരിക്കണം. രണ്ടു കാലുകളുടേയും പെരുവിരലുകൾ അന്യോന്യം ചേർന്നിരിക്കണം. പൃഷ്ഠം ഉപ്പൂറ്റികളുടെ മുകളിൽ ഉറപ്പിക്കുക. രണ്ടു കൈകളും തുടകൾക്ക് മുകളിൽ ആയിരിക്കണം. അരക്കെട്ട്, കഴുത്ത്, നെഞ്ച് പൂർണ്ണമായും നേരേയായിരിക്കണം. ശ്വാസം സാധാരണഗതിയിലായിരിക്കണം. ശക്തി, സമയം ഇവയ്ക്കനുസരിച്ച് ഈ ആസനം ചെയ്യുക. ആരംഭത്തിൽ കുറഞ്ഞത് 2 മിനിട്ടുവരെ ഇങ്ങനെ ഇരിക്കാം. അഭ്യസ്ഥനായശേഷം സമയം നീട്ടാൻ കഴിയും.

പ്രയോജനം : വാതം, ദഹനക്കേട്, മലബന്ധം ഇവ വേരോടെ നശിപ്പിക്കപ്പെടുന്നു. അധികം ഉറങ്ങുന്നവർക്കും ഇത് ഗുണപ്രദമാണ്. വിദ്യാർത്ഥികൾക്കും, രാത്രിയിൽ അധികസമയം ഉറക്കമിളച്ച് ജോലിചെയ്യുന്നവർക്കും ഈ ആസനം കൊണ്ട് പ്രയോജനമുണ്ടാകും. നാഡികൾ ഊർദ്ധഗാമികളായിതീരുന്നു. അതുകൊണ്ട് ആഹാരം എളുപ്പം ദഹിക്കുന്നു. ഗർഭാവസ്ഥയിൽ ഈ ആസനം ചെയ്യുന്ന സ്ത്രീകൾക്ക് സുഖപ്രസവം ഉണ്ടാകുന്നു. ജനനേന്ദ്രിയ വ്യൂഹത്തിൽ രക്തത്തിന്റെ നിയന്ത്രണമില്ലാത്തതുകൊണ്ട് പുരുഷന്മാരിലുണ്ടാകുന്ന hydrocele രോഗവും ഈ ആസനം ഇല്ലാതാക്കുന്നു.

കുറിപ്പ് : സന്ധിവാതമുള്ളവർ ഇത് അഭ്യസിക്കാൻ പാടില്ല.

ശ്രദ്ധിക്കേണ്ടത് : പുതുതായി ആസനം അഭ്യസിക്കുന്നവർക്ക് കാലിന്റെ ഉപ്പൂറ്റി, കാൽവണ്ണകൾ എന്നിവിടങ്ങളിൽ വേദനയുണ്ടാകാനിടയുണ്ട്. ആസനത്തിന്റെ അഭ്യാസം പൂർത്തിയാക്കിയശേഷം കാലുകൾ ഇളക്കി രക്തസംക്രമണം കൂട്ടണം. ആഹാരത്തിനുശേഷവും ചെയ്യാവുന്ന ഒരേ ഒരു യോഗാസനമാണിത്.

2. സർവ്വാംഗാസനം : ഈ ആസനത്തിൽ നമ്മുടെ ശരീരത്തിന്റെ എല്ലാ അവയവങ്ങൾക്കും വ്യായാമം ലഭിക്കുന്നു. അതുകൊണ്ട് നമ്മുടെ യോഗികൾ ഇതിന് സർവ്വാംഗാസനമെന്ന് പേരിട്ടു.

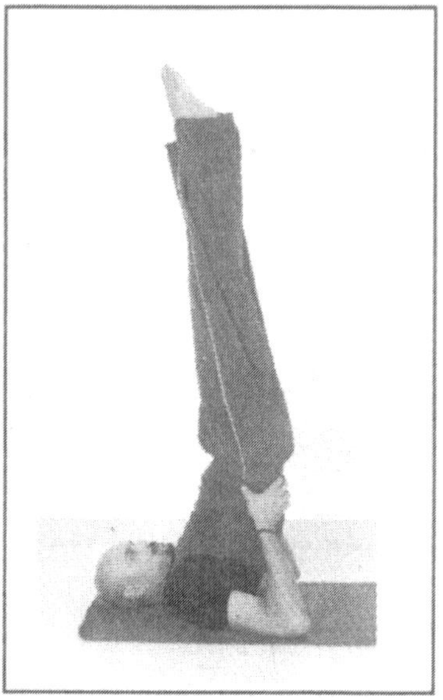

രീതി : നിലത്ത് മലർന്നുകിടക്കുക. രണ്ടു കാലുകളും ഒരുമിച്ച് ചേർത്ത് അരക്കെട്ട്വരെയുള്ളഭാഗം മുകളിലേക്കുയർത്തുക രണ്ടു കൈകളും കൊണ്ട് അരയ്ക്ക് പിടിക്കുക. കാൽവണ്ണകൾ വലിച്ച്നീട്ടി, തുടകളും കാലുകളും പൂർണ്ണമായും നേരേ പിടിക്കുക. തുടകളും കാൽമുട്ടുകളും വടിപോലെ നേരേയായിരിക്കണമെന്ന് ശ്രദ്ധിക്കണം. താടി (ചിബുകം) കണ്ഠകൂപത്തോടുചേർന്നിരിക്കണം. കാലുകൾ 90° യിൽ ആയിരിക്കണം. സാധാരണ രീതിയിലുള്ള ശ്വാസോച്ഛ്വാസമായിരിക്കണം. എത്രത്തോളം വിഷമം കൂടാതെ ഇങ്ങനെയിരിക്കാമോ അത്രയും നേരം ഇരുന്ന് അതിനുശേഷം കൈകളുടെ സഹായത്താൽ ക്രമേണ പഴയ സ്ഥിതിയിലേക്ക് വരുക. പൂർവ്വസ്ഥിതിയിലേക്ക് പെട്ടെന്നു തന്നെ വരാതിരിക്കാൻ ശ്രദ്ധിക്കുക. ഈ ആസനത്തിന്റെ ഒരുവട്ടം പൂർത്തിയായി. ഇത് ഒരു പ്രാവശ്യം അഭ്യസിച്ചാൽ മതി. ആസനം പൂർത്തിയാക്കിയശേഷം അല്പസമയം ശവാസനത്തിൽ കഴിയുക.

പ്രയോജനം : സർവ്വാംഗാസനമെന്ന പേരുകൊണ്ടുതന്നെ നമ്മുടെ ശരീരത്തിന്റെ എല്ലാ അവയവങ്ങൾക്കും വ്യായാമം തരുന്ന ഒന്നാണെന്ന് മനസിലാക്കാം. ഈ ആസനം രക്തത്തിന്റെ ശുദ്ധിയ്ക്കും, മസ്തിഷ്ക്കത്തിന്റേയും ഹൃദയത്തിന്റേയും ശ്വാസകോശങ്ങളുടേയും ശക്തിക്ക് വളരെ ഗുണപ്രദമാണ്. ഈ ആസനം ചെയ്യുന്നതുകൊണ്ട് രക്തസംക്രമണം മസ്തിഷ്ക്കത്തിൽ നടക്കുന്നു അതിനാൽ ഞരമ്പുകൾക്ക് ശക്തി ലഭിക്കുന്നു. കണ്ണിന്റെ തേജസ് കൂട്ടുന്നു. കണ്ണുകൾ, കഴുത്ത് ഹൃദയം ഇവയുടെ രോഗങ്ങൾ മാറുന്നു. ചർമ്മരോഗവും ശരിയാകുന്നു. സംഗീതോപാസന ചെയ്യുന്നവർക്കും ഈ ആസനം കൊണ്ട് സ്വരം ഇമ്പമുള്ളതാക്കുന്നു. കാലുകളിൽ കൂടുതൽ ചൂടോ,തണുപ്പോ അനുഭവപ്പെടുന്നവരും ഈ ആസനം തീർച്ചയായും അഭ്യസിക്കണം. തലമുടി വെളുക്കുന്നതും (നര) മുടികൊഴിയുന്നതും തുടങ്ങിയവ മാറുന്നു. വാർദ്ധക്യത്തെ അതിജീവിക്കാൻ സാധിക്കുന്നു. മുഖകാന്തി കൂടുന്നു.

ശ്രദ്ധിക്കേണ്ടത് : കഴുത്തുവേദന, slip disc, ഉയർന്നരക്തസമ്മർദ്ദം, ഹൃദ്രോഗം, കണ്ണുകൾക്ക് കാഴ്ചക്കുറവ്, ഞരമ്പുരോഗം ഉള്ളവരും ഗർഭി

ണികളും ഈ ആസനം അഭ്യസിക്കരുത്. ഇത് യോഗയിലെ ഒരു പ്രയാസ മുള്ള ആസനമായതുകൊണ്ട് ഏതെങ്കിലും യോഗാചാര്യന്റെ സാന്നിധ്യ ത്തിൽമാത്രം വേണം ചെയ്യാൻ.

3. ഉത്താനപാദാസനം : നിലത്ത് വിരിപ്പ് പിരിച്ച് മലർന്നു കിടക്കുക. രണ്ടു കാൽകളുടേയും പാദങ്ങളും ഉപ്പൂറ്റികളും ചേർന്നിരിക്കണം. രണ്ടു കൈകളും ശരീരത്തിന്റെ രണ്ടു വശങ്ങളിലും ചേർത്ത് നേരേയായിരിക്ക ണം. രണ്ടുകാലുകളും ഉയർത്തുക. കഴിയുന്നത്ര ഈ സ്ഥിതിയിൽ കഴിയുക അതിനുശേഷം കാലുകൾ പതുക്കെ പതുക്കെ കൊണ്ടുവരിക. ഈ ആസനം ആരംഭത്തിൽ 5 പ്രാവശ്യം ചെയ്യണം.

4. ഭുജംഗാസനം : ഈ ആസനത്തിൽ ശരീരത്തിന്റെ ആകാരം ഫണം വിടർത്തിയ സർപ്പത്തിനെപ്പോലെയായതുകൊണ്ട് യോഗികൾ ഇതിന് ഭുജം ഗാസനം എന്ന പേര് നൽകുന്നു.

രീതി : കമഴ്ന്ന് കിടക്കുക. ഉപ്പൂറ്റി, പാദങ്ങൾ, തുടകൾ ചേർന്നിരിക്ക ണം. പാദങ്ങൾ വെളിയിലേക്ക് നീട്ടിവലിച്ച് പിടിക്കുക, രണ്ടു കൈകളും തോളുകളുടെ വശത്തായിവയ്ക്കുക. കണങ്കാലുകൾ നിലത്ത് സ്പർശിച്ചി രിക്കണം. അരവരെയുള്ള ഭാഗം കൈകൊണ്ടുതാങ്ങി സാവധാനം മുകളി

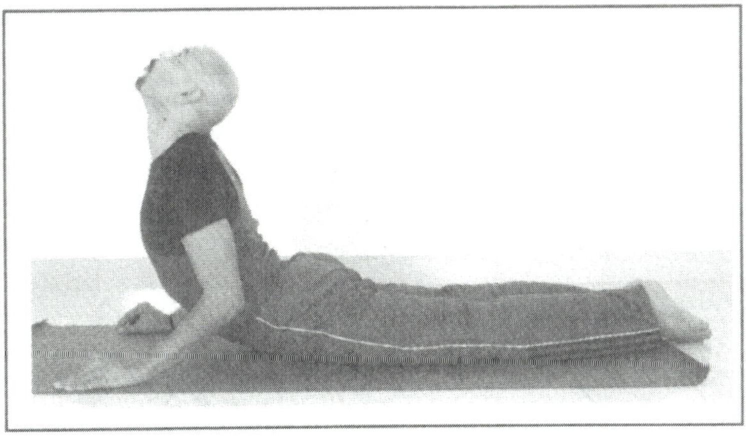

ലേക്ക് ഉയർത്തുക. രണ്ടു കണങ്കാലുകളും അല്പം മടങ്ങിയപോലെയിരി ക്കും, കഴുത്ത് പുറകിലേക്ക്. കുറേനേരം ഈ അവസ്ഥയിൽ കഴിക്കുക. ശ്വാസം സാധാരണനിലയിലായിരിക്കണമെന്ന കാര്യത്തിൽ ശ്രദ്ധിക്കണം. കഴിവിൽ കൂടുതൽ സമയം ഇരിക്കാൻ പാടില്ല. സാവധാനം പഴയ അവ സ്ഥയിലേക്ക് വരിക. 5 പ്രാവശ്യമെങ്കിലും ഈ ആസനം ആവർത്തിക്കുക.

പ്രയോജനം : നടുവ് വേദന, കഴുത്തുവേദന, സയിറ്റിക്ക. മുതലായ രോഗങ്ങളിൽ നിന്ന് മോചനം ലഭിക്കുന്നു, റ്റൊൺസിൽസ്, തൈറോയിഡ് ഗ്രന്ഥികൾ ആരോഗ്യം പ്രാപിക്കുന്നു. വയറ്റിലേയും കരളിലേയും അസു ഖങ്ങൾ മാറുന്നു. പുറം, നെഞ്ച്, ഹൃദയം, കഴുത്ത്, ചുമലുകൾ ഇവയുടെ

മാംസപേശികൾ ബലം പ്രാപിക്കുന്നു. കരളിന്റെ പ്രവർത്തനം ശരിയാകുന്നു. ഈ ആസനം പ്രമേഹത്തിന് സിദ്ധൗഷധമാണ്. സ്ത്രീകളുടെ ഗർഭാശയത്തിനും ഓവറിയ്ക്കും ബലം നൽകുന്നു. നട്ടെല്ലിന് വലിച്ചിൽ കുറയുന്നു. സ്ത്രീകളുടെ ആർത്തവസമ്പന്ധമായ ദോഷങ്ങൾക്കും ഗർഭാശയ ദോഷങ്ങൾക്കും കുറവുണ്ടായി ഗർഭാധാരണത്തിൽ സഹായിക്കുന്നു.

ശ്രദ്ധിക്കേണ്ടത് : ഹെർണിയാ, അൾസർ, ഹൃദയം ഇവയുടെ രോഗികൾ ഈ ആസനം പരിശീലിക്കരുത്. ഗർഭിണികൾ യോഗഗുരുവിന്റെ സാന്നിദ്ധ്യത്തിൽ മാത്രമെ ഈ ആസനം പരിശീലിക്കാവൂ.

5. ശലഭാസനം : നമ്മുടെ ശരീരത്തിന്റെ ആകാരം ആസനം ചെയ്യുമ്പോൾ ശലഭം അഥവാ വെട്ടുക്കിളിപോലെയാകുന്നതുകൊണ്ടാണ് ഇതിനെ ശലഭാസനം എന്ന് പറയുന്നത്.

രീതി : നിലത്ത് കമഴ്ന്ന് കിടക്കുക. രണ്ടുകൈകളും തുടകളുടെ ഇടയിൽ വയ്ക്കുക. താടി നിലത്ത് തൊടണം. രണ്ടുകാൽകളുടേയും കാൽപാദങ്ങളും വലിച്ച് നീട്ടി ചേർന്നിരിക്കണം. ശ്വാസം വലിച്ച് അരക്കെട്ടിന്റെ മുകളിലത്തേതും താഴെയ്ക്കുള്ളതുമായ ഭാഗം, ഉയർത്തുന്നതോടുകൂടി ചുമ

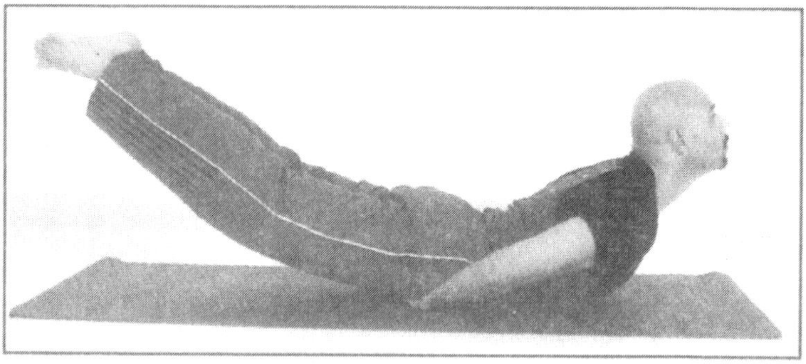

ലുകളും കഴുത്തും തലയും ഉയർത്തുക. ശരീരത്തിന്റെ മുഴുവൻ ഭാരവും കൈകളിലായിരിക്കണം. തുടകളും എത്രയും സാധിക്കുമോ അത്രയ്ക്ക് ഉയർത്താൻ ശ്രമിക്കണം. ശ്വാസം പിടിച്ച് എത്രനേരം ഈ ആസനത്തിലിരിക്കാൻ സാധിക്കുമോ അത്രയും സമയം കഴിഞ്ഞ് ശ്വാസം പതുക്കെ പതുക്കെ വിട്ടുകൊണ്ട് പൂർവ്വസ്ഥിതിയിൽ വരുമ്പോൾ ആസനത്തിന്റെ ഒരുവട്ടം പൂർത്തിയായി. ഇത് 3 മുതൽ 5 പ്രാവശ്യം അഭ്യസിക്കണം.

പ്രയോജനം : ഈ ആസനത്തിന്റെ പരിശീലനംകൊണ്ട് നാഭി അതിന്റെ സ്ഥാനത്തുതന്നെ നിലകൊള്ളുന്നു. അതുകൊണ്ട് നാഭി നിരങ്ങുന്ന ദോഷം ഉണ്ടാകുന്നില്ല. നെഞ്ച്, ചുമലുകൾ, വീതിയുള്ളതും ബലമുള്ളതുമായിരിക്കുന്നു. പാചകേന്ദ്രിയങ്ങളേയും ഇത് ബലമുള്ളതാക്കുന്നു. നമ്മുടെ Lower Back ബലമേറിയതാക്കുന്നു. സ്ത്രീകളുടെ ആർത്തവ സംബന്ധമായ ദോഷങ്ങളും, ഗർഭാശയദോഷങ്ങളും മാറ്റി ഗർഭധാരണത്തിൽ സഹായിക്കുന്നു. കുടൽ, വൃക്ക, പാൻക്രിയാസ് ഗ്ലാന്റുകൾ ഇവയ്ക്ക് കൂടുതൽ പ്രവർത്തന

വൈദഗ്ധ്യവും നൽകുന്നു. ശുക്ലദോഷം മാറ്റുന്നു.

ശ്രദ്ധിക്കേണ്ടത് : ഹൃദ്രോഗി, ഉയർന്ന രക്ത സമ്മർദ്ദരോഗി, അൾസർ, ഹെർണിയാരോഗികൾ ഇത് അഭ്യസിക്കരുത്.

കുറിപ്പ് : ഇത് യോഗയുടെ പ്രയാസമുള്ള ആസനമാണ്. പരിശീലിക്കുമ്പോൾ ധൃതിപിടിക്കരുത്.

6. ഹലാസനം : ഈ ആസനം അഭ്യസിക്കുമ്പോൾ നമ്മുടെ ശരീരം കലപ്പ (ഹലം) പോലെയാകുന്നതുകൊണ്ട് യോഗികൾ ഇതിന് ഹലാസനം എന്ന് പേര്നൽകി.

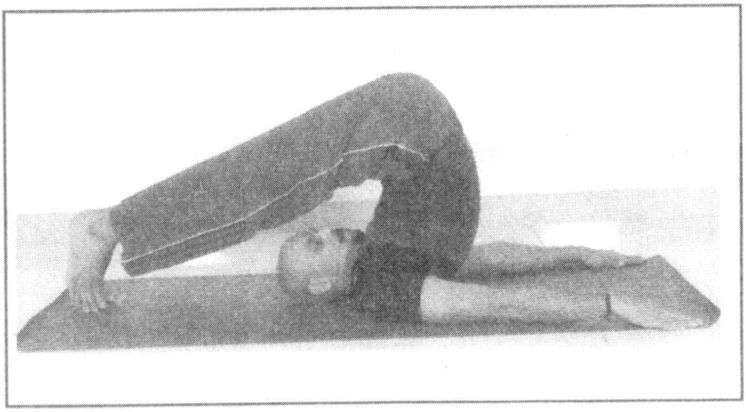

രീതി : ആദ്യം നിലത്ത് മലർന്നുകിടക്കുക. കാൽമുട്ടുകൾ മടക്കാതെ രണ്ടു കാലുകളും ഒരുമിച്ച് സാവധാനം പൂർണ്ണമായും മുകളിൽവരെ പൊക്കണം. അതിനുശേഷം പൃഷ്ഠത്തോടുകൂടി അരയും കാലുകളും സഹിതം ഉയർത്തുക. കാൽകൾ തലയുടെ നേരേ പുറകിൽ കൊണ്ടുചെല്ലുക. കാലിന്റെ പെരുവിരലുകളും വിരലുകളും നിലത്ത് മുട്ടിക്കുക. ഈ പ്രക്രിയയിൽ കാൽമുട്ടുകൾ മടങ്ങാൻ പാടില്ല. ശ്വാസോച്ഛ്വാസം സാധാരണരീതിയിലായിരിക്കണം. എത്രനേരം ഈ രീതിയിലിരിക്കാമോ, അത്രയുംനേരം ഇരുന്ന് സാവധാനം കാൽകൾ ഉയർത്തി നേരേയാക്കി നിലത്ത് പൂർവ്വസ്ഥിതിയിൽ കൊണ്ടുവരിക. പുതിയതായി അഭ്യസിക്കുന്നവർ കുറഞ്ഞത് 10 സെക്കൻഡുകൾ ഈ ആസനത്തിൽ കഴിയാൻ ശ്രമിക്കണം. പരിശീലനം കിട്ടിക്കഴിഞ്ഞാൽ 2–3 മിനിട്ട് കഴിയാം. ഇത് ഒരു പ്രാവശ്യം അഭ്യസിച്ചാൽമതി. ആസനം പൂർത്തിയാക്കി, ശവാസനത്തിൽ അല്പനേരം അഭ്യസിക്കുക.

പ്രയോജനം : പ്രമേഹം, കരൾ, പ്ലീഹ, വയറിലെ രോഗങ്ങൾ ഇവകൾക്ക് വളരെ ഗുണകരമാണ്. നട്ടെല്ലിന് ബലവും അയവും ലഭിക്കുന്നു. മുടിക്കും, മുഖത്തെ രക്തപ്രസാദത്തിനും, കണ്ണുകളുടെ രോഗങ്ങൾക്കും ഇതൊരു സിദ്ധൗഷധമാണ്. നവയൗവനം വളരെ നാൾ കാത്തുസൂക്ഷിക്കുവാനും ഈ ആസനം നന്നാണ്. Thyroid, Para thyroid... ഗ്രന്ഥികളുടെ പ്രവർത്തന

വൈദഗ്ധ്യം കൂടുന്നു. ഈ ആസനംകൊണ്ട് ആസ്തമാ, ശ്വാസം സംബന്ധിച്ച രോഗങ്ങൾ, ക്ഷയം, സ്ത്രീകളുടെ എല്ലാ രോഗങ്ങൾക്കും ഗുണം ലഭിക്കുന്നു.

ശ്രദ്ധിക്കേണ്ടത് : കഴുത്ത് വേദനയുള്ളവർ, ഹൃദ്രോഗികൾ, ഉയർന്ന രക്തസമ്മർദ്ദമുള്ളവർ, ഹെർണിയാരോഗികൾ, ഇതഭ്യസിക്കരുത്. ഇത് യോഗയിലെ അല്പം പ്രയാസമുള്ള ആസനമായതുകൊണ്ട് ഏതെങ്കിലും യോഗാചാര്യന്റെ സാന്നിധ്യത്തിൽ ചെയ്യുന്നതാണുത്തമം.

7. മയൂരാസനം രീതി : യോഗികൾ ഈ ആസനത്തിന് മയൂരാസനം എന്ന് പേരുനൽകിയത് ഈ ആസനം ചെയ്യുമ്പോൾ ശരീരത്തിന്റെ ആകൃതി മയിലിനെപ്പോലെയാകുന്നതുകൊണ്ടാണ്.

രീതി *:* നിലത്ത് വജ്രാസനത്തിൽ ഇരിക്കുക. തുടകളും പൃഷ്ഠവും പൊക്കി മുമ്പോട്ടു കുനിയുക. പിന്നീട് രണ്ട് കൈമുട്ടുകളും അന്യോന്യം

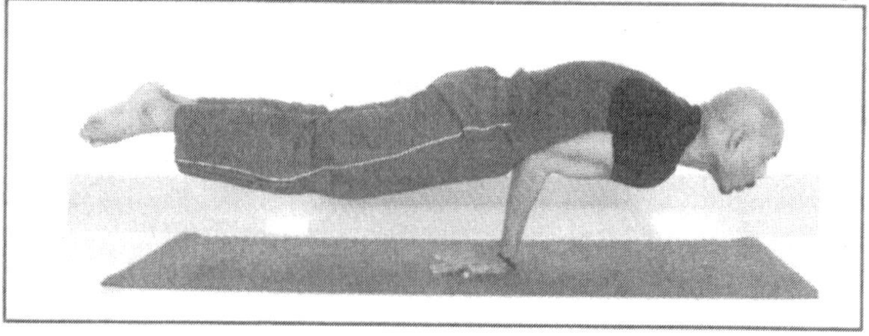

ചേർത്ത് നാഭിയിലേക്ക് കൊണ്ടുപോകുക മുഴുവൻ ശരീരത്തിന്റെ ഭാരവും കൈമുട്ടുകളിൽ കൊടുത്ത് കാൽമുട്ടുകളും കാലുകളും നിലത്തുനിന്നും ഉയർത്തുക. (ആരംഭത്തിൽ കുറേ ദിവസങ്ങൾ ഇങ്ങനെ അഭ്യസിച്ചാൽമതി) അതിനുശേഷം അഭ്യസ്തനായിത്തീരുമ്പോൾ കാൽകൾ മയിൽപീലി പോലെ നേരെ പുറകിലേക്ക് വിടർത്തുക. തലനേരെയിരിക്കണം. രണ്ടു കൈമുട്ടുകളുടേയും ഭാഗം നാഭിയിൽ പതിഞ്ഞിരിക്കണമെന്ന കാര്യത്തിൽ ശ്രദ്ധിക്കണം. സാധാരണ രീതിയിലുള്ള ശ്വാസോച്ഛ്വാസമായിരിക്കണം. ആരംഭത്തിൽ ഈ ആസനം അഭ്യസിക്കുന്നത് 3 മുതൽ 5 സെക്കൻഡ് വരെ മതിയാകും. അഭ്യസ്തനായി കഴിയുമ്പോൾ ഈ കാലാവധി സമയത്തിനും ശക്തിക്കുമനുസരിച്ച് കൂട്ടാവുന്നതാണ്.

പ്രയോജനം : വയറ്റിലെ രോഗങ്ങൾ, കൃമി, ഏറ്റവും പഴകിയ മലബന്ധം മുതലായ രോഗങ്ങൾക്ക് മോചനം ലഭിക്കുന്നു. ഹൃദയം, നെഞ്ച്, നട്ടെല്ല്, കൈകൾ, മുട്ടുകൾ, വാരിയെല്ല് ഇവയ്ക്ക് ബലം ലഭിക്കുന്നു. മുഖത്ത് രക്തപ്രസാദം, തേജസും, കാന്തിയും, കണ്ണുകളുടെ പ്രകാശവും കൂടുന്നു. പാമ്പിനെപ്പോലെയുള്ള ജീവികളെ ഭക്ഷിച്ചും മയിൽ വിഷത്തിന്റെ ശക്തി ഇല്ലാതാക്കി ദഹിപ്പിക്കുന്നതുപോലെ മയൂരാസനം അഭ്യസിക്കുന്നവർ വിഷം പോലും ദഹിപ്പിക്കാൻ കഴിവുള്ളവരാകുമെന്നു പറയപ്പെടുന്നു.

ശ്രദ്ധിക്കേണ്ടത് : ഉയർന്ന രക്തസമ്മർദ്ദമുള്ള രോഗികൾ, ഹൃദ്രോഗി

കൾ, ദുർബ്ബലർ, വയസ്സന്മാർ എന്നിവർ ഈ ആസനം അഭ്യസിക്കരുത്. സ്ത്രീകൾക്കും ഈ ആസനം വർജ്ജ്യമാണ്. യോഗയിലെ പ്രയാസമുള്ള ഒരു ആസനമായതുകൊണ്ട് ഏതെങ്കിലും യോഗാചാര്യന്റെ സാന്നിദ്ധ്യത്തിൽ മാത്രമെ ഇത് അഭ്യസിക്കാവൂ. ധൃതിപിടിച്ച് ചെയ്യാൻപാടില്ല, ഇത് അഭ്യാസംകൊണ്ട് ക്രമേണ വശമാകും.

8. അർദ്ധമത്സ്യേന്ദ്രാസനരീതി : യോഗി ഗോരഖ് നാഥന്റെ ഗുരു മത്സ്യേന്ദ്രനാഥൻ ഈ ആസനത്തിൽ ഇരിക്കാറുണ്ടായിരുന്നു. ഇത് ദുഷ്കരമായ ആസനമായതുകൊണ്ട് ഇതിനെ പിന്നീട് ലളിതമായി അർദ്ധമത്സ്യേന്ദ്രാസനമാക്കി മാറ്റിയിരിക്കുന്നു.

രീതി : നിലത്തിരുന്ന് ഇടത്തെ കാലിന്റെ ഉപ്പൂറ്റി വലത്തുവശത്ത് കൊണ്ടുപോയി പൃഷ്ഠഭാഗത്ത് തൊടത്തക്കവിധത്തിൽ വയ്ക്കുക. അതിനുശേഷം വലതുകാല് ഇടത്തെ കാൽമുട്ടിന്റെ അടുക്കൽ കണംകാലിൽ ഉറപ്പിച്ചുവയ്ക്കുക. പിന്നീട് ഇടത്തുകൈ മുഴുവനും നെഞ്ചിനടുത്ത് കൊണ്ടു

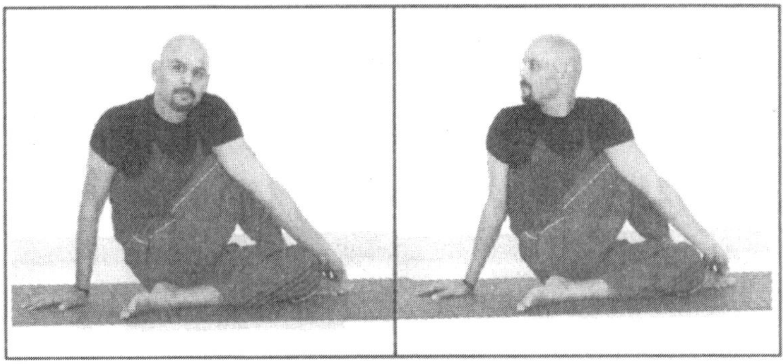

വന്ന് കക്ഷത്തിന്റെ ഭാഗം വലത്തുകാൽമുട്ടിന്റെ താഴെ തുടയുടെ മുകളിൽ ഉറപ്പിക്കുക. അതിനുശേഷം വലത്തെ കൈ പുറകിൽ കൂടി അരയ്ക്കു ചുറ്റി നാഭിയെ സ്പർശിക്കാൻ ശ്രമിക്കുക. രണ്ടു തോളുകളും ഒരേ വരയിൽ വരത്തക്കവിധം നട്ടെല്ലിനെ തിരിക്കുക, എത്രയ്ക്ക് തിരിയ്ക്കാൻ കഴിയുമോ അത്രയ്ക്ക് പ്രയോജനം കിട്ടും. കുറെ നേരം ഈ സ്ഥിതിയിൽ കഴിയുക. നിയന്ത്രണം വിട്ടുപോകുന്നസ്ഥിതിയിൽ ആസനം മതിയാക്കുക. ഇതുപോലെ മറ്റേവശത്തുകൂടി കാലും കൈയ്യും മാറ്റി ഈ ആസനം അഭ്യസിക്കുക. രണ്ടുവശത്തും കൂടി കുറഞ്ഞത് ഈരണ്ടു പ്രാവശ്യം ചെയ്യണം. ശ്വാസോച്ഛ്വാസരീതി സാധാരണയുള്ളതുപോലെയായിരിക്കും.

പ്രയോജനം : ഈ ആസനത്തിൽ നട്ടെല്ലിനെ അതിന്റെ അച്ചാണിയിൽ വലത്തോടും ഇടത്തോട്ടും തിരിക്കുന്നതുകൊണ്ട് നാഡീവ്യൂഹങ്ങൾ ശക്തമാക്കപ്പെടുന്നു. പ്രാണവായു, അധോവായു ഇവയ്ക്ക് ഐക്യത ലഭിക്കുന്നു. നട്ടെല്ലിനെ ഉറപ്പുള്ളതും വഴങ്ങുന്നതുമാക്കുന്നു. അരക്കെട്ട്, തോള്, തുട, പാർശ്വം പുറം ഇവകളുടെ മാംസപേശികളെ ഉറപ്പുള്ളതാക്കുന്നു. ഈ ആസനം പ്രമേഹ രോഗികൾക്ക് ഒറ്റമൂലിയാണ്. പാൻക്രിയാസ് ഗ്രന്ഥിക

ളുടെ പ്രവർത്തനക്ഷമത കൂട്ടുന്നു. ശ്വാസകോശങ്ങൾക്കും ഹൃദയത്തിനും ബലം ലഭിക്കുന്നു. ബ്രഹ്മചര്യം പാലിക്കാനും ഇത് സഹായകമാണ്. ഇതിന്റെ അഭ്യാസംകൊണ്ട് കരളും മറ്റ് ഗ്രന്ഥികളും ഉത്തേജിപ്പിക്കപ്പെടുന്നു.

ശ്രദ്ധിക്കേണ്ടത് : അൾസർ, ഹെർണിയാ, സൈറ്റിക്കാ (നടുവുവേദന) സ്ലിപ് ഡിസ്ക് രോഗികളും ഗർഭിണികളും ഇത് അഭ്യസിക്കരുത്. ഈ ആസനത്തിന് മുമ്പ് ശലഭാസനം അഭ്യസിക്കണം അതുകൊണ്ട് മാംസപേശികളിൽ പിരിമുറുക്കം ഇല്ലാതിരിക്കും.

9. അഗ്നിസാരക്രിയ : സുഖാസനത്തിലോ, പത്മാസത്തിലോ ഇരിക്കുക. രണ്ടു കൈകളും മുട്ടുകളിൽ ജ്ഞാനമുദ്രയിൽ വയ്ക്കുക. ശ്വാസം വിട്ട് വയറ് അകത്തേക്ക് വലിക്കുക. അതിനുശേഷം വേഗത്തിൽ എട്ട് മുതൽ പത്ത്പ്രാവശ്യം വയറ് വിടുകയും അകത്തേക്ക് വലിക്കുകയും ചെയ്യുക. നേരേയിരുന്ന് ഗാഢമായി ശ്വസിക്കുക. ഇത് കുറഞ്ഞത് അഞ്ച് പ്രാവശ്യം ചെയ്യണം. ഇത് എപ്പോഴും വെറും വയറ്റിലാണ് ചെയ്യേണ്ടത്.

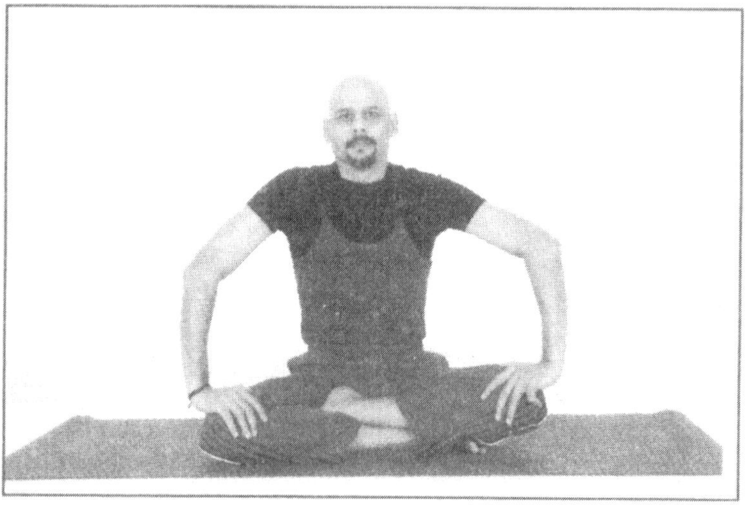

പ്രയോജനം : ഇത് ദഹനേന്ദ്രിയങ്ങളുടെ ശക്തി വർദ്ധിപ്പിക്കുന്നു. എത്ര പഴകിയ മലബന്ധവും ഗ്യാസിന്റെ രോഗവും ഈ ക്രിയ സമൂലം നശിപ്പിക്കുന്നു. വലുതാകുന്ന വയറും ഇതുകൊണ്ട് ചെറുതാകുന്നു.

കുറിപ്പ് : അൾസർ, ഹെർണിയ, ഹൃദ്രോഗം, ഉയർന്ന രക്തസമ്മർദ്ദമുള്ളവർ ഗർഭിണികളും ഈ ക്രിയയും ഭുജംഗാസനവും ചെയ്യരുത്.

✪✪✪✪✪